U0304218

图解黄帝内经二十四节气养生速查全书

速查全书

谭兴贵　于雅婷　编著

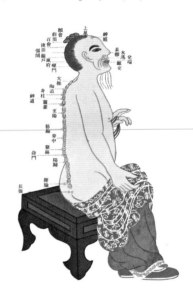

江苏凤凰科学技术出版社 · 南京

图书在版编目（CIP）数据

图解黄帝内经二十四节气养生速查全书 / 谭兴贵，于雅婷编著 . —— 南京 : 江苏凤凰科学技术出版社，2022.2（2022.8 重印）

ISBN 978-7-5713-2599-2

Ⅰ . ①图… Ⅱ . ①谭… ②于… Ⅲ . ①内经—养生 (中医) —图解②二十四节气—关系—养生 (中医) —图解 Ⅳ . ① R221-64 ② R212-64

中国版本图书馆 CIP 数据核字 (2021) 第 252286 号

图解黄帝内经二十四节气养生速查全书

编　　　著	谭兴贵　于雅婷
责 任 编 辑	汤景清
责 任 校 对	仲　敏
责 任 监 制	方　晨

出 版 发 行	江苏凤凰科学技术出版社
出版社地址	南京市湖南路 1 号 A 楼，邮编：210009
出版社网址	http://www.pspress.cn
印　　　刷	天津丰富彩艺印刷有限公司

开　　　本	718 mm×1 000 mm　1/16
印　　　张	13
插　　　页	1
字　　　数	300 000
版　　　次	2022 年 2 月第 1 版
印　　　次	2022 年 8 月第 2 次印刷

标 准 书 号	ISBN 978-7-5713-2599-2
定　　　价	45.00 元

图书如有印装质量问题，可随时向我社印务部调换。

天人合一的养生智慧

《黄帝内经》有"医学之宗"的美誉，亦被后人奉为养生圭臬，是世世代代炎黄子孙寻求健康养生祛病之道的宝藏。我们应该珍视这座养生智慧的宝藏，读懂老祖宗留给我们关于养生的启示，并将之运用到现代日常养生中。它在中华养生文化中占据无可替代的地位，是因为它所包含的养生之道、养生原则和方法蕴藏深刻的大智慧，而且，无论时光如何变迁，它永不过时，常用常新。

《黄帝内经》中的养生智慧极富哲学意味，因而有人认为这也是一部蕴含中国生命哲学之宗的思想著作，其思想的核心便在于天人合一。书中认为"人以天地之气生，四时之法成"，这是说人和宇宙万物一样，是禀受天地之气而生、按照四时的法则而生长的。人只有"顺四时而适寒暑"，才能"尽终其天年，度百岁乃去"。《黄帝内经》认为，天地按照四季阴阳消长的规律运转不息，人的生活规律应顺应自然，与自然界天地日月的变化同步。节气养生法的精髓便在于按照一年四季阴阳的变化规律和特点，调节人体各部分的功能，与外界环境保持协调平衡，以达到少生病、不生病的目的。如春季乍暖还寒、冷热多变，人稍不留神就容易感冒，因此不宜急于脱去棉服，可根据冷热随时增减衣物，注意保暖。这也就是老百姓经常提及的"春捂"养生之道。

春应肝而养生，夏应心而养长，长夏应脾而变化，秋应肺而养收，冬应肾而养藏。顺应春夏生长之阳气盛而养阳，顺应秋冬收藏之阴气盛而养阴，即《黄帝内经》中所说的"春夏养阳，秋冬养阴"，这也是在节气养生基础上形成的重要养生原则。

《图解黄帝内经二十四节气养生速查全书》对二十四节气养生方面的知识进行了全方位的提炼和解读，并兼顾生活、健康两个方面的多样性和实用性，包括节气养生、生活起居、运动保健、食疗药膳等诸多内容，对人们的日常生活具有较高的参考价值。书中还介绍了一天当中不同时辰的养生法则，给读者提供了更丰富、更全面的参考。

遵循自然规律，因时、因人而异，辨证施治，才是我们真正的生存及养生之道。

阅读导航

本书充分借鉴了古人的养生理念和现代医学的知识，围绕不同季节、节气、时辰，对日常生活中的养生保健知识进行深度讲解，涉及民俗、气候、生活起居、运动健身、时令食材、饮食调养等内容，图文丰富、细致实用，指导人们因时、因人辨证对待，科学、合理地保养身体。

标题

这里标明本页文字的主题，如季节、节气或时辰等，以便查找。

概述

你可以在这里了解某一季节、节气或时辰的基本资料，包括定义、古今解析、时间、具体特征等。

时令养生重点

在这里，你将分门别类地读到涵盖生活方方面面的时令养生重点，包括生活起居、精神调节、运动指南、时令食材推荐、饮食营养、中医养生、疾病调理等，助你顺应天时，获取一年四季全方位的健康养生方案。

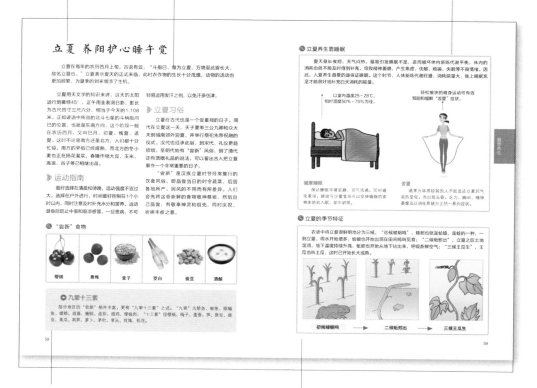

养生提示

这里将介绍一些简单有效、生动有趣的养生提示，不可忽视的小方法里也隐藏着大健康。

知识延伸

根据不同时令给出不同的知识延伸，如古时辨识节气特征的"72候"，以及有关人体的经络健康、脏腑功能等知识，让你的视野更加广阔。

目 录

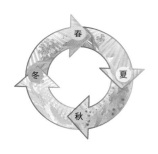

第二章 春季养生

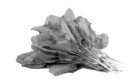

菠菜

第三章 夏季养生

西瓜

第四章 秋季养生

霜降九月中坐功

第五章 冬季养生

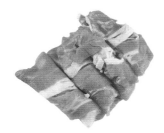

羊肉

第六章　"生物钟"时段养生

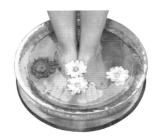

水温以40℃左右为宜

养生的四种境界

黄帝说：我听说远古时候，有被叫作真人的人，能够把握天地阴阳的变化，呼吸自然精气，心神内守而不弛散，形体肌肉协调统一。所以，他们的寿命能够同天地一样长久，没有终了的时候。这是因为他们掌握了养生之道。

中古时候，有被称为至人的人，道德淳朴，养生之道周全，能调和人体，使之与四时阴阳寒暑的变化相协调，远离世俗的干扰，积蓄精气，保全神气，能够潇洒自如地生活在自然界之中，视、听远达八方之外。他们可以延长寿命，形体不衰，获得与真人相同的结果。

其次，还有略逊于至人，被叫作圣人的人，能安然地生活于自然界之中，顺从八方之风的变化，生活在世俗社会之间，没有恼怒怨恨之心，行动不离开世俗之间，举止也与世俗没有什么不同，外不为事务所劳累，内无过多的思虑，致力于安静愉快的生活，努力保持自得其乐的心情，形体不过于疲惫，精神不过于外散。所以，他们的寿命也可以达到100多岁。

还有善于养生而德才兼备的人，被称为贤人。他们能够根据天地的变化、日月的升降运行、星辰的位置来顺从自然界阴阳变化、四时寒暑变迁的规律，调养身体，以求符合远古时代的养生之道，这样的人也能增益寿命，但有一定的限度。

养生境界

在中国的传统文化中，寿命超出普通人水平的有四种人，分别是真人、至人、圣人和贤人。

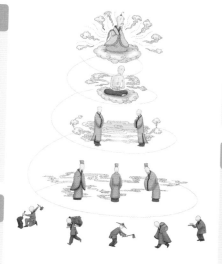

至人

懂得养生之道，可延长寿命，保持形体不衰。能达到这种境界的人极少。传说颛顼的玄孙彭祖历经唐、虞、夏、商等朝代，活了800多岁，为至人。

真人

掌握了养生之道，寿命同天地一样长久。只有极少数人能达到这种境界。

圣人

能够顺应自然，不为外界所劳累，没有过多的思虑，寿命可以达到100多岁。只有少数人能真正遵循养生之道，所以达到这种境界的人不多。

贤人

善于养生，可以根据阴阳变化调养身体，可以增益寿命，却有一定的限度。只要遵循养生之道，许多人都可以达到这种境界。

普通人

整日忙碌而不注重养生的人，他们的寿命一般很短。

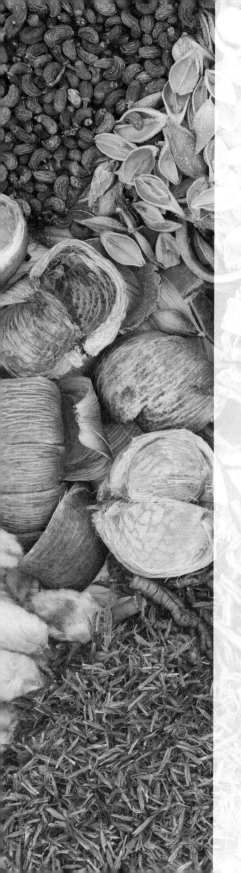

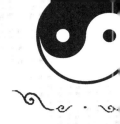

第一章 顺应天时好养生

在复杂而又庞大的自然界中，人的生命和活动仅仅是其中微不足道的一部分。自古以来，中医主张"顺应自然"的养生之道，即人顺应天地、阴阳、昼夜、时辰的节律变化，主动调整自身的行为，从而达到维护健康、颐养天年的目的。

四季与时令

由于地球在公转和自转过程中，地表各处所承受的太阳光照及热量不同，造成昼夜长短、太阳高度及冷热程度的差异，从而出现春、夏、秋、冬四个季节在一年当中出现的自然现象。人们依此规律划分四季，并根据气候差异细分出二十四节气。

🔍 四季划分

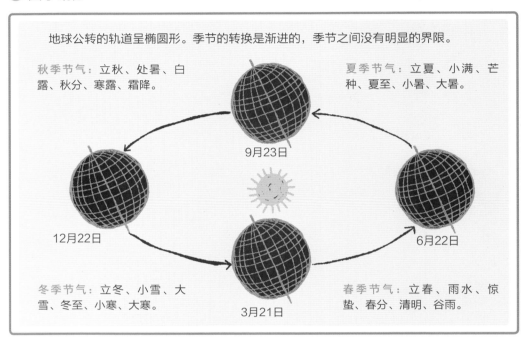

地球公转的轨道呈椭圆形。季节的转换是渐进的，季节之间没有明显的界限。

秋季节气：立秋、处暑、白露、秋分、寒露、霜降。

夏季节气：立夏、小满、芒种、夏至、小暑、大暑。

9月23日

12月22日

6月22日

冬季节气：立冬、小雪、大雪、冬至、小寒、大寒。

春季节气：立春、雨水、惊蛰、春分、清明、谷雨。

3月21日

🔍 四季养生

养生就是按照一年四季阴阳的变化规律和特点，调节人体各部分的机能，从而达到健康长寿的目的。比如，顺应春夏生长之阳气盛的特点而养阳，顺应秋冬收藏之阴气盛的特点而养阴，也就是我们通常所说的"春夏养阳，秋冬养阴"。

季节	养生策略
春季	万物发陈，人气在肝。需晚睡早起，起床后要散步，呼吸新鲜空气，穿着宽松
夏季	万物生机勃勃，人气在心。需晚睡早起，保持心情舒畅
秋季	阳气渐收，人气在肺。需早睡早起，收敛精神，适时进补
冬季	万物潜藏，人气在肾。需早睡晚起，远离寒冷刺激，注意保暖

阳气渐盛

阴气盛极 ← 冬 · 春 · 夏 → 阳气盛极

秋

阴气渐盛

自然气候对人体经脉气血的影响

古人非常重视人体与自然界的对应，并且很早就总结出，人体的经脉气血变化与自然气候的变化有一定的关系，入侵人体的邪气性质也会影响气血的变化。

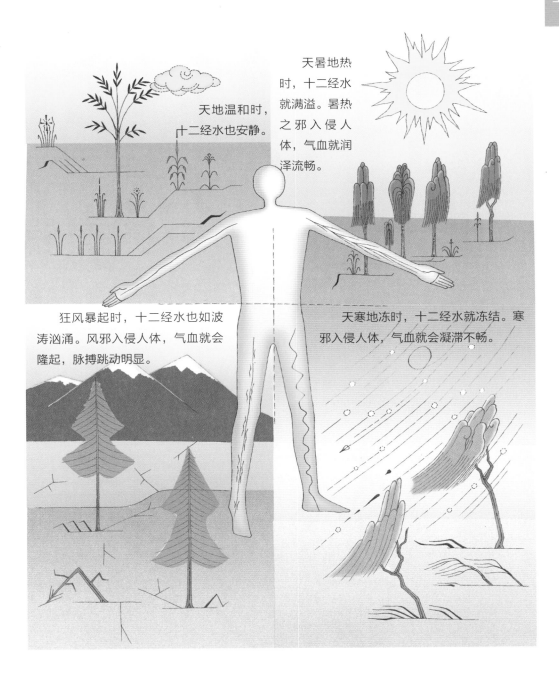

天地温和时，十二经水也安静。

天暑地热时，十二经水就满溢。暑热之邪入侵人体，气血就润泽流畅。

狂风暴起时，十二经水也如波涛汹涌。风邪入侵人体，气血就会隆起，脉搏跳动明显。

天寒地冻时，十二经水就冻结。寒邪入侵人体，气血就会凝滞不畅。

11

四时阴阳之气的运行

气到来得早、晚、高、低等与季节的变化、地势的高低有关。下图所示为四时之气的运行规律。

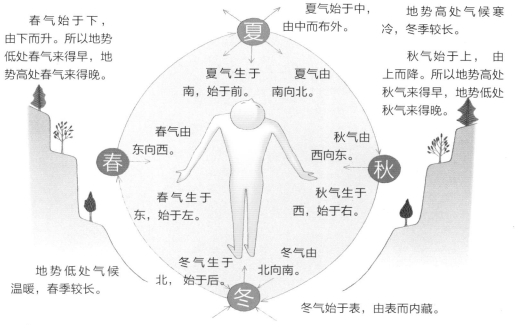

春气始于下，由下而升。所以地势低处春气来得早，地势高处春气来得晚。

地势低处气候温暖，春季较长。

夏气始于中，由中而布外。

地势高处气候寒冷，冬季较长。

秋气始于上，由上而降。所以地势高处秋气来得早，地势低处秋气来得晚。

夏气生于南，始于前。

夏气由南向北。

春气由东向西。

秋气由西向东。

春气生于东，始于左。

秋气生于西，始于右。

冬气生于北，始于后。

冬气由北向南。

冬气始于表，由表而内藏。

虚实病证的表现与治疗原则

人体内阴阳平衡被打乱，会出现或寒或热的症状，热证又分为实热和虚热，寒证又分为实寒和虚寒。如下图所示：

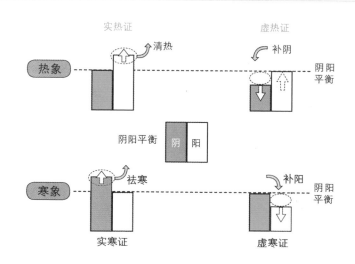

实热证　　清热　　虚热证　　补阴　　阴阳平衡

热象

阴阳平衡　阴　阳

寒象　　祛寒　　补阳　　阴阳平衡

实寒证　　虚寒证

四时五脏脉象常异对照表

人体脉象会随着不同季节气候冷暖的变化而变化，所以，每个季节都有其对应的常脉，与之不相应的脉则是病脉或死脉。

夏季：气在心

❶ 常脉 像滚动的圆珠，圆滑往来。

❷ 病脉 脉搏急促相连，就像喘气一样，并有微曲之象。

❸ 死脉 脉搏前曲后居，如同手持带钩。

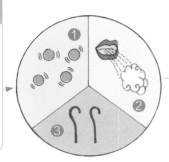

秋季：气在肺

❶ 常脉 脉搏轻虚而浮，像榆叶飘落。

❷ 病脉 脉搏不上不下，就像鸡的羽毛一样，中间空而两边是实的。

❸ 死脉 脉搏轻浮，就像风吹细毛一样。

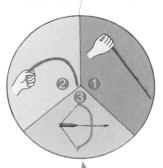

春季：气在肝

❶ 常脉 像手握长竹竿的末梢，软弱而长。

❷ 病脉 脉搏充盈滑利，就像高举一根长竹竿的末梢。

❸ 死脉 脉搏弦硬劲急，就像张开的弓弦。

长夏：气在脾

❶ 常脉 脉搏从容、和缓、均匀，像鸡脚踏地。

❷ 病脉 脉搏坚实、充实且急促，就像鸡迅速地提脚。

❸ 死脉 脉搏尖锐而硬，就像乌鸦的嘴，像鸟的爪子，像屋漏时水滴落，像水流逝。

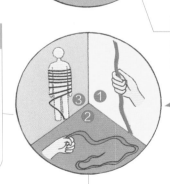

冬季：气在肾

❶ 常脉 脉搏圆滑流利又有回曲之象，按时有种坚实之感。

❷ 病脉 脉搏像牵引葛藤一样，脉体坚硬。

❸ 死脉 脉搏如绳索突然脱落或如手指弹石那样坚硬。

气机逆乱对五脏的影响

人体之气与自然之气的运行一样，应上升之气不上升，应下降之气不下降，就会导致机体运行失常。

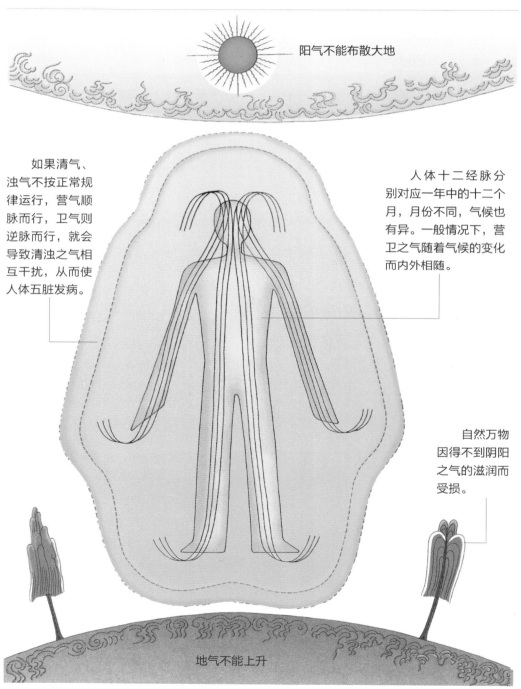

阳气不能布散大地

如果清气、浊气不按正常规律运行，营气顺脉而行，卫气则逆脉而行，就会导致清浊之气相互干扰，从而使人体五脏发病。

人体十二经脉分别对应一年中的十二个月，月份不同，气候也有异。一般情况下，营卫之气随着气候的变化而内外相随。

自然万物因得不到阴阳之气的滋润而受损。

地气不能上升

天地背离与养生

阴阳是自然界的根本规律，人类养生就是要以阴阳为基础的。下图所示为天地背离导致阴阳格拒时所出现的情景，能顺应自然的人是懂得养生的人，方可称为圣人。

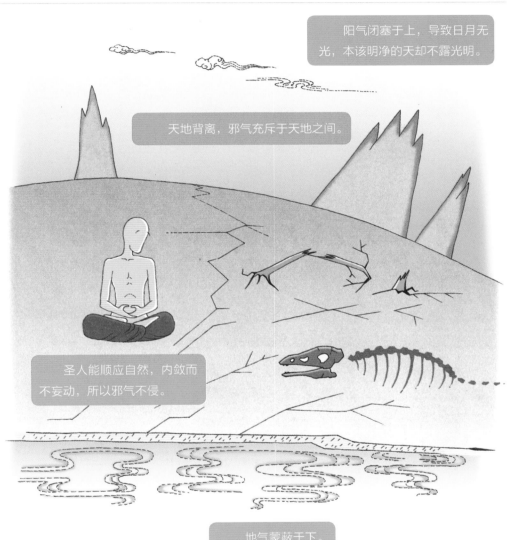

阳气闭塞于上，导致日月无光，本该明净的天却不露光明。

天地背离，邪气充斥于天地之间。

圣人能顺应自然，内敛而不妄动，所以邪气不侵。

地气蒙蔽于下。

内外相形

人的内脏发生病变，总是在体表有所反映。所以，如果一个人的面色发生变化，必定是他的内脏出现了病变；同样，如果通过诊脉诊察到一个人内脏有了疾病，他的形体也必定出现了异常。它们之间的关系如同人的形体和影子相随。

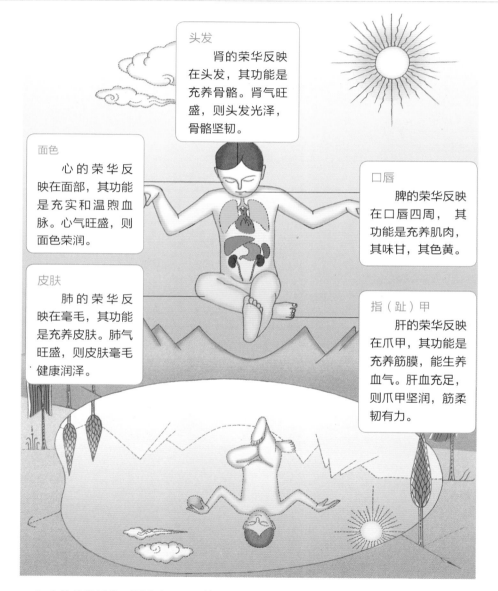

头发
　　肾的荣华反映在头发，其功能是充养骨骼。肾气旺盛，则头发光泽，骨骼坚韧。

面色
　　心的荣华反映在面部，其功能是充实和温煦血脉。心气旺盛，则面色荣润。

皮肤
　　肺的荣华反映在毫毛，其功能是充养皮肤。肺气旺盛，则皮肤毫毛健康润泽。

口唇
　　脾的荣华反映在口唇四周，其功能是充养肌肉，其味甘，其色黄。

指（趾）甲
　　肝的荣华反映在爪甲，其功能是充养筋膜，能生养血气。肝血充足，则爪甲坚润，筋柔韧有力。

● 人的体表就像一潭清水、一面镜子，可以照看到我们体内脏腑的变化。
● 人的形体与内脏总是一致的，我们可以以此作为诊断健康的标准。
● 形体是脏腑健康程度的外在反映。

八风伤人

所说的八种风，都是从当令节气相对的方向吹来的，所以都属虚风，因为是违背时令的不正之气，所以是能够伤害人体的。

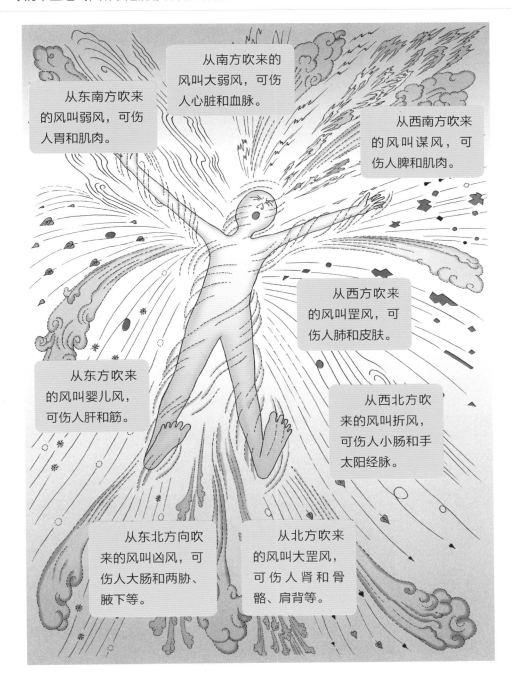

从南方吹来的风叫大弱风，可伤人心脏和血脉。

从东南方吹来的风叫弱风，可伤人胃和肌肉。

从西南方吹来的风叫谋风，可伤人脾和肌肉。

从西方吹来的风叫罡风，可伤人肺和皮肤。

从东方吹来的风叫婴儿风，可伤人肝和筋。

从西北方吹来的风叫折风，可伤人小肠和手太阳经脉。

从东北方向吹来的风叫凶风，可伤人大肠和两胁、腋下等。

从北方吹来的风叫大罡风，可伤人肾和骨骼、肩背等。

诊断疾病要十度

诊断疾病要十度（度：通过诊断确定病位），要求对患者的病情进行全面了解和把握，以求对疾病做出正确的诊断。

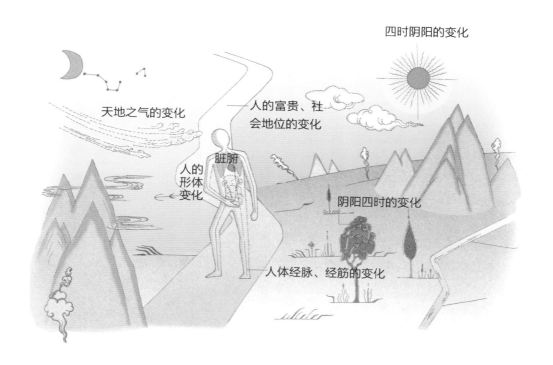

❶ 度君

考察人的社会地位，找出生活环境对人发病的影响。

❷ 度民

考察人的富贵变化，找出身体发病的缘由。

❸ 度卿

考察人的社会地位变化，找出引起疾病的原因。

❹ 度阴阳气

诊察脏腑表里阴阳之气，确定病之所在。

❺ 度筋

诊察三阴三阳之筋是否有病变。

❻ 度脉

诊察脉象的阴阳与天地四时之气是否相合。

❼ 度脏

诊察五脏之奇恒逆从。

❽ 度肉

诊察人的形与气是否相合。

❾ 度腧

诊察腧穴以考察脏腑和各经脉气血。

❿ 度上下

考察天地之气的变化以确定发病的原因。

不同地理环境的治病方法

不同地区的人，由于生活环境不同，引起疾病的原因也是不同的，必须区别对待，采取不同的方法进行治疗。

南方阳气旺盛，地势低凹潮湿。人们喜吃酸味及发酵食品，他们腠理致密而带红色，多发生筋脉拘急、肢体麻痹等疾病，宜用小针微刺（九针疗法）。

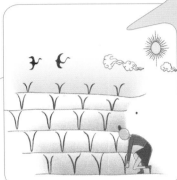

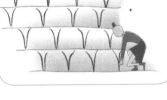

东方气候温和，人们生活安定，以鱼盐为美食，肌腠疏松。他们易发痈疡一类疾病，宜用砭石疗法。

西方多沙石，风沙多，水土之性刚强，人们食的是肥美多脂的肉类，他们肌肤致密，疾病多是从体内而生，宜用药物治疗。

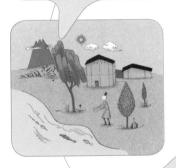

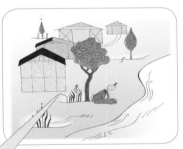

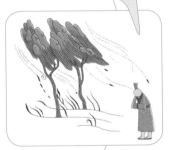

中部地区地势平坦湿润，物产丰富，人们生活比较安逸，多患四肢痿弱、厥逆、寒热一类疾病。宜用导引按摩的方法，活动肢体，使气血流畅。

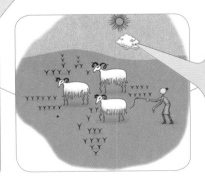

北方地理位置高，气候寒冷，人们多食用乳类食物，故当内脏受寒时，易得胀满一类疾病，宜用艾火灸烤来治疗。

注：古代的方位图和我们现在的地图坐标是相反的。

19

中医古籍中的养生之道

　　两千多年前的《黄帝内经》是我国现存医学文献中最早的一部总结性著作。《黄帝内经》认为，天地是按照四季阴阳消长的规律运转的，人的生活规律应与自然界天地日月的变化相同步。人的健康养生也应按此规律适时调节，因时而异、因人而异地保养身体。

　　时令养生法的精髓在于按照一年四季阴阳的变化规律和特点，调节人体各部分的机能。春应肝而养生，夏应心而养长，长夏应脾而变化，秋应肺而养收，冬应肾而养藏，与外界环境保持协调平衡。比如，顺应春夏生长之阳气盛而养阳，顺应秋冬收藏之阴气盛而养阴，也就是《黄帝内经》中所说的"春夏养阳，秋冬养阴"，这是在时令养生的基础上形成的重要养生原则。

　　节气的变化也会影响人体生命节律的调节，如节气反常必将影响人体正常的气血运行，造成人体节律紊乱、阴阳失调，致使疾病缠身。所以要因时而异，根据不同节气的特点进行身体保养。

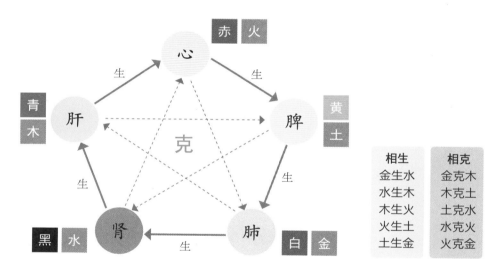

🔍 中医四季调养策略

季节	主掌脏腑	季节特征	分析与调养
春季	肝（木）	多风少湿	易受风邪困扰，调养以疏肝祛风为主
夏季	心（火）	多热少燥	易受热邪困扰，调养以清热祛火为主
长夏	脾（土）	湿气偏盛	易受湿邪困扰，调养以健脾祛湿为主
秋季	肺（金）	多燥少温	易受燥邪困扰，调养以滋阴润燥为主
冬季	肾（水）	多寒少热	易受寒邪困扰，调养以调理脾胃、祛除寒邪为主

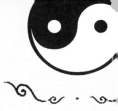

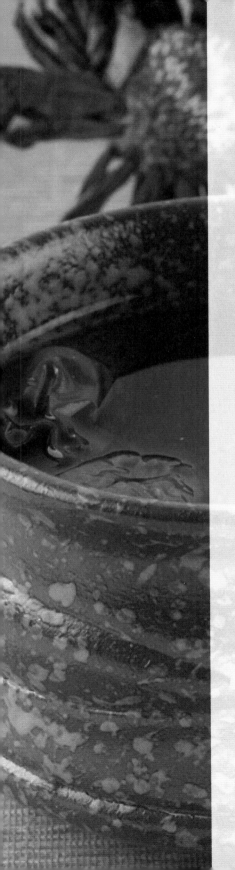

第二章　春季养生

春季，是指我国农历的立春到立夏这一段时间，即农历一月、二月、三月。

中医学认为，春天为四季之首，万象更新之始。在寒冷的冬季过后，春回大地，万物复苏，人体在春季亦处于阳气升发的时期。所谓"阳气升发"，也就是指人体的各项生理功能与活动处于旺盛时期，因此春季必须保养阳气，使气机条达，培养正气，增强抵抗力，使生理功能达到最佳状态。

春生的秘密

春季包括立春、雨水、惊蛰、春分、清明、谷雨6个节气。春归大地、冰雪消融、万物复苏、柳丝吐绿，大自然一片欣欣向荣，自然界的阳气也开始生发。

面对如此美丽的春天，我们应怎样"顺时养生"呢？春季养生应遵循养阳防风的原则。春季，人体阳气顺应自然，向上、向外疏发，因此要注意保卫体内的阳气，凡有损阳气的情况都应避免。春季养阳不是补阳气，而是平息风阳。调畅、顺应、保养、储备是"养"的根本，也就是要保证阳气顺应春温、夏热、秋凉、冬寒的时序规律进行生、长、收、藏。

❧ 养阳要务是防病保健

因为此时天气由寒转暖，导致各种致病的细菌、病毒随之生长繁殖。温热毒邪开始活跃，极易诱发流行性感冒、流行性脑脊髓膜炎、麻疹、猩红热、肺炎等疾病。建议大家要常开窗，使室内空气流通，保持空气清新；还要加强锻炼，提高机体的抵抗力，同时加强口鼻保健，阻断温邪犯肺之路。

❧ 保暖就是养阳

春季不宜急于脱去棉服，衣着宜"下厚上薄"。起居应夜卧早起，免冠披发，松缓衣带，即舒展形体，多参加室外活动，克服倦懒思眠状态，使自己的精神情志与大自然相适应，力求身心和谐、精力充沛。

❧ 春季养阳重在养肝

现代医学研究表明，不良情绪易使肝气郁滞不畅，导致神经系统和内分泌系统功能紊乱，降低人的免疫力，容易引发精神病、肝病、心脑血管疾病、感染性疾病。因此，春天应注意保持乐观开朗的心情，以使肝气顺达，从而起到防病保健的作用。

❧ 多吃温补阳气的食物

葱、蒜、韭菜是养阳的佳蔬良药，特别是韭菜，以春天食用为最好。一方面，春天气候冷暖不一，要保养阳气，而韭菜性温，最宜人体阳气；另一方面，应少食酸、多食甜，即宜甜少酸。大枣是滋养血脉、强健脾胃的佳品；山药具有健脾养胃、滋肺益气、补肾固精等功效。除此以外，建议大家多吃蔬菜和野菜，如香菜、春笋、莴笋、黄豆芽、绿豆芽、菠菜、芹菜、油菜、香椿、荠菜、蒲公英、柳芽等。

▶ 春季养生法则

春季的三个月是万物复苏的季节，自然界生机勃发，故称其为发陈。自然界会呈现出一种新生的状态，万物欣欣向荣。在此时，人们应该晚睡早起，起床后到庭院里散步，披散开头发，穿着宽松的衣物，不要使身体受到拘束，以使精神随着春天万物的生发而舒畅活泼、充满生机，这是适应春季的养生法则。如果违背了这种法则，就会损伤肝脏，到了夏天就容易出现寒性病变，因为春天温暖的阳气是夏天阳气长的基础。

护卫肌表的阳气

人体藏蓄阴精，阴精不断地起来与阳气相应；阳气则固密于外，起着护卫肌表的作用。如果阳盛阴虚，经脉中气血的流动就会加快，甚至出现神志狂乱；如果阴盛阳虚，就会使五脏气机不和，九窍功能发生障碍。

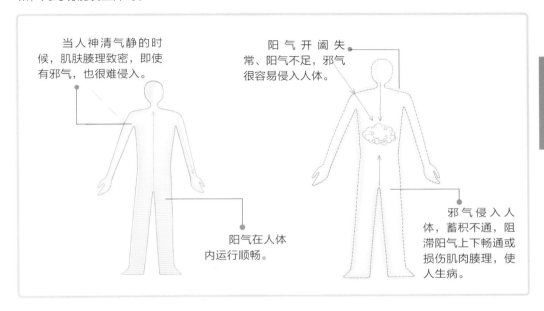

当人神清气静的时候，肌肤腠理致密，即使有邪气，也很难侵入。

阳气在人体内运行顺畅。

阳气开阖失常、阳气不足，邪气很容易侵入人体。

邪气侵入人体，蓄积不通，阻滞阳气上下畅通或损伤肌肉腠理，使人生病。

疾病的隐和显

人体感受了外邪，有时候并不会立即表现出来，而是经过一段潜伏期之后才会显现出来。人体在四季感受外邪和发病的规律如下图所示：

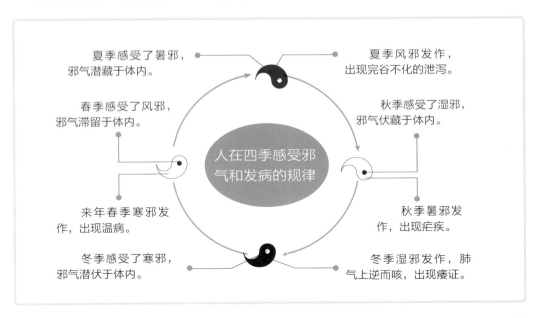

夏季感受了暑邪，邪气潜藏于体内。

春季感受了风邪，邪气滞留于体内。

来年春季寒邪发作，出现温病。

冬季感受了寒邪，邪气潜伏于体内。

人在四季感受邪气和发病的规律

夏季风邪发作，出现完谷不化的泄泻。

秋季感受了湿邪，邪气伏藏于体内。

秋季暑邪发作，出现疟疾。

冬季湿邪发作，肺气上逆而咳，出现痿证。

春季养生指南

在整个冬季，人们似乎已经习惯早睡晚起的日子，但是寒冷的冬天已经过去，人们的这种作息时间也要跟着季节的变化而改变。春季，随着气候逐渐变暖，人体会出现"春困"，这是一种由季节气候变化引发的生理现象。

要保证睡眠质量

有人认为睡眠质量的好坏与睡眠时间有关系，其实睡眠质量与时间的长短并没有很大的关系，而是与睡眠周期有关。每夜睡一个完整的睡眠周期对健康十分重要。什么叫完整的睡眠周期？若你的睡眠周期为2小时，则以睡完4个周期(8小时)最好；若不能，则睡3个周期(6小时)，比睡3个半周期(7小时)为好。因为3个周期可以自然醒来，如果周期不完整则会对健康不利，还有人将它称为"慢性自杀"。再者，要有足够的有梦睡眠，因为无梦睡眠主要是恢复体力，有梦睡眠则是恢复脑力，且有梦睡眠的质量与长寿有很密切的关系。

春季睡眠原则——晚睡早起

《黄帝内经》要求我们在春季应夜卧早起，即晚睡早起。过了冬季，白天时间延长，夜晚缩短，我们应顺应这种昼夜长短的变动，适度减少睡眠，增加活动时间。但古代医家也强调，虽然春季要晚睡早起，但也不宜过早过晚，即早起不要早于鸡鸣，也就是不要在凌晨5点前起床；晚睡不要晚于子时，也就是要在晚上11点前睡觉。

要适时睡眠

适当的睡眠包括午睡和晚间睡眠。春季是一个容易犯困的季节，人们往往会哈欠连天。可是繁忙的生活使人们无法在需要休息的时候即刻进入睡眠状态。因而，应该在中午适当的时间休息片刻。午睡的最佳时间一般在午饭前，午饭前午睡的效果最佳，松开衣物躺下睡最好。

虽然适当的午睡可以消除春困的现象，但夜晚睡眠其实更加重要。在夜晚入睡之前，适当做一些保健也是十分必要的。许多人都有这样的体会：睡觉前精神处于亢奋状态是很难入眠的，所以睡前首先要静心，这就是所谓的精神调摄，"先睡心，后睡眼"就是这个意思。睡前半小时应使情志平稳、心思宁静、摒弃一切杂念，要稍事活动身体。睡前要洗面、洗脚，按摩面部和搓脚心的涌泉穴。

人为什么会"春困"

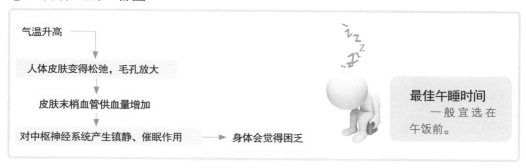

气温升高

↓

人体皮肤变得松弛，毛孔放大

↓

皮肤末梢血管供血量增加

↓

对中枢神经系统产生镇静、催眠作用 → 身体会觉得困乏

最佳午睡时间
一般宜选在午饭前。

🔍 舒缓精神好睡眠

　　保证优良的睡眠，不仅要养成有规律的睡眠习惯，也要找准恰当时机，并为自己创造一个良好的睡眠环境与条件。通过不同的有效方式帮助睡眠，并达到理想的睡眠效果，让自己的身体得到完全的放松与休息。

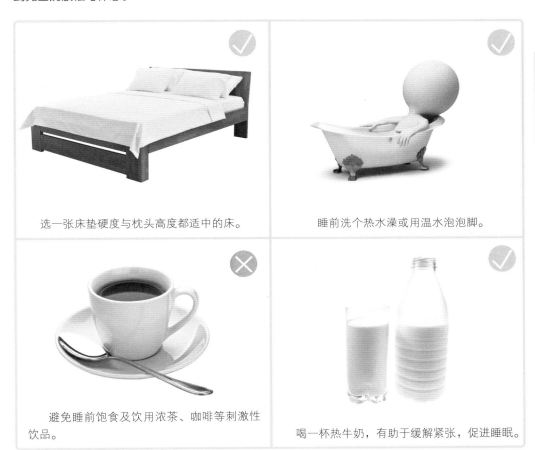

选一张床垫硬度与枕头高度都适中的床。

睡前洗个热水澡或用温水泡泡脚。

避免睡前饱食及饮用浓茶、咖啡等刺激性饮品。

喝一杯热牛奶，有助于缓解紧张，促进睡眠。

🔍 按揉穴位助眠法

　　按揉人体穴位也有助于舒缓精神，较快入眠。可以通过寻找下列穴位，以按摩的方式促进健康睡眠，它们分别是内关穴、三阴交穴、涌泉穴。

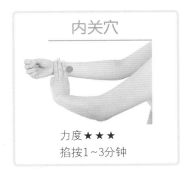

内关穴

力度 ★★★
掐按1~3分钟

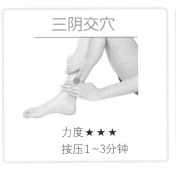

三阴交穴

力度 ★★★
按压1~3分钟

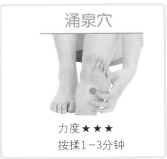

涌泉穴

力度 ★★★
按揉1~3分钟

春季是健身的最佳时节

寒冷的冬季，人们的活动主要在室内进行，因而各脏腑器官功能都有不同程度的下降。到了春季，气候转暖，人体内的阳气经过一冬的闭藏，也应该在春阳生发之际随春生之势而动，向外生发以与天地之气相应，这时应该多参加一些户外锻炼，以舒展肢体、活动筋骨。医学研究证明，在春天这个疾病多发的季节，坚持体育锻炼可增强人体免疫力，不易得病。

人们应根据自己的体质，选择适宜的锻炼项目，如散步、慢跑、做体操、放风筝、打球等，或到近郊、风景区春游。

饮食调养

春季养生要顺应春天阳气生发、万物始生的特点，要注意保护阳气，主要着眼于一个"生"字。按照自然界的属性，春属木，同肝相应，因此在饮食调养上要考虑春季阳气初生，应当注意养肝护肝。

《素问·藏气法时论》中指出："肝主春……肝苦急，急食甘以缓之……肝欲散，急食辛以散之，用辛补之，酸泻之。"意思是说，在五脏与五味的关系中，酸味入肝，具有收敛的性能，不利于阳气的生发和肝气的疏泄，饮食调养一定要投脏腑所好，即"违其性故苦，遂其性故欲。欲者，是本脏之神所好也，即补也。苦者是本脏之神所恶也，即泻也"。明确了这种关系，就可以有目的地选择一些养肝护肝、疏肝理气的中草药和食物。

营养摄取原则

早春时节，气候仍然比较寒冷，人体为了御寒，必然要消耗一定的能量以维持基础体温。因此，早春期间的营养构成，应该以高热量、高蛋白食物为主。

春季中期，天气变化较大之时，气温骤冷骤热，可以参照早春时期的饮食进行。在气温较高时可增加青菜的摄入量，减少肉类的食用。

晚春时期为春夏交替之际，气温偏高，所以宜食用清淡的食物，并注意补充足够的维生素，适当多吃青菜。

在日常饮食中，一方面应注意摄取充足的维生素和矿物质。如小白菜、油菜、辣椒、菠菜、红枣等食物都富含维生素C，具有预防细菌、病毒入侵的功效。另一方面则应注意多吃富含维生素E的食物，以增强人体免疫力，比如蛋黄和豆类等。

春季食物的选择

春季多吃甜食，少吃酸食对脾胃具有很好的调养功效。由于春季肝气旺盛，进而会影响到脾，因此，春季易出现脾胃虚弱的症状。酸味的食物吃多了，则会使肝功能偏亢，所以春季饮食调养要少吃酸涩食物，多吃辛、甘、温，且富含蛋白质、糖类、维生素和矿物质的食物，如瘦肉、牛奶、禽蛋、豆制品、蜂蜜、新鲜蔬菜、水果等。饮食要讲究清淡，忌油腻、生冷及刺激性食物。

▶ 春季健身注意事项

❶ 根据自己的身体状况选择适合自己的运动项目。

❷ 肢体不要过于裸露，以免造成关节损伤；及时更换衣服，以防着凉感冒。

❸ 锻炼时间宜在下午和傍晚，室外氧气充足，空气较为干净。

❹ 运动强度不宜过大，以免津液消耗过多损伤阴液。

🔍 五味与五脏疾病的治疗

中医认为，五脏与五味有一一对应的关系，当某一脏腑发生病变时，就应根据五脏所喜之味采取或补或泻的方法。

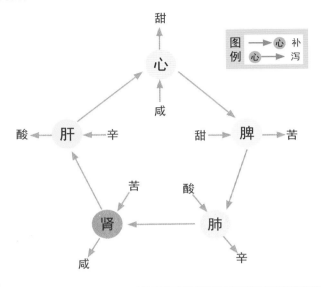

五脏的补与泻	
肝气喜散	应服辛味药使其散，用辛味药补，用酸味药泻
心适宜软	应服咸味药使其软，用咸味药补，用甜味药泻
脾喜弛缓	应服甜味药使其缓，用甜味药补，用苦味药泻
肺喜收敛	应服酸味药使其收，用酸味药补，用辛味药泻
肾喜坚实	应服苦味药使其坚实，用苦味药补，用咸味药泻

🔍 五脏与五味、经脉的对应关系

五　脏	肝	心	脾	肺	肾
对应季节	春	夏	长夏	秋	冬
对应经脉	足厥阴、足少阳经	手少阴、手太阳经	足太阳、足阳明经	手太阴、手阳明经	足少阴、足太阳经
对应五味	酸	苦	甘	辛	咸

立春 乍暖还寒宜养肝

立春是中国传统文化中二十四节气的第一个，也称"打春"，中国人将这一天看作春季的开始。在立春到来的时候，寒意正渐渐退去，万物复苏，人们开始积极准备新一年的春耕和播种。

❀ 立春与春节

在有着悠久文化历史的中国，新年的来历自然也有着丰富的文化底蕴，它已成为凝聚着中国各族人民伦理情感、生命意识、审美情趣和信仰等的一种特殊文化。春节一般都会赶在立春时节，这正是数九天中五九、六九的时候，所以春节和立春的相对时间也不固定。

依据北斗星所指方位来讲，立春这天，北斗星的斗柄指东北方，这时对应的月份正好是正月。由于二十四节气是根据太阳公转来计算的，因此与农历闰月闰日的情况不好对应。所以，有的年份在春节前的腊月里就已经立春，然后加上年初春节后的立春，这一年就有了两个立春，叫作"两春夹一冬"。在腊月就进入立春，则腊月立春后的正月里肯定没有立春节气了，倘若赶上闰月或闰年，则立春又推到了第二年的正月。这样的年份就会全年无立春节气。民间传说"全年无立春，则光景不好"，这样的说法是没有任何根据的，这只是公历计算方式与农历计算方式在排列上的差异而造成的现象。

一个"春"字引出了诸多文化内涵，这是勤劳智慧的人们对美好生活的企盼和装点，于是，人们在平静的生活中增添了更多乐趣，同时也增加了文化色彩，使生活更加有滋有味。

❀ 春装指南

春季着装，务必谨记"春捂秋冻"。春天风大，温度偏低，人体热量很容易散失，这个时候倘若衣服穿得过于单薄，则很容易引起感冒等病症。而如果这个时候气温偏高，人们穿着又相对较少，则切记不要到阴凉处，尤其是背阴地或洞中乘凉，以防人体热量散失，皮肤的毛孔快速收缩，从而造成关节或肌肉疼痛，引起不必要的麻烦。

❀ 运动指南

立春时节，气温还较凉，出汗过多会使毛孔扩张，凉湿之气趁机侵入体内容易导致风寒感冒，进而诱发呼吸道疾病。因此，春季锻炼不宜出汗过多，出汗后要立即擦干。适宜的运动有散步、慢跑、踏青。散步时可做合搓双手、揉摩胸腹、捶打腰背、拍打全身等动作。

▶ 谨防"倒春寒"

当遇上"倒春寒"，三类人应特别注意。第一类是患有高血压、心脏病的人，"倒春寒"易使高血压患者发生脑卒中(即中风)，诱发心绞痛或心肌梗死；第二类是儿童，此时儿童极易感染百日咳、猩红热、感冒等疾病；第三类是体质虚弱和免疫力低下者，在冬去春来时，不要急于脱掉冬装，建议多捂一段时间来缓慢调整身体的阴阳平衡，适应新的气候环境。

🔍 四时痹病的发生

痹病是外邪入侵所致，它们在不同季节侵入人体的皮毛、血脉、肌肉、筋、骨等不同部位，导致不同部位发生痹病。立春时节遇到"倒春寒"，而没有采取保暖措施，最容易受到风邪、寒邪和湿邪的侵害，所以我们务必谨记"春捂秋冻"的养生原则。

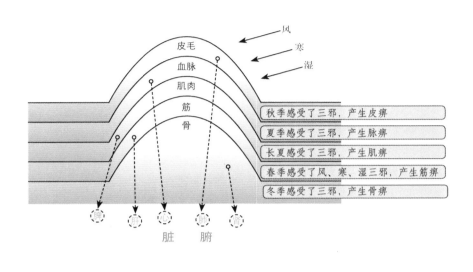

🔍 立春的季节特征

立春节气的十五天分为三候，"初候东风解冻，二候蛰虫始振，三候鱼陟负冰"。"初候东风解冻"是说立春到来，天气慢慢暖和起来，东风送暖，大地开始解冻，万物渐渐苏醒；"二候蛰虫始振"是说春风吹绿了万物，吹醒了冬眠的动物，它们因感受到了春天的温暖而蠢蠢欲动；"三候鱼陟负冰"是说潜伏在深水中过冬动物的活动情况：水底的鱼儿迫不及待地要到水面上来感受春的气息。

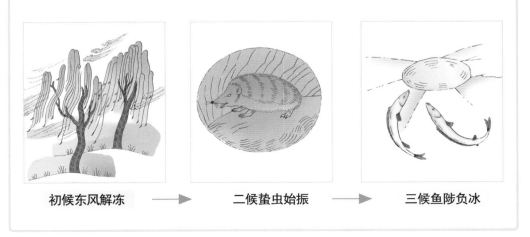

初候东风解冻 ➡️ 二候蛰虫始振 ➡️ 三候鱼陟负冰

✤ 饮食调养

饮食调养作为节气养生的重要途径，对身体的健康至关重要。药膳食疗是针对人体已明显出现气、血、阴、阳方面的不足，依靠食补已不能纠正其亏损时，在中医指导下施以甘平的补药。可参考以下两例。

食疗药膳一

何首乌肝片

具有补肝肾、益精血、乌发明目的功效，配料中的何首乌既能保肝，又可降脂、降压；木耳有通利血脉之效，无病常吃也能强身益寿。

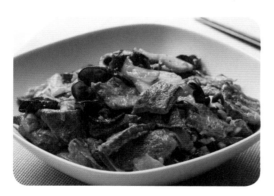

材料：何首乌汁20毫升，鲜猪肝250克，水发木耳25克，黄瓜片、青菜各少许，绍酒、醋、盐、淀粉、鲜汤、酱油、葱、姜、蒜、油各适量。

做法：猪肝剔筋洗净切片；葱、姜洗净，切丝；蒜剥皮，切片；青菜洗净控干。将猪肝片放入何首乌汁内浸蘸（取一半何首乌汁），加少许盐，放适量淀粉搅拌均匀，另把剩余的何首乌汁、酱油、绍酒、醋、淀粉和鲜汤兑成汤汁。炒锅置大火上烧热，放油，待油热，放入拌好的猪肝片滑透，用漏勺沥去余油。锅内剩少量油，下入蒜片、姜丝略煸出香味，再下入猪肝片、黄瓜片，爆炒数分钟。将青菜叶入锅翻炒数次，八成熟时倒入汤汁炒拌均匀，出锅前把葱丝下锅，翻炒几下，起锅即成。

食疗药膳二

虾仁韭菜

具有补肾阳、固肾气、通乳汁的功效，配料中的韭菜含有大量粗纤维，能刺激肠壁，加速蠕动。这道菜也可作为习惯性便秘患者的膳食。

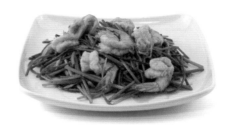

材料：虾仁30克，韭菜250克，鸡蛋1个，盐、酱油、淀粉、植物油、香油各适量。

做法：虾仁洗净泡发，约20分钟后捞出沥干待用；韭菜择洗干净，切成3厘米的长段备用；鸡蛋打破盛入碗内，搅拌均匀后加入淀粉、香油调成蛋糊，把虾仁倒入拌匀待用。炒锅烧热倒入植物油，待油热后下虾仁翻炒，蛋糊凝住虾仁后放入韭菜同炒；待韭菜炒熟，放盐、酱油，淋香油，搅拌均匀起锅即可。

▶ 饮食宜甜少酸

立春时节的饮食调味上，宜甜少酸。因为酸味入肝，具收敛之性，对阳气的生发和肝气的疏泄不利。在调养上投脏腑所好，可有目的地选择一些疏肝理气、柔肝养肝的中草药和食物，如枸杞、白芍、延胡索等草药，选配辛温发散的大枣、豆豉、葱、香菜、花生等食物。

养生时令食物推荐

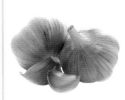

蒜
性味：性温，味辛。
归经：归胃、大肠经。
功用：调味食用，主治饮食积滞、腹泻、痢疾，可预防感冒。
禁忌：阴虚火旺者，患有目、口齿、喉、舌等疾病者忌食。

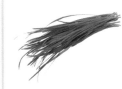

韭菜
性味：性温，味辛。
归经：归肝、胃、肾经。
功用：可炒食、绞汁，主治脾胃虚寒、呕吐食少、反胃等。
禁忌：不宜与菠菜同食，否则易引起腹泻；风寒感冒、胃溃疡患者忌食。

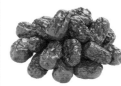

大枣
性味：性温，味甘。
归经：归脾、胃、心经。
功用：可生食、熬粥，主治脾虚食少、气血津液不足、心悸怔忡。
禁忌：忌与维生素类一起食用；服用退烧药时忌食；有湿痰、齿病或虫病者不宜多食。

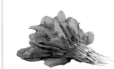

菠菜
性味：性凉，味甘。
归经：归大肠、胃、肝经。
功用：可炒食、凉拌，主治肠燥便秘、消渴、头昏目眩。
禁忌：未用开水烫者不宜炒食，不宜与豆腐一起食用。

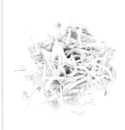

黄豆芽
性味：性寒，味甘。
归经：归脾、大肠经。
功用：可炒食、炖汤、凉拌，主治脾胃湿热、大便秘结、高脂血症。
禁忌：不宜与皮蛋一起食用，易导致腹泻；黄豆芽不易消化，脾胃虚寒者不宜多食。

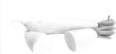

白萝卜
性味：性凉，味辛、甘。
归经：归肺、胃经。
功用：可生食、绞汁、熬汤，主治肺热痰稠、消渴、食积不消、小便不利。
禁忌：不宜与梨、苹果、葡萄等水果一起食用；脾胃虚弱者不宜用。

时令食物速查

名称	功效	禁忌	推荐食谱
韭菜	补肾助阳、行气开胃、散血解毒	忌与白酒同食	韭菜炒鸡蛋
白萝卜	清热利咽、消食化痰、下气宽中	忌与橘子同食	白萝卜煲羊腩汤
黄豆芽	清热利湿、消肿除痹、润泽肌肤	不宜与猪肝同食	素炒黄豆芽
菠菜	润燥滑肠、清热除烦、养肝明目	不宜与豆腐同食	肉末炒菠菜
蒜	行滞气、暖脾胃、消积食、解毒	忌与鸡肉同食	蒜蓉娃娃菜
大枣	补脾和胃、益气、养血安神	忌与黄瓜、白萝卜同食	枣糕

雨水 祛风除湿养脾胃

雨水是一个反映降水现象的节气。"斗指寅为雨水，东风解冻，冰雪皆散而为水，化而为雨，故名雨水"。雨水节气的到来，意味着寒冷的天气正慢慢远去，降雨渐渐频繁起来。

❧ 春雨贵如油

古时候，人们将一年分为二十四节气是按照圭表测日影的方法计算出来的。雨水这一天太阳的运行位置在黄经330°，影长为古尺九尺一寸六分，相当于今天的2.05米。夜晚观测，北斗星的斗柄指向东北方向，也就是寅的方位，农历叫正月、寅月、元月。十二消息卦为泰卦，卦象为上三阴下三阳，表示自冬至一阳生开始，现在已进入阴阳数量相等的时候。

我国是农业大国，尤其是在古代农耕文明的时代，人们的种植劳作只能靠天吃饭，"春雨贵如油""肥不过春雨"的形容是再恰当不过了。此时是庄稼开始生长的时期，需要充足的雨水来滋润庄稼，也是一年中农耕的最佳春灌时期，于是春雨显得尤为可贵。在我国流传下来的绘画艺术中就有这些活动的详细记载，真实地再现了那个时代人们祈求神灵庇佑或降雨的全过程。这些记载是我们了解先人活动最具意义的历史资料。现在科技进步了，人们不再只是信仰神灵，而是更多地付诸实际行动，如用开渠引水、修筑水库等方法来克服自然带来的灾难，使庄稼更好地生长。

雨水节期间，地区不同，各地的温度也就不一样，在北方有时还有降雪出现。伴随着雨水二十四番花信风，菜花、杏花和望春花也相继开放。植物在雨水的滋润下闪烁着生命的光芒，让这个春天变得更加美丽。

❧ 饮食指南

早春时节阴雨连绵，气温较低，空气中寒中带湿，人体往往会出现郁热壅阻的症状。体内郁热过重，又贪食凉品，就会使脏腑被湿寒邪气所伤，引发畏寒、腹泻。所以在饮食上应注意远离生冷、辛辣等食物，晚餐也不宜吃得过饱，以免出现消化不良。在雨水时节，人的脾胃相对虚弱，适宜用易于消化的汤粥滋养脾胃。

❧ 穿衣指南

春捂防寒是关键。过早脱掉棉衣，一旦气温降低，会给体温调节中枢来个"突然袭击"，使身体难以适应，容易患各种呼吸系统疾病。春衣宜遵循"下厚上薄"的原则。

▶ 五谷杂粮最养人

五谷杂粮是人体每日食物摄取的基础，一个成年人每日摄取谷物250~400克，就能在一定程度上减少慢性病的发病风险。研究表明，精米中的蛋白质要比糙米多损失16.55%，脂肪多损失35%，膳食纤维多损失40%，钙质多损失60%，磷多损失40%，其他微量元素也有不同程度的损失。因此，在主食方面要适量摄取一些粗粮，尽量避免专吃精米、精面的情况。

胃是五脏精气盛衰的根本

人体要靠五脏之气营养全身，但五脏之气必须依靠胃气才能运营。如果胃气不能与脏气一并运行，呈现出真脏脉，人就会死亡。

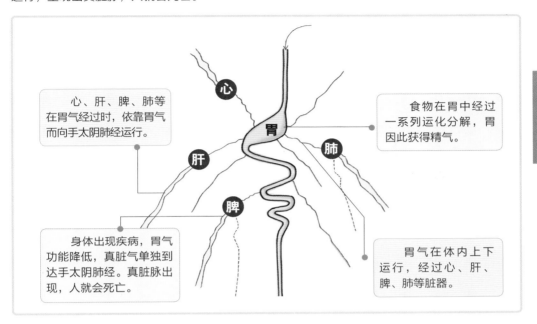

心、肝、脾、肺等在胃气经过时，依靠胃气而向手太阴肺经运行。

食物在胃中经过一系列运化分解，胃因此获得精气。

身体出现疾病，胃气功能降低，真脏气单独到达手太阴肺经。真脏脉出现，人就会死亡。

胃气在体内上下运行，经过心、肝、脾、肺等脏器。

雨水节气特征

雨水正是数九天"七九河开，八九雁来"的阶段，这时的冰河由南向北逐渐开化，我国大部分地区的气温回升到0℃以上，河水解冻，河里的鱼浮出水面活动，于是相应产生"初候獭祭鱼"的说法；冬天寒冷的北方没有适合大雁生存的温度，到了这个时候，气温回升，"二候鸿雁北"，大雁因气候的变暖而成群结队飞回北方的栖息地了；"三候草木萌动"，春雨滋润大地，各种草木开始萌发新芽，形成生机勃勃之势。这三候的说法将雨水的各方面形象地表现了出来。

雨水节气的十五天分为三候，"初候獭祭鱼，二候鸿雁北，三候草木萌动"，意思是雨水节气中，水獭开始捕鱼；南迁过冬的大雁也由南方飞回北方；再过几天，在绵绵春雨中，草木就要开始抽出嫩芽。

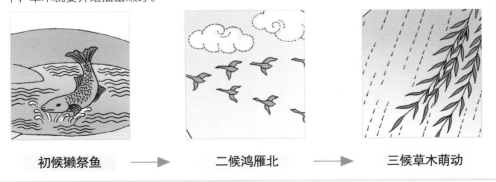

初候獭祭鱼 ➡ 二候鸿雁北 ➡ 三候草木萌动

❀ 饮食调养

雨水时节，气温渐暖，雨水渐多，此时养生最重要的是调养脾胃。因脾胃历来被视为"后天之本""气血生化之源"，是决定人健康长寿的重要基础。明代医家张景岳提出："土气为万物之源，胃气为养生之主。胃强则强，胃弱则弱，有胃则生，无胃则死，是以养生家必当以脾胃为先。"又有："养脾者，养气也，养气者，养生之要也。"可见，脾胃功能健全，则人体营养能得到充分的利用，身体健康；反之营养缺乏，体质也因此下降。

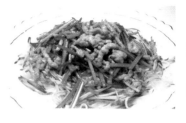

香芹炒牛肉

功效：补益脾胃、强壮筋骨，对于有高血压的人来说，还具有降血压的功效。

材料：新鲜牛肉250克，香芹150克，辣椒10克，淀粉10克，酱油、胡椒粉、盐、味精、油等各适量。

做法：①将牛肉用清水冲洗干净，切成大块，放入水盆中浸泡2小时；香芹洗净，切段；辣椒切丝。②在锅中加水烧沸后，放入牛肉氽去血水，捞出沥干，待牛肉温度变凉后逐一切成细条状。③在碗中放入淀粉、酱油及少量水搅拌均匀，再将牛肉条放入，拌匀充分入味后，放进七八分热的油锅中，加香芹丝、辣椒丝、胡椒粉、盐、味精，炒至肉熟香溢时出锅装盘。

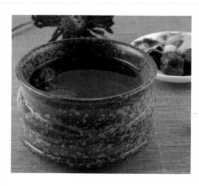

红枣汤

功效：补脾和胃、益气生津、养血安神，可用来辅助治疗脾虚食少、气血津液不足的情况。

材料：大枣15枚。

做法：①将大枣以清水冲洗干净，备用。②将大枣放入锅中加水，以大火煮沸，再转为小火慢慢炖煮。③待枣肉熟烂时即可盛出食用。

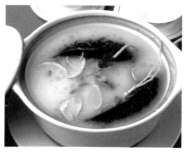

砂仁鲫鱼汤

功效：健脾利湿、补中益气，对于脾胃虚弱、纳少无力者具有一定的补益功效。

材料：新鲜鲫鱼150克，砂仁3克，陈皮6克，葱、姜片、盐、香菜各适量。

做法：①将鲫鱼去鳞、剖腹去除内脏，以清水冲洗干净。②将砂仁塞入鱼腹中，放入砂锅内，放入陈皮，加清水没过鱼身，以大火烧开，水开时加葱段、姜片、盐各少许。③待鱼肉熟、浓香飘溢时即可食用，可撒些香菜作为装饰。

🍂 雨水莫忘养脾胃

春天之肝木何以与脾土相关？五行学说在中医学的应用中，以五行的特性来说明人体五脏的生理功能。肝属木，木性可曲可直，条顺畅达，有生发的特性，故肝喜条达而恶抑郁，有疏泄的功能。脾（胃）属土，土性敦厚，有生化万物的特性；脾又有消化水谷，运送精微，营养五脏、六腑、四肢百骸之功效，为气血生化之源。其五脏在生理上相互联系，在病理上相互影响。在五行相生相克关系传变中，木旺乘土，即肝木过旺，克伐脾土，也就是说，肝木疏泄太过，则脾胃因之而气虚，若肝气郁结太甚，则脾胃因之而气滞，两者皆肝木克脾土也。《难经》所称的"逆传"即肝病传脾。所以，雨水节气养生要点中既要注意春季阳气生发的特点，扶助阳气，又要避免伤及脾胃。

养脾胃不生病

中医学称脾胃为"水谷之海"，有益气、化生、营血之效。人体机能活动的物质基础，营卫、气血、津液、精髓等，都化生于脾胃，脾胃健旺、化源充足，脏腑功能才能强盛；脾胃又是气机升降运动的枢纽，脾胃协调，可促进和调节机体新陈代谢，保证生命活动的协调平衡。而人身元气是健康之本，脾胃则是元气之本。元代著名医家李东垣提出"脾胃伤则元气衰，元气衰则人折寿"的观点。他在《脾胃论》中说："真气又名元气，乃先身生之精气，非胃气不能滋。"并指出"内伤脾胃，百病丛生"，说明脾胃虚弱是滋生百病的主要原因。

🔍 补益脾胃的食物推荐

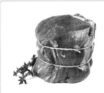

牛肉
性味：性温，味甘。
归经：归脾、胃经。
功用：补脾胃、益气血、强壮筋骨，可煮食、炖汤。
禁忌：不宜与栗子同食，否则易引起腹胀；牛肉为发物，皮肤瘙痒、易过敏者慎食。

鸡肉
性味：性温，味甘。
归经：归脾、胃经。
功用：温中补脾、补肾益精、益气养血，可煮食、炖汤。
禁忌：感冒者不宜食用；不宜与芝麻、菊花、糯米等同食。

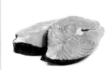

鱼肉
性味：性平，味甘。
归经：归胃经。
功用：健脾胃、暖胃和中、补虚劳，可煮食、炖汤。
禁忌：不宜与鲜枣同食；痛风、肝硬化等患者不宜食用。

大豆
性味：性平，味甘。
归经：归脾、胃经。
功用：健脾利湿、解毒，可煮食、炖汤、磨浆。
禁忌：黄豆消化时易产生气体，会造成腹胀，因此，有慢性消化道疾病者应慎食。

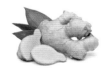

生姜
性味：性温，味辛。
归经：归脾、胃、肺经。
功用：降逆止呕、开胃健脾、增进食欲。
禁忌：阴虚内热、实热证者忌食；生姜不宜多吃，否则易引起口干、咽痛等上火症状。

山药
性味：性平，味甘。
归经：归肺、脾、肾经。
功用：可蒸食、炖汤、熬粥，主治脾虚泄泻、虚劳咳嗽、消渴。
禁忌：不宜加碱煮食或久煮后食用，否则会破坏其营养成分；便秘者慎食。

惊蛰 春雷萌动养肝气

惊蛰是一个表述物候的节令，这时节春光明媚、万象更新、生机盎然。蛰是藏的意思，动物钻进土里冬眠叫入蛰。惊蛰时节，春雷乍响，于是人们就认为冬眠于地下的虫子受到了惊吓而从土中钻出，开始新的一年的活动。

惊蛰闻雷收成好

惊蛰，一年中的第三个节气，在每年公历3月5日至7日，即农历二月上旬。农历书中记载："斗指丁为惊蛰，雷鸣动，蛰虫皆震起而出，故名惊蛰。"《月令七十二候集解》云："二月节，万物出乎震，震为雷，故曰惊蛰，是蛰虫惊而出走矣。"但事实上使冬眠动物苏醒出土的，并不是隆隆的雷声，而是气温回升到一定程度，开始适宜它们活动。

惊蛰时节，在我国有些地区已是桃花红、梨花白、黄莺鸣叫、燕飞来的时节，大部分地区都已进入春耕季节。有谚语云："雷打惊蛰谷米贱，惊蛰闻雷米如泥。"这是说惊蛰日或惊蛰日后听到雷声是正常的，预示当年风调雨顺，会有一个好收成。

惊蛰时节重在养护肝气

《黄帝内经》中说："春三月，此谓发陈，天地俱生，万物以荣，夜卧早起，广步于庭，被发缓行，以使志生。"意思是，春季万物复苏，应该早睡早起、散步缓行，可以使精神愉悦、身体健康。由于春季与肝相应，如养生不当则会伤肝。现代流行病学调查亦证实，惊蛰属肝病的高发季节。此外，诸如流行性感冒、水痘、带状疱疹、流行性出血热等疾病在这一节气都易爆发流行，因此要注意预防此类疾病。饮食上可适当补充大枣、花生之类的养肝食品，以及新鲜蔬果。肝火旺盛的人则要少食厚重口味，远离烟酒。

惊蛰多与锅巴"亲近"一点

春天肝气旺，易伤脾，故要少吃酸、多吃甜以养脾。锅巴属甜食，可以多吃一点。

锅巴由煮米饭时锅底所结之物经低温烘烤而成，香脆可口。据现代科学研究，锅巴所用的粳米含淀粉、蛋白质、脂肪、维生素、纤维素和钙、磷、铁等矿物质。除淀粉外，其他成分大多藏于米粒外膜里。经过低温烘烤，外层的营养成分多被破坏，部分淀粉也被分解，故食用时极易消化。另外，微炭化后的锅巴，还能吸附肠道里的气体、水分和细菌的毒素，以达到收敛去污的作用。

中医学认为，焙烤成锅巴的粳米有补脾、养胃、滋养的功效，最适合病后食用。因此，惊蛰时节多吃锅巴对身体好。

养生因人而异

对于不同体质的人来说，面对节气的变化应采取的养生措施也有具体差异。每个人的身体素质是不一样的，由于人体先天的基础条件有差异，另外又受制于后天多种因素的影响，在其生长发育和衰老过程中，形成不同的心理、生理功能上相对稳定的某种特征，这种特征往往又决定着机体对某些致病因素的易感性和病变过程中的倾向性。因此，在养生中要因人而异，不能一概而论。

🔍 惊蛰与体质养生

结合自身体质找到最适宜自己的养生策略，是每一个追求健康养生的人应完成的功课。惊蛰时节养生要注重以下四种体质。

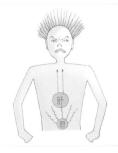

阴虚体质

阴虚体质的人容易阴虚火旺，要着重调养肝肾，可进行食补，选择清淡的食物，进行一些舒缓的运动锻炼，遵循"恬淡虚无、精神内守"的养生法则。

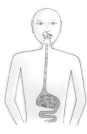

痰湿体质

痰湿体质的人，随着雨水、惊蛰后阴雨天气增多，应特别注意防范湿邪侵袭，多吃一些化痰祛湿、健脾利湿的食物，还要长期坚持散步、慢跑、打球等活动。

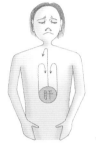

阳虚体质

阳虚体质的人对气候适应能力较弱，建议加强饮食调节和体育锻炼，多食用补阳食品，多晒太阳以提升阳气，以增强身体免疫力。

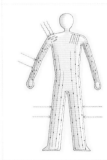

血瘀体质

血瘀体质的人要注意精神调节，保持乐观心境，最好多食用可以活血化瘀的食物。

🔍 惊蛰的季节特征

惊蛰节气分为三候，"初候桃始华，二候鸽鹒鸣，三候鹰化为鸠"。惊蛰的初候，满园桃树开花，如霞似锦，让人沉浸在无尽的美景之中；二候时鸽鹒（又叫黄鹂鸟）在花枝间跳来跳去，鸟儿的啼叫好像美妙的歌声；三候时天空中已经看不到雄鹰的踪迹，我们只能听见斑鸠在鸣叫。

惊蛰时相继开放的分别是二十四番花信风中的桃花和蔷薇花。

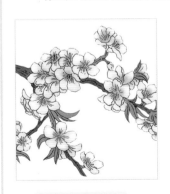

初候桃始华 →

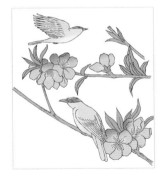

二候鸽鹒鸣 →

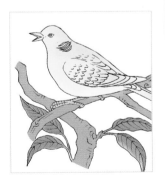

三候鹰化为鸠

🦋 运动指南

此节气最佳的方式是健步走（前腿高抬腿，后腿用力蹬，大步、快速前行），能够伸展肌肉，加快血液循环。

🦋 饮食调养

惊蛰"多吃甜食，少吃酸食"，对脾胃具有很好的调养功效。中医也指出，"春日宜少酸增甘，以养脾气"。由于惊蛰肝气旺，会影响到脾，若酸味的食物吃多了，就会使肝阳更加偏亢，所以惊蛰饮食调养宜选甜食，忌酸涩。饮食要讲究清淡，忌油腻、生冷及刺激性食物。另外，惊蛰是蔬菜的上市淡季，但野菜和山菜的生长期却往往早于一般蔬菜，并含有丰富的维生素，可采来食用。

中医阴阳养生理论认为，春属木，入味为酸，对应五脏为肝，顺应自然界生长生发之规律，此时容易肝风、肝火妄动，易引起心脑血管疾病。此时调肝可采用润肺健脾的方法。

惊蛰多吃梨

民间有"惊蛰吃梨"的习俗，原因就在于梨属寒性，味甘，入肺、胃经，可清热养阴、利咽生津、滋阴润肺、止咳化痰。与此同时，惊蛰时节天气乍暖还寒，气候仍然比较干燥，很容易使人口干舌燥、咽痛喑哑，一些细菌开始活动、繁殖，人就容易患呼吸道疾病，表现为咳嗽痰多。梨既可以生津润肺，又可以止咳化痰，且含丰富的果酸、铁、维生素A等，特别适合此时节食用。

现代生物学研究还发现，梨含有糖类、蛋白质、有机酸及多种维生素，有降血压、增强心肌活力、清热镇静、护肝、助消化等作用，对高血压、心脏病、肝炎、肝硬化等病均能起到一定的辅助治疗作用。

🔍 梨的三种食用方法

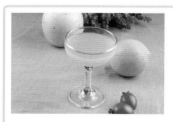

榨汁食用

取生梨1个，去核、去皮，榨汁后取1杯，加入冰糖10克、胖大海1枚，煮后食用，有润肺生津、利咽开音的功效。将生梨、莲藕一同榨汁后兑蜂蜜饮用，有健脾、润肺的功效。

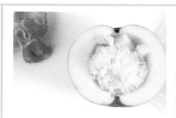

蒸熟后食用

生梨1个、冰糖10克、银耳5克、川贝母3克。梨去核，川贝母研成细粉，加冰糖和泡发的银耳一起放在蒸锅内蒸45分钟后取出食用，具有润肺、止咳、化痰的功效。

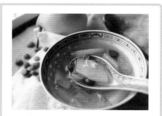

煮水食用

将生梨切片后与川贝母、冰糖、银耳、杏仁同煮，有健脾、润肺、止咳的功效。

▶ 生活起居注意事项

在注意饮食的同时要加强体育锻炼，配合春天阳气生发的脚步，激发生活和工作热情。在乍暖还寒时节，注意适度保暖，定时起床，多到室外呼吸新鲜空气，多晒太阳，纠正熬夜等不良生活习惯，保证充足的睡眠。

🔍 养生时令食物推荐

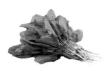

菠菜
性味：性凉，味甘。
归经：归大肠、胃、肝经。
功用：可炒食、凉拌、炖汤，主治消渴多饮、肠燥便秘、肝热所致头昏目眩。
禁忌：未用开水烫者不宜炒食，不宜与豆腐一起食用。

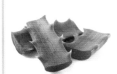

芦荟
性味：性寒，味苦。
归经：归肝、胃、大肠经。
功用：可入药，主治便秘、小儿疳积、惊风。
禁忌：脾胃虚弱、食少便溏者及孕妇忌用。

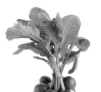

水萝卜
性味：性凉，味辛、甘。
归经：归肺、胃经。
功用：可生食、腌制、绞汁，主治肺热痰稠、消渴、食积不消。
禁忌：阴盛偏寒体质、脾胃虚寒者慎食；不宜与人参、西洋参同食，否则会降低药效。

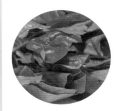

西洋菜
性味：性寒，味甘、酸。
归经：归心、肝、脾、大肠、小肠经。
功用：可炒食、凉拌、炖汤，主治痢疾、便秘。
禁忌：炒西洋菜时不宜放酱油；孕妇及脾胃虚寒者慎食。

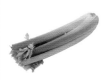

芹菜
性味：性凉，味辛、甘。
归经：归肝、胃、膀胱经。
功用：可炒食、炖汤、凉拌、绞汁，主治热病、肝阳上亢、胃热呕逆。
禁忌：不宜和醋同食；慢性胃炎、肠炎患者不宜多食。

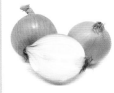

洋葱
性味：性温，味辛、甘。
归经：归肺经。
功用：可炒食、生食，主治食欲不振、痢疾、大便不畅、肠炎。
禁忌：发芽的洋葱中间多已腐烂，不宜食用；洋葱不宜与虾同食，否则会产生结石。

🔍 时令食物速查

名称	功效	禁忌	推荐食谱
菠菜	生津止渴、润燥滑肠、清热除烦	不宜与豆腐同食	清炒菠菜
芦荟	清肝热、通便、抗炎杀菌、美容	孕妇忌服，脾胃虚寒泄泻者禁用	盐水花生芦荟
水萝卜	消食化痰、清热凉血、下气宽中	忌与人参同食，脾胃虚寒者不宜生食	腌制酱菜
西洋菜	清热解毒、润燥滑肠	孕妇及脾胃虚寒者不宜食用	蒜泥西洋菜
芹菜	清热平肝、健胃下气、利小便	忌与虾、黄瓜、醋同食	芹菜拌干丝
洋葱	健胃、润肠、解毒杀虫、祛痰	忌与蜂蜜同食	洋葱炒鸡蛋

春分 踏春时节调阴阳

春分，古时又称为"仲春之月"，在每年农历二月下旬。"春分者，阴阳相伴也。故昼夜均而寒暑平。"一个"分"字指出了昼夜寒暑的界限。农历书中记载："斗指壬为春分……南北两半球昼夜均分，又当春之半，故名为春分。"

慎避虚邪当早起

春分通常被认为是宿疾复发与重病转危的关键时期。此时人体极容易出现气血紊乱，从而导致疾病的发生。原因就在于春分是自然界阴阳二气达到平衡，阳气在数量上开始超过阴气的转折时刻。要注意防范外邪的侵入及慢性疾病的复发，也就是中医常说的"慎避虚邪"。

要做到"慎避虚邪"，就要顺应自然界的节律。我们把一年四季的变化称作年节律；一天24小时白天和黑夜的变化称作昼夜节律。昼夜节律与年节律都是阴阳二气消长变化的结果，两者有相通之处。一天当中，白天阳气旺盛，夜晚阴气旺盛。清晨和上午阳气上升，至中午阳气旺盛，达到最高峰，类似于四季的春夏阶段。一天中，早晨这段时间相当于一年中的春季。若将一天24小时分为4等份，那么早晨前后的6小时与一年中的春季相对应。

换句话说，就是每天凌晨3点至上午9点相当于春季。早晨5～7点为卯时，此时太阳升起，天刚放亮，阳气胜过阴气，白天正式开始，此时相当于一年中的春分。人们应遵循自然界阳气生发的规律，起床开始一天的活动。所以春分时节，6点左右就应该起床。

养阳补阴重平衡

学会运用阴阳平衡规律，协调机体功能，达到机体内外的平衡状态，是养生保健的根本。《素问·至真要大论》中说"谨察阴阳所在而调之，以平为期"，是指人体应该根据不同时期的阴阳状况，使"内在运动"（脏腑、气血、精气的生理运动）与"外在运动"（脑力、体力和体育运动）和谐一致，保持"供销"关系的平衡。避免不适当运动的出现破坏人体内外环境的平衡，加速人体某些器官的衰老和生理功能的失调，从而引起疾病，缩短寿命。

春分房事应有度

春天呈春情萌动之态。"春心荡漾"，性兴奋的激情激起性冲动，使春季房事明显多于冬寒。但恣情纵欲肯定有害于健康。那么，春分时节怎样行房事才是顺应自然呢？一般来说，健康的年轻夫妇，保持每周1次性行为即可，中年夫妇保持2周1次，老年夫妇每3周1次为好。当然，还要根据自己的体质状况、生活习惯等酌情而定。要使性生活符合科学，符合养生之需。

▶ 民俗中的传统节日

春分是二十四节气中的一个重要节气。《礼记》中记载，在周代，春分这一天还是祭日的日子，书中说："春分时'祭日于坛'，此俗历代相传。"这种风俗在清代依然流行。

阴阳调和是健康之本

在养生理论中，保持人体的阴阳平衡历来都被视为一条重要法则。春分节气平分了昼夜、寒暑，那么在保健养生时也要特别注意保持人体的阴阳平衡状态。无论在精神、饮食、起居等方面的调摄上，还是在自我保健和药物的使用上，莫不如此。在人的身体中，阳主外，开发肌肤腠理；阴主内，游走于六腑，归藏于五脏，帮助身体吸收营养，排出糟粕。

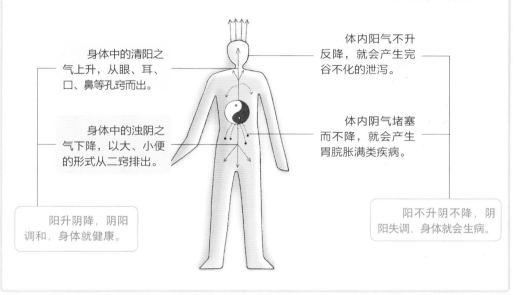

身体中的清阳之气上升，从眼、耳、口、鼻等孔窍而出。

体内阳气不升反降，就会产生完谷不化的泄泻。

身体中的浊阴之气下降，以大、小便的形式从二窍排出。

体内阴气堵塞而不降，就会产生胃脘胀满类疾病。

阳升阴降，阴阳调和，身体就健康。

阳不升阴不降，阴阳失调，身体就会生病。

春分的季节特征

根据古人的测定标准可以将春分分三候。"初候玄鸟至"，玄鸟就是燕子，属于季节性候鸟，春分时节北方天气变暖，在南方越冬的燕子又飞回北方，衔草含泥筑巢居住，又开始新一年的生活。"二候雷乃发声"，虽说惊蛰有雷声，可是真正多雨的时节是在春分，这个时节天气转暖，雨水增多，空气潮湿，于是有"二候雷乃发声"。"三候始电"，由于雨量渐多，伴随的是雷声和闪电，这时人们经常可以看见从云间凌空劈下的闪电，古代的文人们将这些自然现象想象成有生命的神仙并写进作品中，于是在中国的文学中就出现了风师、雨伯、雷公、电母这些神仙的形象。

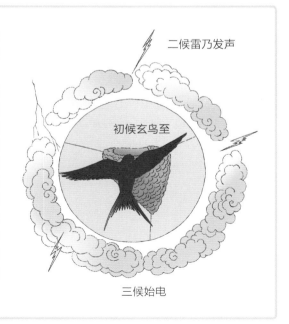

二候雷乃发声

初候玄鸟至

三候始电

❀ 户外养生

春分时节，人们大多会选择进行户外健身养生。然而，此时户外养生须特别注意防"毒"。例如，有些人面对姹紫嫣红的花朵，会出现头昏脑涨、咽喉肿痛等症状。这与有些花会释放一种对人体有害的废气有关，它们中的一部分含有害毒碱，久与这类花相伴会造成慢性中毒。以下"三毒"值得大家在生活中警惕。

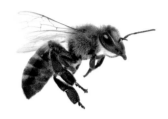

蜂毒

蜂飞蝶舞、百花争艳的春日，一般人受到蜜蜂蜇刺，就会发生局部红肿和剧痛，但几天后可以恢复。倘若对蜂毒过敏的人受到蜜蜂蜇刺，就可能会出现过敏性休克。所以，此时去户外参加健身运动最好不要涂抹香水、发胶和其他芳香的化妆品，携带的甜食和含糖饮料也要密封好。

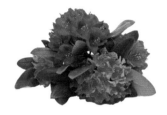

花毒

春季户外运动，踏青赏花宜动眼不动手，更不要随意采摘、贪食花朵。因为有些花朵误食后可能导致人体中毒。常见的含毒花草有断肠草、杜鹃花、含羞草、夹竹桃、水仙花、一品红、马蹄莲等。

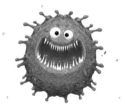

病毒

春游时，最好穿上长袖衣裤，不要长时间在山林或草丛中躺卧。因为此时是各种病毒性疾病高发期。例如，有一种野鼠类动物会携带某种流行性出血热病毒，易造成病毒性传染病流行，给野外活动者带来隐患。

▶ 饮食养生

在春分时节的饮食策略上，建议不同的年龄段可根据不同的生理特点调整相应的饮食结构，补充必要的微量元素，维持体内各种元素的平衡，这样有益于我们身体健康。

医书有云："当春之时，食味宜减酸益甘，以养脾气，饮酒不可过多，米面团饼不可多食，以免致伤脾胃。"尽量少用补品及补药，清淡爽口的饮食更利于此时养生。病中或病后恢复期的老年人，春季应以清淡、味鲜可口、容易消化的食物为主，可选用大米粥、薏米粥、赤小豆粥、莲子粥、黑米粥、青菜泥、肉末等，切忌食用太甜、油炸、油腻、生冷及不易消化的食物，以免损伤脾胃功能。

养生时令食物推荐

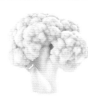

菜花

性味：性平，味甘。

归经：归肾、脾、胃经。

功用：可炒食、凉拌、煲汤，主治脾胃虚弱、高血压、便秘。

禁忌：不宜与黄瓜、胡萝卜、动物肝脏同食，否则会破坏食物中的维生素C；红斑狼疮、尿少或无尿患者慎食。

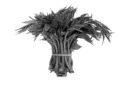

香椿

性味：性凉，味苦、平。

归经：归肺、胃、大肠经。

功用：可炒食、凉拌，主治肺热咳嗽、疮疡、脱发。

禁忌：不宜与动物肝脏同食；虚寒痢疾者，小儿高热伤阴惊风者忌食。

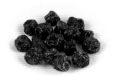

梅子

性味：性平，味酸、涩。

归经：归肺、肝、脾、大肠经。

功用：可炖汤、腌制，主治肺虚久咳、口渴烦热、久泻。

禁忌：不宜与黄精、猪肉、羊肉等同食；不宜多吃，多吃伤骨损齿、蚀脾胃；产妇、感冒者忌食。

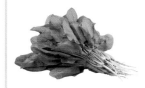

菠菜

性味：性凉，味甘。

归经：归大肠、胃、肝经。

功用：可炒食、凉拌，主治肠燥便秘、消渴、头晕目眩。

禁忌：未用开水烫者不宜炒食，不宜与豆腐一起食用。

鸡肝

性味：性微温，味甘。

归经：归肝、肾经。

功用：可蒸食、熬粥，主治肝虚目昏、小儿疳疾、夜盲。

禁忌：高血压、高脂血症患者，脾虚泄泻者及孕产妇忌食；不宜与富含蹂酸和果酸的食物同食，否则易产生结石。

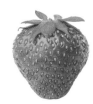

草莓

性味：性凉，味酸、甘。

归经：归肺、脾经。

功用：可生食、榨汁，主治咽喉肿痛、咳嗽、烦热。

禁忌：慢性胃炎、慢性肠炎、消化功能紊乱者慎食。

时令食物速查

名称	功效	禁忌	推荐食谱
菜花	补肾填精、补脾和胃、健脑壮骨	忌与胡萝卜、黄瓜同食	清炒菜花
香椿	清热解毒、健胃理气、明目润肤	不宜多食，忌与动物肝脏同食	香椿炒鸡蛋
梅子	生津止渴、敛肺止咳、涩肠止泻	忌与鳗鱼同食	梅子蒸排骨
菠菜	润燥滑肠、清热除烦、养肝明目	不宜与豆腐同食	猪肝菠菜粥
鸡肝	补肾、养肝、明目	忌与鱼肉、菜花、黄豆、豆腐同食	营养鸡肝粥
草莓	清热解暑、生津止渴、利咽	慢性胃炎、慢性肠炎者慎食	草莓汁

清明 少静多动心畅达

清明时万物复苏、春光明媚，一派绿油油的景象，正是人们结伴踏青的好时候。清明节又是我国的传统节日——祭祀日，在这一天，人们对已经去世的人进行祭拜，后成为祭祖、扫墓的日子。

❧ 节气和节日

清明一到，气温升高，是种植庄稼的最好时节，所以民间有"清明前后，点瓜种豆""植树造林，莫过清明"的说法。可见，清明节对于农民来说是一个非常重要的日子，农民可以根据这个节气制订自己的种植计划。

清明节既是一个节气，又是一个节日，人们往往在清明进行祭祖、寒食、踏青、拜城隍等活动。不同的风俗与活动让这一天有着非同寻常的纪念意义。清明节的起源很早，大概在我国周朝时就已经出现，但它成为真正的民俗节日还是在唐宋之后，清明节具有时令与节日的双重意义，且其节俗意义日渐增强。

❧ 补肝勿过度

清明是一个重要的节气，此节气的养生对身体健康有着重要的意义。此阶段，基本上不会再有寒流这样的天气出现了。但是，多雨是这一季节的特点，气温会随着降雨而降低，雨过天晴后，气温又会不断升高。在八卦中，此时卦象中五阳一阴，可见阳气已十分充足。有道是"物极必反，否极泰来"，在此节气中不可对肝脏进补。

古人所谓"食酸咸甜苦，即不得过分食。春不食肝，夏不食心，秋不食肺，冬不食肾，四季不食脾，如能不食，此五脏万顺天理"，意思是说，养生中对五脏的食物进补不可过度。

其中所说的"四季不食脾"，指的便是农历一年中的三月、六月、九月及十二月四个季月，不应对脾进行过度进补。准确地说，每个季月的最后十八天，才是脾旺的时节。所以说，清明节气虽然处于四月，但肝脏在此时仍处于极其旺盛的状态，所以避免补肝过度才是此节气养生的重点。

❧ 运动指南

量力而行，锻炼方式首选动作柔和、动中有静的太极拳；避免参加带有竞赛性的活动，以免情绪激动而引起血压升高等。

▶ 疾病的乘传

五脏中的任何一脏受了邪气都可能传给其他脏，根据传播距离的长短可以表现出五种疾病。除此之外，忧、恐、悲、喜、怒五种情志因素也会引起五脏气虚。

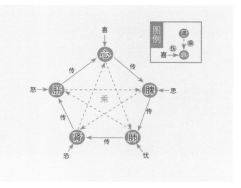

🔍 阴阳平衡是养生的根本

阴阳是自然界存在的基础，阴阳平衡是确保自然万物不受损害的根本，人类养生也必须以调和阴阳为基础。

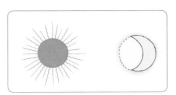

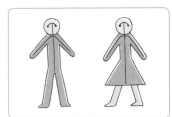

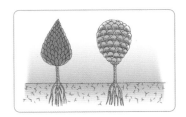

生命之气与自然界阴阳变化规律相通。只有顺应阴阳变化调养精神，才能保证体内阴阳之气调和，确保身体不受邪气所伤。

阴阳平衡

阴阳平衡，自然界就会和谐；对人来说，就会身体健康、百病不侵。

阴阳失衡

阴阳失衡，自然界就会发生灾变，如海啸、地震等；对人来说，就会生病。

🔍 清明的季节特征

清明时节的三候为"初候桐始华，二候田鼠化为鴽，三候虹始见"，意思是说清明时先是白桐花开放；接着喜阴的田鼠不见了，全回到了地洞中；最后是雨后的天空可以见到彩虹。

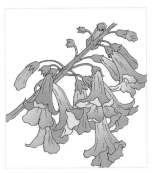

初候桐始华 ⟶

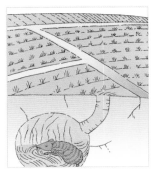

二候田鼠化为鴽 ⟶

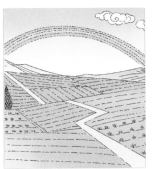

三候虹始见

🔍 谨防高血压

肝属木，木生火，火为心，在此节气中心脏会过于旺盛。因此，这一段时间也是高血压的易发期，对此要予以高度的重视。

高血压是指体循环内动脉压持续增高，并可伤及血管、脑、心、肾等器官的一种常见的临床综合征。该病的发病率是随着年龄的增长而增加的。高血压患者患冠心病的风险是正常血压者的3～5倍。中医对本病的辨证要点，除观察血压变化外，还要对患者眩晕、头痛等全身症状进行分析。

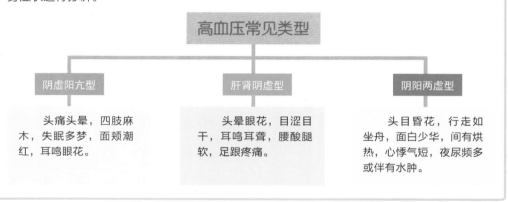

高血压常见类型

阴虚阳亢型
头痛头晕，四肢麻木，失眠多梦，面颊潮红，耳鸣眼花。

肝肾阴虚型
头晕眼花，目涩目干，耳鸣耳聋，腰酸腿软，足跟疼痛。

阴阳两虚型
头目昏花，行走如坐舟，面白少华，间有烘热，心悸气短，夜尿频多或伴有水肿。

🔍 高血压患者的饮食禁忌

高血压的发生常常与体重超标、膳食中高盐、过度饮酒、吸烟及社会心理因素等密切相关。日常生活中应注意饮食调节，以低盐、低动物脂肪饮食为宜，同时避免高胆固醇、高盐、油腻、辛辣类食物及碳酸饮料、含咖啡因类饮品。

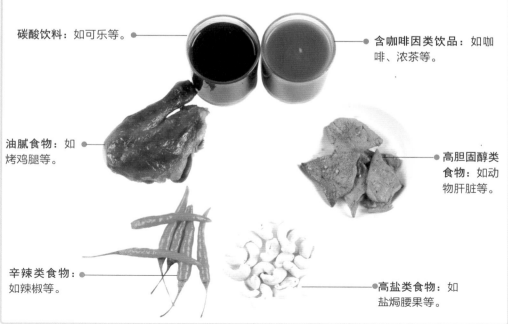

碳酸饮料： 如可乐等。

含咖啡因类饮品： 如咖啡、浓茶等。

油腻食物： 如烤鸡腿等。

高胆固醇类食物： 如动物肝脏等。

辛辣类食物： 如辣椒等。

高盐类食物： 如盐焗腰果等。

◉ 养生时令食物推荐

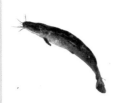

鲇鱼
性味：性温，味甘。
归经：归胃、膀胱经。
功用：可炖煮，主治血虚晕眩、水肿、小便不利。
禁忌：不宜与甘草同食，否则易导致中毒；鲇鱼卵有毒，误食会导致呕吐、腹泻。

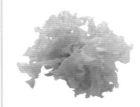

银耳
性味：性平，味甘。
归经：归肺、胃经。
功用：可熬汤熬粥，主治肺热咳嗽、咽干口燥、大便秘结。
禁忌：隔夜的银耳汤不能喝，否则可能会引起中毒；慢性肠炎患者不宜多食。

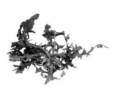

荠菜
性味：性凉，味甘、涩。
归经：归肝、心、肺、膀胱经。
功用：可炒食、做馅、炖汤，主治肝热目昏、目赤疼痛、痢疾。
禁忌：孕妇食用后可能会导致妊娠不安，甚至会导致流产，因此孕妇不宜食用；哮喘患者慎食。

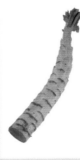

莴笋
性味：性微寒，味甘、微苦。
归经：归心、脾、胃、肺经。
功用：可炒食，主治脘腹痞胀、食欲不振、便秘、消化不良。
禁忌：气血虚目病、内有寒饮者不宜食；不宜用铜制容器存放，否则会使营养价值降低。

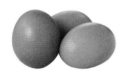

鸡蛋
性味：性平，味甘。
归经：归心、肾经。
功用：可炒、煮、蒸食，主治体虚、目昏眩晕、产后乳汁不足。
禁忌：不宜食用生鸡蛋；不宜与柿子同食，否则可致腹泻；心血管系统疾病、急性肾炎患者慎食。

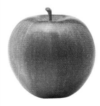

苹果
性味：性凉，味甘、微酸。
归经：归脾、胃、肺经。
功用：可生食、绞汁、煎汤，主治烦热口渴、脾胃不足、消化不良。
禁忌：不宜与萝卜同食，同食易诱发甲状腺肿；糖尿病患者不宜食用。

♛ 时令食物速查

名称	功效	禁忌	推荐食谱
鲇鱼	滋阴养血、补益中气、开胃、利尿	忌与鹿肉、牛肝、野猪肉同食	黄焖鲇鱼
银耳	润肺化痰、养阴生津	忌与菠菜、蛋黄、动物肝脏同食	银耳莲子羹
荠菜	清肝明目、凉血止血、健脾利水	忌与鲫鱼同食	荠菜水饺
莴笋	健脾消积、利尿通乳、宽肠通便	脾胃虚寒者、产后妇女慎食	莴笋炒肉
鸡蛋	滋阴养血、祛热、安胎、安神	忌与糖精同食	鸡蛋羹
苹果	生津止渴、清热除烦、润肺止咳	忌与水产品同食	苹果沙拉

谷雨 除热防潮勤通风

谷雨在每年农历三月下旬，是二十四节气中的第六个节气，也是春季的最后一个节气。俗语有云："清明断雪，谷雨断霜。"谷雨节气的来临意味着寒潮天气的结束，气温开始逐步攀升。

❧ 谷雨正是农忙时

谷雨时节，我国的大部分地区平均气温在12℃，当日太阳到达黄经30°，正午用圭表测日影，影长为古尺五尺三寸二分，相当于今天的1.313米，夜晚观测北斗七星的斗柄指向辰的位置，也就是东南方，这时一般为农历三月，又叫辰月或蚕月。

此时正是庄稼生长的最佳时节，播种农作物的最佳时期。人们忙着耕种田中的庄稼，插秧、播种成为主要的农活，农民从这时起真正进入农忙时节。如果这个时节不降雨，人们也可以采用高科技的手段进行降雨，如人工降雨，保证庄稼的需水量，争取粮食的丰收。

❧ 谷雨养生要防潮

从谷雨起，各地雨量开始增多，湿度逐渐加大。一定湿度的空气本是正常的，也是正常人所需要的，但过于潮湿的空气会让人体由内到外都有不适反应。此时养生要顺应自然环境的变化，通过人体自身的调节，使人体内环境与外环境的变化相适应。

❧ 敲打大腿减减肥

谷雨时节，人体内的阳气比较旺盛，人们往往会食欲大增，很多减肥心切的女性会为了保持身材严格控制食物摄入量，但这样做会使脾胃功能下降，使无法消化的食物堆积下来形成脂肪，进而长出小肚子（肚腩）。此时，我们可以敲打、按摩位于大腿的胃经，强化脾胃功能，达到辅助减肥的效果。

具体方法：保持端正的坐姿，双手掌心向下平放在大腿上，右手握拳用力敲大腿正面外侧，左手来回用力搓；接着，换成左手敲打，右手搓，如此来回反复。每天敲5~10分钟即可。

🔍 时令茶品

西湖龙井，产自浙江省杭州市西湖畔周边的群山之间，历史上曾有无数文人名士对龙井茶赞叹不已。同时，作为皇室的御用茶品，西湖龙井也以色绿、香郁、味甘、形美被誉为"绿茶皇后"。

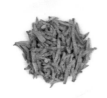

西湖龙井（明前茶）

明前茶是以清明之前采摘的细嫩芽叶精心炒制而成，其嫩芽形似莲心。

西湖龙井（雨前茶）

雨前茶是以清明之后、谷雨之前采摘的细嫩芽叶精心炒制，一芽一叶的形似旗枪，一芽两叶的形似雀舌。

🔍 饮食调养

谷雨时节，人们会感觉体内开始出现积热的情况，可以适当食用清热祛湿、养心益肾的食物来帮助调理身体。

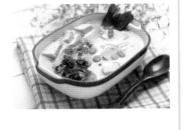

鲫鱼炖豆腐

功效：该菜品口感细嫩、滋味鲜美，能健脾利湿、补中益气，比较适合谷雨时节作为饮食补养食用。

材料：鲫鱼1条，北豆腐1块，猪瘦肉75克，葱、姜、蒜、料酒、盐、味精、油各适量。

做法：将韭菜择洗干净、切小段，适量葱、姜切末，剩余的葱切丝、姜切片备用；豆腐冲洗干净，切成3～4厘米的长方块，用开水焯一遍，备用；鲫鱼去鳞、剖腹，去除内脏，以清水冲洗干净，两面切花刀，备用；猪瘦肉剁馅，放入葱末、姜末、料酒、盐调匀，塞入鱼腹；在锅中放油，烧至六七成热时，下鲫鱼煎至两面微黄，洒料酒，加鲜汤、葱丝、姜片、蒜瓣，以大火烧开，放入豆腐，转中火煨炖，待鱼肉熟后以盐、味精调味，撒上葱末，即可出锅。

春季养生

🔍 谷雨的季节特征

谷雨分三候，谚语说："初候萍始生，二候鸣鸠拂其羽，三候戴降任于桑。"初候说浮萍开始生长，这时水温升高，浮萍开始在水面上生长；二候斑鸠就出现了，因为斑鸠也是迁徙性动物，寒冷的冬天一到，它就会迁徙到相对温暖的地方，斑鸠出而拂其羽毛，说明斑鸠鸟适应了这样温暖的气候；三候到，戴胜鸟降落到生长茂盛的桑树上，谷雨时节是桑树生长旺盛时期，因此有这种说法。

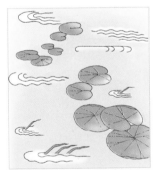
初候萍始生 ➡️

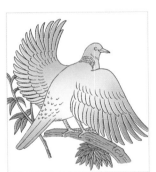
二候鸣鸠拂其羽 ➡️

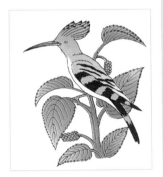
三候戴降任于桑

▶️ 养生提示

谷雨时节，气温渐渐攀高，雨水增多，潮热的环境让人们多感觉体内积热，此时肝气稍伏，心气渐旺，可适当选择清热、养心、益肾的食物作为补益。同时，选择去户外郊游能在呼吸新鲜空气、释放心情的同时，有利于体内积热的排出，但清晨不要急于外出运动，先做室内运动，日出后再到户外运动，以散步锻炼为宜。

⊙ 养生时令食物推荐

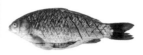

鲫鱼

性味：性平，味甘。

归经：归脾、胃、大肠经。

功用：可煮食，主治脾胃虚弱、纳少无力、痢疾、水肿。

禁忌：不宜与芥菜、鹿肉、猪肝同食，不宜与沙参同食；鱼子中胆固醇含量较高，高脂血症、高胆固醇血症患者慎食。

黑米

性味：性温，味甘。

归经：归脾、胃经。

功用：可煮粥，有健脾养胃、益气活血的功效，主治食欲不振、脾胃虚弱、贫血等。

禁忌：未煮烂的黑米食用后易引发急性肠胃炎，因此消化不良、病后虚弱者不宜吃未煮烂的黑米。

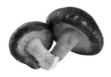

香菇

性味：性平，味甘。

归经：归脾、胃、肝经。

功用：可炖煮、炒食、炖汤，主治脾胃虚弱、食欲不振、少气乏力。

禁忌：不宜与螃蟹同食，易引起结石；香菇是发物，脾胃寒湿气滞者慎食，痘疹发后忌食。

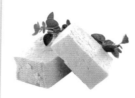

豆腐

性味：性凉，味甘。

归经：归脾、胃、大肠经。

功用：可炒、煎、凉拌、炖汤，主治赤眼、消渴、便秘。

禁忌：脾胃虚寒、经常腹泻便溏者忌食；煮豆腐时不宜放葱。

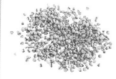

薏米

性味：性凉，味甘、淡。

归经：归脾、肺、胃经。

功用：可煮食、炖汤，主治泄泻、湿痹、筋脉拘挛、脚气。

禁忌：便秘、尿多者及孕早期的妇女忌食；薏米忌与杏仁同食，否则会引起呕吐、腹泻。

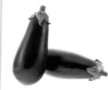

茄子

性味：性微寒，味甘。

归经：归胃、大肠经。

功用：可炒食、煮熟拌食、炖汤，主治血热便血、痔疮、大便不利。

禁忌：脾不统血、便血者，疮疡溃后难敛者，消化不良、慢性肠炎、腹泻患者不宜食用。

⊙ 时令食物速查

名称	功效	禁忌	推荐食谱
鲫鱼	健脾利湿、补中益气	忌与冬瓜、鸡肉、蒜同食	鲫鱼汤
黑米	滋阴补肾、健脾开胃、养肝明目	消化不良、病后虚弱者不宜吃未煮烂的黑米	黑米桂花粥
香菇	补脾胃，益气	忌与鹌鹑、河蟹、西红柿同食	香菇菜心
豆腐	益气和中、清热解毒、生津润燥	忌与菠菜同食	家常豆腐
薏米	健脾补肺、清热渗湿、除痹排脓	忌与海带、绿豆同食	山药薏米羹
茄子	清热凉血、活血止血、消肿止痛	忌与螃蟹同食	鱼香茄子

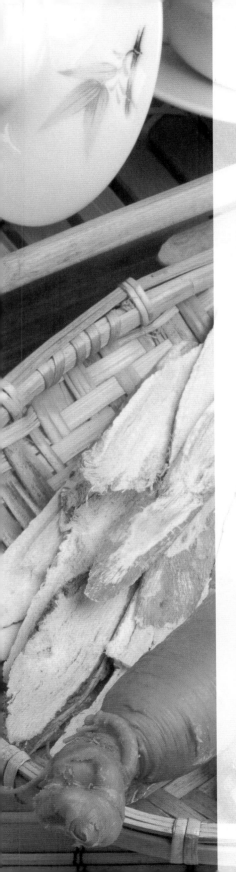

第三章　夏季养生

　　夏季，是指我国农历的立夏后到立秋前这一段时间，即农历四月、五月、六月。此时，人体的新陈代谢非常旺盛，阳气虽足，却容易外泄。人们在夏天也容易因贪凉而染病，必须注意保持心情舒畅，以适应夏季养长的原则。

夏长的秘密

夏季包括立夏、小满、芒种、夏至、小暑、大暑6个节气。生机勃勃的夏日，阳光充足，地面温度逐渐攀高，适宜的温度和降雨量让农作物保持着旺盛的生长势头。

《黄帝内经》中说："夏三月，此为蕃秀。天地气交，万物华实，夜卧早起，无厌于日，使志无怒，使华英成秀，使气得泄，若所爱在外，此夏气之应，养长之道也。逆之则伤心，秋为疟，奉收者少，冬至重病。"这对我们整个夏季养生很有指导意义。

夏季养生重在"长"

夏季烈日炎炎，雨水充沛，万物竞长，日新月异。阳极阴生，万物成实。人在气交之中，故亦应之。所以，夏季养生要顺应夏季阳盛于外的特点，注意养护阳气，着眼于一个"长"字。

潜伏在夏季的心病

天地万物都有春生、夏长、秋收、冬藏的运动和变化的规律。人们想健康长寿就应该遵循这个规律。春生和夏长既有区别，又紧密关联。春天，人体内的生命细胞因天气的温和而开始活跃。到了夏天，自然界的阳气已十分强盛。一方面是天阳下逼，另一方面是地热上腾，这样的天地之气相交合，大大促进了万物的蕃秀和华实。此时，人体的新陈代谢非常旺盛，人体的阳气虽足，却容易外泄，人们在夏天也容易因贪凉而染病。

夏季染病，大都当即发作，但有一种病有所潜伏——心病，即《黄帝内经》所说的"此夏气之应，养长之道也。逆之则伤心，秋为疟，冬至重病"。按中医的五行说，夏季是火旺（心火旺）、土相（脾胃处于盛的状态）、木休（肝处于相对休养的状态）、水囚（肾易亏）、金死（肺易虚）。心火一旺，火克金，所以容易造成肺（金）虚；本是肾水克心火，而心火很旺时，就容易出现心火对肾水的反侮现象，故肾水易亏。对于一般人来说，在夏天，防止肺虚肾亏很容易接受，而对正处于旺盛状态的心的保养来说，往往就会掉以轻心。

小心除烦躁

夏属火，夏季是阳气最盛的季节，气候炎热而生机旺盛。此时是新陈代谢十分旺盛的时期，阳气外发，伏阴在内，气血运行亦相应地旺盛起来，活跃于机体表面。夏天的特点是燥热，"热"以"凉"克之，"燥"以"清"驱之。因此，清燥解热是夏季养生的关键。

> ### ▶夏季养生法则
>
> 夏季的三个月，万物生长华丽茂盛，故称其为蕃秀。天地阴阳之气相互交通，植物开花结果。此时，人们应当晚睡早起，切莫厌恶白天过长。保持心情舒畅，使精神之花更加秀丽，使阳气宣泄通畅，对外界事物有浓厚兴趣，这是适应夏季养长的法则及方法。同时，炎热的天气也会让人消耗大量水分，须及时补充，在户外阳光强烈时也须注意皮肤防护。

汗液由体内的营卫之气转化而来，腠理开泄时，营卫之气就以汗液的形式排出体外。夏季是人体出汗最多的时节，了解汗液的生成有利于帮助我们排热解闷。

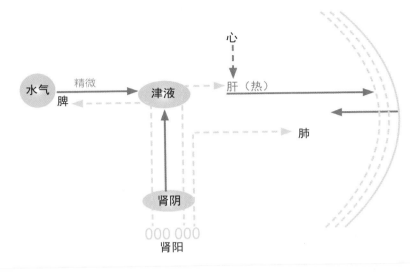

人体在没有汗液生成时，整个机体处于固摄状态。

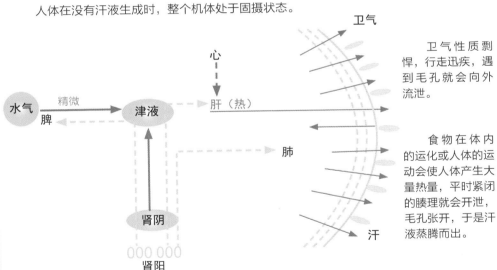

卫气性质剽悍，行走迅疾，遇到毛孔就会向外流泄。

食物在体内的运化或人体的运动会使人体产生大量热量，平时紧闭的腠理就会开泄，毛孔张开，于是汗液蒸腾而出。

▶补水要及时、正确

夏季炎热，人体会分泌大量汗液来平衡体内外的热量，因而体内大量消耗的水分需要得到及时的补充。补水量应控制，不宜过多，以免给肾脏带来负担。补水的标准是不会感到口渴、眼睛丰润有光泽。

夏季养生指南

夏季天气炎热，阳气最盛，此时节养生一定要结合自己的实际情况，安排好作息，保证充足的睡眠，并在起居、饮食等方面进行一些有针对性的调整。保持宁静淡泊的心境，让旺盛的心火得以调养，在清净之中度过夏天。

夏季起居指南

夏季的特点是日照时间长，天亮得早，黑得晚。因此，人们的起居和作息时间应随之做一些相应调整，以晚睡早起为宜。定时起、睡最好，可保护生物钟规律不受干扰，为夏季最佳的作息安排。夏季睡眠除了要遵循晚睡早起的习惯，适当午休也是必需的。因为夏季夜晚的睡眠通常是不够的，要用午休来补充夜晚睡眠不足的情况，以便有更加充沛的精力去工作和学习。

夏季虽然很炎热，但是阴气很强，并且人们在睡觉时机体的抵抗力较弱，极易遭受风寒的侵袭，所以睡眠时要注意避凉风，夜间应该加倍注意。

"暑易伤气"，炎热可使汗泄太过，令人头昏胸闷，心悸口渴、恶心，甚至昏迷。所以，安排劳动或体育锻炼时，要避开烈日炽热之时，并注意加强防护。午饭后，需安排午睡，一则避炎热之势，二则可缓解疲劳。

夏日炎热，腠理开泄，易受风寒湿邪侵袭，纳凉时不要在房檐下、过道里，且应远门窗之缝隙。可在树荫下、水亭中、凉台上纳凉，但时间不宜过长，以防贼风入中得阴暑症。

夏日天热多汗，衣衫要勤洗勤换，久穿湿衣或穿刚晒过的衣服都会使人得病。

夏季穿衣指南

顺应夏季的特点，科学穿衣着装是夏季养生对衣着的要求。科学研究证明，在夏季温度相当高、人体比较易出汗的情况下，穿纯棉的内衣比较容易吸收皮肤表面的汗液。外衣适合穿化纤衣物，因为棉背心和短裤与化纤的外衣之间形成一定空隙，衣内水蒸气含量不会处于饱和状态，汗腺可照常排泄并散发热量。这样可保持相对的湿度，温度降低，人就不会有闷热的感觉。

夏装的大小、肥瘦、覆盖体表面积的大小与散热也有相应关系。据有关专家测定，外界气温低于35℃时，人体散热主要靠对流和辐射。当人体在裸体情况下，辐射散热时要比穿着衣服高10倍。所以夏季服装应以短袖衫、短裙、短裤为好，并应尽量宽松，这样更有利于通风散热。

服装的颜色也很重要。一般认为，衣服颜色不同，吸收和反射热量的强度也不同，颜色越深，吸热越强；颜色越浅，反射性越强，吸热性越低。

▶ 穿黑色衣服时，未必更热

经专家研究发现，黑色衣服虽然吸热多，但是吸收的热量在宽松的黑衣服下形成对流，而气体的流动则将人体表皮汗液和部分热量带走消散。黑色衣服所产生的这种作用要比白色衣服明显得多，所以在夏季穿宽松的黑色衣服也是可以的。

🔍 运动健身

夏季气温高、闷热，人体消耗特别大，各器官的老化也比其他季节更为明显，而坚持夏季健身运动益处多多，主要以健脾、养心、生津为主。

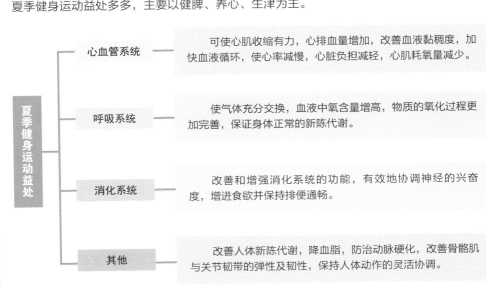

夏季健身运动益处	心血管系统	可使心肌收缩有力，心排血量增加，改善血液黏稠度，加快血液循环，使心率减慢，心脏负担减轻，心肌耗氧量减少。
	呼吸系统	使气体充分交换，血液中氧含量增高，物质的氧化过程更加完善，保证身体正常的新陈代谢。
	消化系统	改善和增强消化系统的功能，有效地协调神经的兴奋度，增进食欲并保持排便通畅。
	其他	改善人体新陈代谢，降血脂，防治动脉硬化，改善骨骼肌与关节韧带的弹性及韧性，保持人体动作的灵活协调。

🔍 夏季健身运动项目

游泳是夏季最为适宜的健身运动，既可消暑纳凉，又能锻炼身体。游泳不仅可以让身体各部得到活动和锻炼，也能加大体内能量的消耗，促进新陈代谢，强化神经、血液循环、呼吸和消化等系统的功能。冷水游泳更能改善体温调节功能，增强人体对温度变化的适应能力。

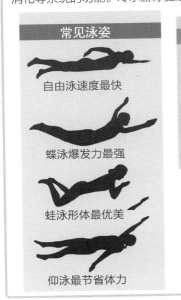

常见泳姿

自由泳速度最快

蝶泳爆发力最强

蛙泳形体最优美

仰泳最节省体力

运动注意事项

① 做好运动前的准备和热身。
② 户外运动选择宽松、舒适、色浅的服装。
③ 选择阴凉、空气流通的环境，避开烈日。
④ 饱餐或饥饿状态下，不宜从事任何运动。
⑤ 运动后以清水洗澡，讲究卫生。
⑥ 多吃一些水果和蔬菜，以补充运动消耗。

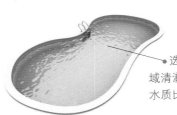

选择正规游泳场所，通常水域清澈见底或呈浅蓝色时，说明水质比较干净。

🔍 饮食养生

炎热的夏季，皮肤排汗量增加，会排泄大量皮脂，汗孔或汗腺导管容易被阻塞。在这样的情况下，该如何保养我们的身体和皮肤呢？从营养保健的角度讲，夏季养生护肤的新理念为"饮食宜维生素化"。

维生素名称	功效作用	摄取来源
维生素A	维持视力和上皮组织正常功能，促进生长发育，强化免疫功能	动物肝脏、鱼肝油、蛋黄、奶油、蔬菜
β-胡萝卜素	维持视力健康、强化免疫系统、对抗自由基、防癌	水果和有色蔬菜
维生素C	促进组织中胶原蛋白合成，促进对铁的吸收，增强免疫力	蔬菜、水果
维生素D	促进钙、磷的吸收和利用，强化骨骼和牙齿	鱼肝油、动物肝脏、蛋黄、奶类
维生素E	维持生殖机能，延缓皮肤衰老	各种油料种子、植物油及绿色蔬菜
维生素K	促进血液凝固，参与骨骼代谢	体内肠道细菌合成、绿色蔬菜、奶类
维生素B$_1$	维持体内糖代谢、胃肠道正常机能	谷物、豆类、动物内脏、瘦肉、芹菜、白菜
维生素B$_2$	参与体内代谢，维护皮肤和黏膜完整	动物肝脏、乳类、蛋黄、鳝鱼、绿色蔬菜

🔍 维生素饮食推荐

目前已知的部分植物所含有的类胡萝卜素能转化为维生素A，故称维生素A原，其中尤以β-胡萝卜素活性最高。

在食物中，胡萝卜、甜菜、杏仁和甜瓜等含有维生素A原和维生素C，这些水果和蔬菜是获取维生素A原的首选。维生素C含量较多的蔬菜有红辣椒和西红柿，其次是猕猴桃、草莓、西瓜等水果。除此之外，它们还能给我们带来大量的维生素E和B族维生素。另外，调味油、杏仁、鲜榛子和麦芽也可以给人体提供足够的维生素E。

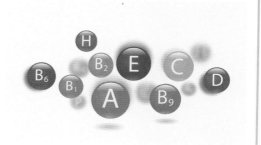

维生素是人体或动物为了维持正常的生理机能而从食物中获取的一种营养素，是维持生命活动的重要有机物质，关乎人们的健康。

盛夏酷暑高温，饮食也要随之进行相应调整。根据季节的变化，对饮食加以有针对性的科学调理，在促进身体健康的同时，可以收获一个丰富多彩的夏天。

绿豆

性味：性寒，味甘。

归经：归心、小肠经。

功效：清热解毒、消暑利尿。

禁忌：慢性胃炎、慢性肝炎患者，甲状腺功能低下者慎食；不宜与狗肉、羊肉、榛子等同食。

菊花

性味：性凉，味苦。

归经：归肺、肾、肝、胃经。

功效：明目、清热解毒。

禁忌：脾胃虚寒者不宜多喝菊花茶，否则易引起胃部不适，导致反酸。

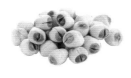

莲子

性味：性平，味甘、涩。

归经：归心、脾、肺、肾经。

功效：健脾涩肠。

禁忌：大便秘结、血压过低者不宜食用；不宜与螃蟹同食，否则会引起中毒。

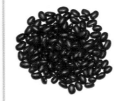

黑豆

性味：性平，味甘。

归经：归心、肝、肾经。

功效：活血解毒、利水。

禁忌：脾虚泄泻、食积腹胀者不宜食用；炒熟后的黑豆热性大，多吃易上火，故不宜多食；忌与蓖麻子、厚朴同食。

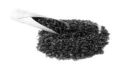

绿茶

性味：性凉，味甘。

归经：归心、脾、肺、胃经。

功效：生津止渴、解乏除烦。

禁忌：孕妇，脾胃虚寒、过敏体质者及空腹时不宜饮用，浓茶、隔夜茶和凉茶都不宜饮用。

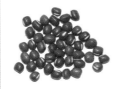

赤小豆

性味：性平，味甘、酸。

归经：归脾、大肠、小肠经。

功效：利水除湿，和血解毒。

禁忌：肾衰竭、阳气衰微者，遗尿患者不宜食用。

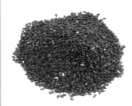

芝麻

性味：性平，味甘。

归经：归肝、肾、大肠经。

功效：防治骨质疏松、增强发质光泽。

禁忌：不宜与巧克力同食，否则会影响消化，不利于营养的吸收。

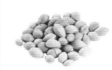

白果

性味：性温，味辛、甘。

归经：归肺经。

功效：改善白浊、白带异常、小便过频。

禁忌：呼吸系统疾病导致的湿内盛患者不宜用；白果有毒性，应控制用量。

糙米

性味：性平，味甘。

归经：归脾、胃经。

功效：整肠通便、降糖降脂、增强免疫力。

禁忌：不宜与鸡蛋、香蕉同食，否则会影响营养价值；肠胃消化功能弱者应少食。

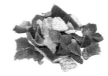

陈皮

性味：性凉，味甘、酸。

归经：归脾、肺。

功效：可理气、调中、燥湿、化痰。

禁忌：气虚、阴虚燥咳、内有实热者慎服。

立夏 养阳护心睡午觉

　　立夏在每年的农历四月上旬。古语有云："斗指巳，维为立夏，万物至此皆长大，故名立夏也。"立夏表示夏天的正式来临，此时农作物的生长十分茂盛，动物的活动也更加频繁，为夏季的到来增添了生机。

　　立夏用天文学的知识来讲，这天的太阳运行到黄经45°，正午用圭表测日影，影长为古尺四寸三尺六分，相当于今天的1.108米。正如谚语中所说的北斗七星的斗柄指向巳的位置，也就是东南方向，这个阶段一般在农历四月，又叫巳月、初夏、槐夏、孟夏。这时不论是南方还是北方，人们都十分忙碌。南方的早稻已经成熟，而北方的冬小麦也正在扬花灌浆。春播作物大豆、玉米、高粱、谷子等已相继出苗。

🦋 运动指南

　　最好选择在清晨和傍晚，运动强度不宜过大，选择在户外进行，时间最好控制在1个小时以内，同时注意及时补充水分和营养。运动健身后防止中暑和着凉感冒。一旦患病，不可轻易运用发汗之剂，以免汗多伤津。

🦋 立夏习俗

　　立夏在古代也是一个受重视的日子。周代在立夏这一天，天子要率三公九卿和众大夫到城南郊外迎夏，并举行祭祀先帝祝融的仪式。汉代也沿承此俗，到宋代，礼仪更趋烦琐。至明代始有"尝新"风俗，到了清代还有馈赠礼品的说法，可以看出古人把立夏看作一个非常重要的日子。

　　"尝新"是汉族立夏时节经常推行的饮食风俗，即品尝当日的时令蔬菜，后因各地所产、民风的不同而有所差异。人们会先将这些新鲜的食物敬神祭祖，然后自己品尝，有敬奉神灵和祖先，同时庆祝、祈祷丰收之意。

🔍 "尝新"食物

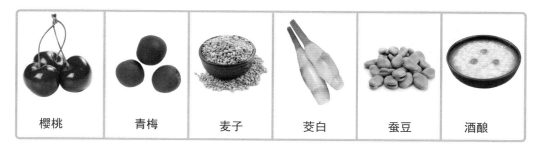

| 樱桃 | 青梅 | 麦子 | 茭白 | 蚕豆 | 酒酿 |

▶ 九荤十三素

　　部分地区的"尝新"格外丰富，更有"九荤十三素"之说。"九荤"为鲥鱼、鲗鱼、鲳鳊鱼、螺蛳、咸蛋、腌鲜、卤虾、熄鸡、樱桃肉；"十三素"指樱桃、梅子、麦蚕、笋、蚕豆、豌豆、黄瓜、莴笋、萝卜、茅针、草头、玫瑰、松花。

🔍 立夏养生靠睡眠

夏天昼长夜短，天气闷热，最易引发睡眠不足，进而破坏体内新陈代谢平衡，体内的消耗也就不能及时得到补充，导致精神萎靡，产生焦虑、忧郁、烦躁、失眠等不良情绪。因此，入夏养生首要的是保证睡眠。这个时节，人体新陈代谢旺盛，消耗能量大，晚上睡眠充足才能很好地补充白天消耗的能量。

以室内温度25~28℃，相对湿度50%~70%为佳。

轻松愉快的健身运动可有效预防和缓解"苦夏"症状。

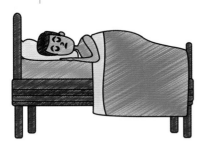

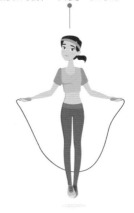

健康睡眠

保证睡眠环境安静、空气流通，同时避免着凉，睡前可少量食用可以安神镇静的食物来协助入眠，如牛奶等。

苦夏

通常为体质较弱的人不能适应立夏后气温的变化，而出现头昏、乏力、胸闷、精神萎靡及以消化系统为主的一系列症状。

🔍 立夏的季节特征

农谚中将立夏很鲜明地分为三候，"初候蝼蝈鸣"，蝼蝈也就是蛤蟆，是蛙的一种，一到立夏，雨水开始增多，蛤蟆也开始出现在田间鸣叫觅食；"二候蚯蚓出"，立夏之后土地湿润，地下温度持续升高，蚯蚓也开始从地下钻出来，呼吸新鲜空气；"三候王瓜生"，王瓜也叫土瓜，这时已开始长大成熟。

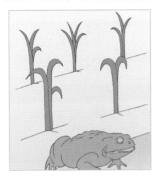

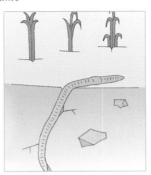

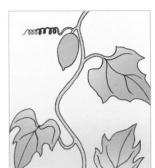

初候蝼蝈鸣 ⟶ 二候蚯蚓出 ⟶ 三候王瓜生

❀ 立夏养生要护心

夏三月是指从立夏到立秋前，包括立夏、小满、芒种、夏至、小暑、大暑6个节气。立夏、小满在农历四月前后，称之为孟夏，天气渐热，植物繁盛，此季节有利于心脏的生理活动，为人与节气相交之时，故应顺之。所以，在整个夏季的养生中要注重对心脏的特别养护。

心为一身之主

《医学源流论》曰："心为一身之主，脏腑百骸皆听命于心，故为君主。心藏神，故为神明之用。"在中医文献中对心解释为血肉之心和神明之心。血肉之心，即指实质性的心脏；《医学入门》曰："血肉之心形如未开莲花，居肺下肝上是也。神明之心……主宰万事万物，虚灵不昧是也。"心主血脉，主神志。心主血脉包括主血、主脉两方面，血指血液，脉指脉管，又称经脉，是血液运行的通道。心脏和脉管相连，形成一个密闭的系统，成为血液循环的枢纽。心脏不停地跳动，推动血液在全身脉管中循环无端，周流不息，成为血液循环的动力。

《黄帝内经·灵枢》云："心者，五脏六腑之大主也，精神之所舍也，其脏坚固，邪弗能容也，容之则心伤，心伤则神去，神去则死矣。"中医学认为，人体一切功能活动受心的主宰。人的精神活动对心脏既能致病又能治病，故对心脏病患者调节情志、安定心神十分重要。

立夏养心，"淡、苦"为先

立夏后，结合气候渐热、人体喜凉的特点，人体五脏需要清补。一些叶类、花菜和部分瓜果蔬菜是最理想的选择，如鲜藕、绿豆芽、茄子、西瓜、黄瓜、冬瓜、苦瓜等。同时可配合食用大米粥、绿豆粥、银耳莲心汤等清热且含有较丰富营养成分的饮品。对于一些患有顽疾者，适当多吃清淡食品远远胜过补药。阴虚火旺者需要清补，适宜食用的食物有大米绿豆粥、清炖牡蛎肉等。

苦味饮食适应夏季的气候特点，具有抗菌消炎、帮助消化、增进食欲、提神醒脑、缓解疲劳等作用，如啤酒、淡茶叶、苦瓜、苦菜等。夏季炎热，吃苦味食品能恢复脾胃功能，增进食欲；同时可以祛除体内"火气"，制暑湿邪气。

🔍 饮食调养推荐食谱

体征	推荐食谱
阴虚火旺者	大米绿豆粥、清炖牡蛎肉等
阴虚寒凉者	茯苓大米粥、山药炖乳鸽等

🔍 心是统帅全身的国君

　　心与各脏腑器官的关系就像国君与臣子的关系，它们互相协调，各有分工，共同维持着人体的阴阳调和。

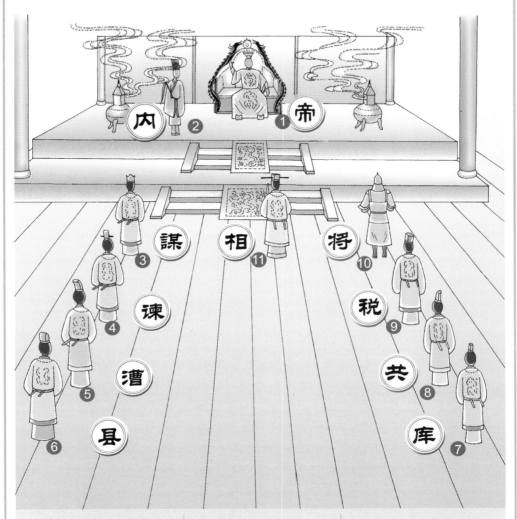

① 国君相当于人体的心，统帅全身。

② 内臣相当于人的膻中，传达心的指令。

③ 谋士相当于人的肾，藏精壮骨。

④ 谏臣相当于人的胆，分辨精华与糟粕，排出体内垃圾。

⑤ 漕官相当于人的大肠，传导运输。

⑥ 县官相当于人的膀胱，气化并排出水液。

⑦ 库官相当于人的脾胃，接收和消化食物。

⑧ 共工相当于人的三焦，疏通全身水道。

⑨ 税官相当于人的小肠，接收胃中的食物后进行再消化和吸收。

⑩ 将军相当于人的肝，主管疏泄，维持脏腑平衡。

⑪ 宰相相当于人的肺，辅佐君主协调全身。

小满 健脾祛湿食清淡

小满一般在农历四月下旬，这天太阳运行到黄经60°，当日正午用圭表测日影，影长为古尺三尺四寸，相当于今天的0.83米。夜晚观测北斗星的斗柄，指向巳的位置。它是一个表示物候变化的节气。

❧ 小满忙收成

从这个节气字面的意思便可以看出它是一个与收成有关的节气。小满时节，阳光明媚，普照大地，抬眼望去，高粱、玉米已经可以看出惊人的变化，长势旺盛，像是一个将要成人的孩子。小麦则锋芒指天，在微风中轻轻摆动，麦秆上直挺着长势旺盛的麦穗，看上去已是滚圆，这时小麦开始灌浆，不久就要成熟了。对于日夜辛劳的农民来说，历经秋播、冬灌、春长、夏熟，就要看到夏收这一天了，他们表现出由衷的喜悦。于是，二十四节气中的这个"满"字用得再恰当不过了。

我国的气候还有一个特点，就是冬季南北温差很大，到了夏季，温差就减小了。从小满开始真正进入到夏季，我国各地区的平均气温都在22℃以上，南方的水稻已经分蘖，杂草在这个时间也在肆意疯长，于是农民这时在田间忙得不可开交。繁忙的季节里，农民感觉今天的辛苦会给自己带来更多丰收的喜悦。

❧ 饮食指南

小满时节，世间万物都处于最旺盛的生长阶段，人体的生理活动也处于最旺盛的时期，每日会消耗大量营养物质，须及时补充营养，才不至于使身体脏腑受到损耗。一些具有清热、温补、祛湿、养阴功效的汤品自然成为人们补养的首选，如冬瓜香菇汤、萝卜海米汤等。此外，由于夏日天气炎热，人们会大量出汗，多饮汤品能在补充营养的同时补充水分。

饮食不宜贪食辛辣、燥火类食物，可经常食用一些具有清热利湿作用的食物，如绿豆汤、凉茶、苦瓜、西瓜、西红柿、黄瓜等。少食羊肉，即使水果中的芒果、榴梿也要尽量少食，以免生湿伤脾。

部分人喜欢在夏日饮用大量冷饮来解渴、消暑，但脾胃虚寒的人饮用冷饮非常容易引起脾胃不和，致使疲倦乏力、食欲不振。另外，由于小儿消化系统发育尚未健全，年老体弱者脏腑功能逐渐衰退，若改为饮用热茶，不仅可以清热、解渴，也能有效避免这一情况，而饮用具有清热降火作用的中草药茶饮也值得推荐。

▶ 因人而异说饮食

小满时节的特点是阳气不断上升，但在程度上还远没有达到鼎盛时期。对此时阴阳变化的反应也因人而异。

一些冬天阳气潜藏较好者会喜欢吃温补之物，如果没有热象，则可吃温性和热性食物；而那些在冬季潜阳不利者，则会表现为心里烦躁、面红头晕，是阴不制阳、浮阳外越之象。这时不可吃温性和热性食物，反而要吃平性和凉性食物。禁吃酸涩辛辣、温热助火的食物，如生葱、韭菜、胡椒、辣椒等。

🔍 起居运动

　　配合饮食养生，此时的起居运动也要与自然规律相协调。睡眠方面，应遵循天黑即睡觉、天亮即起床的原则；穿衣方面，注意气温变化，雨后要添加衣服，不要受风感冒；运动方面，可多主动到室外进行活动，以防体内阳气匮乏。

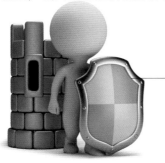

● 健康提示1
　　正气是人体抵御邪气、守护健康的防线。

体内正气不足是邪气乘虚而入的原因。

健康提示2 ●
　　走向室外，融入自然，以运动的阳气充实身体。

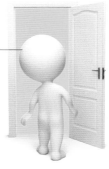

承受日照，以化肝阳，可使人变得平和。

🔍 小满的季节特征

　　小满和其他节气一样，可以分为三候。"初候苦菜秀，二候靡草死，三候麦秋至"。这个季节的候应分别说明：初候苦菜花开，呈现一种秀丽的景色；二候蔓草开始枯死；三候麦子快到收获的季节，在记载中又叫作麦秋。《月令章句》载："百谷各以其初生为春，熟为秋，故麦以孟夏为秋。"这里是说麦子已经成熟。

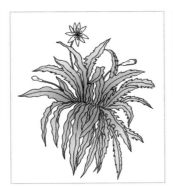

初候苦菜秀

➡️

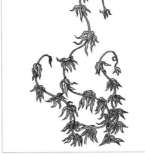

二候靡草死

➡️

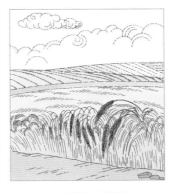

三候麦秋至

● 养生提示

　　小满节气正值五月下旬，气温明显增高，贪凉卧睡易引发风湿症、湿性皮肤病等疾病。健康养生的重点是在未病之前做好各种预防工作，以预防疾病的发生，即"未病先防"。中医学认为，人体是一个有机的整体，人与外界环境也是息息相关的，人必须掌握自然规律，顺应自然界的变化，保持体内外环境的协调，才能达到防病保健的目的。"治未病"也应从增强机体正气和预防病邪侵害这两方面入手。

➕ 疾病防治

　　小满时节，因为多雨潮湿的气候特点，所以很容易诱发汗斑、风疹、风湿、湿疹、足癣（香港脚）等皮肤病症。风疹可发生于身体的任何部位，发病迅速，皮肤上会突然出现大小不等的皮疹，或成块成片，或呈丘疹样，此起彼伏，并伴有皮肤异常瘙痒，随气候冷热而减轻或加剧。

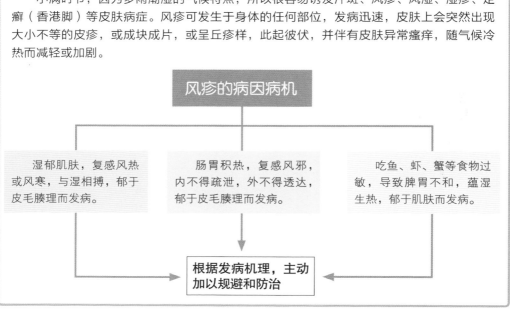

风疹的病因病机

| 湿郁肌肤，复感风热或风寒，与湿相搏，郁于皮毛腠理而发病。 | 肠胃积热，复感风邪，内不得疏泄，外不得透达，郁于皮毛腠理而发病。 | 吃鱼、虾、蟹等食物过敏，导致脾胃不和，蕴湿生热，郁于肌肤而发病。 |

根据发病机理，主动加以规避和防治

➕ 肠道养护

　　小满时节的气温已渐升高，相应的肠道传染病病原微生物生长繁殖也日趋活跃。原因在于夏季食物容易腐败变质，引发胃肠不适，倘若不注意饮食卫生，就可能诱发胃肠道疾病。尤其是胃肠功能较差的幼儿群体，因饮食不节、食量过大、感染性疾病(如感冒、肺炎等)易引起呕吐、腹泻；有的还会引起中毒，出现腹痛、发热等；若吃了沾染痢疾杆菌的食物，极易患上急性痢疾，危害健康。

　　此时节的饮食中，吃鱼虾及贝类最容易引发胃肠问题。因为这类食物特别容易变质而不新鲜，易被病原菌污染，加之人们因偏好海鲜的生猛鲜美而常生食，更容易被病菌感染而引发中毒。

▶ 健康提示

❶ 冰箱储存过的食物，特别是荤菜，食用前需彻底加热。
❷ 注意冷藏食物也应烧熟煮透。
❸ 煮熟的食物立即食用，需储存冷藏时，应生熟分开。
❹ 尽量选择新鲜、干净、在保质期限内的食物。
❺ 保持厨房、食物容器等的清洁卫生。
❻ 出现腹泻症状应及时就诊。

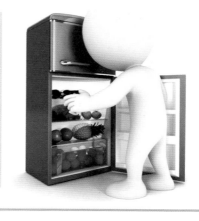

◎ 养生时令食物推荐

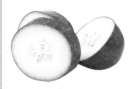

冬瓜
性味：性微寒，味甘、淡。
归经：归肺、胃、膀胱经。
功用：可煮熟、炖汤、绞汁，主治水肿、痰热咳嗽、暑热烦闷。
禁忌：脾胃虚寒、肾功能不全、形体消瘦者慎食。

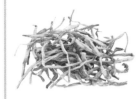

黄花菜
性味：性凉，味甘。
归经：归肝、肾经。
功用：可炖食、炖汤，主治头晕、心悸、水肿、腰痛、乳痈。
禁忌：鲜黄花菜不宜食用，否则会引起中毒；肠胃不和、痰多者，哮喘病患者不宜食用。

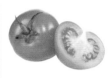

西红柿
性味：性凉，味甘、酸。
归经：归胃、肝经。
功用：可生食、绞汁、炖汤，主治热病口渴、食欲不振。
禁忌：急性肠炎、痢疾、溃疡活动期患者不宜食用。

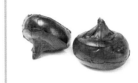

荸荠
性味：性寒，味甘。
归经：归肺、胃、肝经。
功用：可捣汁、炖汤，主治温病消渴、痞积、咽喉肿痛。
禁忌：胃寒、虚劳咳嗽者，低血压、糖尿病患者不宜食用；荸荠不宜生吃，否则易引起腹痛腹泻。

蛇肉
性味：性平，味甘。
归经：归肝经。
功用：可炒食、煲汤、泡酒，主治风湿顽痹、抽搐痉挛。
禁忌：蛇肉是发物，痢疾、疮疡患者不宜食用；不可生喝蛇血、生吃蛇胆，否则易引起急性胃肠炎。

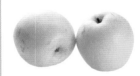

梨
性味：性寒、味甘。
归经：归肺、胃经。
功用：可生食、绞汁、蒸煮，主治肺热或痰热咳嗽、心烦口渴等。
禁忌：慢性胃炎、慢性肠炎、胃肠功能紊乱者不宜食用；不宜与鹅肉同食，否则会增加肾脏负担。

夏季养生

◉ 时令食物速查

名称	功效	禁忌	推荐食谱
冬瓜	清热化痰、除烦止渴、利尿消肿	不宜与鲫鱼、醋同食	冬瓜汤
黄花菜	养血平肝、利尿消肿	不宜生食，哮喘病患者不宜食用	排骨炖黄花菜
西红柿	养阴凉血、清热生津	脾胃虚寒者不宜多食	凉拌西红柿
荸荠	清热解毒、消食止渴、化痰消积	便溏、血虚者少食	荸荠汁
蛇肉	祛风、通络、止痉	忌与萝卜同食	脆蛇冬瓜汤
梨	清热养阴、利咽生津、润肺化痰	脾胃虚寒者少食	甘蔗白梨饮

芒种 清热止渴防暑气

芒种是进入夏季后的第3个节气。农历书记载："斗指午为芒种，此时可种有芒之谷，过此即失效，故名芒种也。"也就是说，芒种节气最适合收割、播种有芒的谷类作物。

芒种时节，太阳黄经为75°，当日正午用圭表测日影，影长为古尺二尺四寸四分，相当于今天的0.585米，这个阶段一般在农历四月底或五月初，又叫午月。此时已迎来典型的夏季，天气炎热，我国南方即将进入多雨的梅雨季节。此时也是种植农作物时机的分界点，过了这一节气，农作物种植的成活率就越来越低。

❧ 芒种梅雨多

芒种时节麦子也已成熟，于是人们就在这个时节争分夺秒地收割田里的麦子。因为在夏季，天气的阴晴就像小孩子的脸，随时会变化。如果麦子到了成熟的时候没有收割，这时下一场雷阵雨，那么田里的庄稼就会受到严重的影响。除了丰收，还要进行耕种，农谚有"芒种，芒种，样样要种，一样不种，秋后囤空"的说法，这是说要适时地进行耕种。

五月时，温度已经普遍升高，人们进行的户外活动增多。在芒种节气期间，各族人民会举行各种各样的庆祝活动，隆重地庆祝这个时节带给人们的收获。如哈尼族每年庆祝五月节就是在芒种前后，白族的载秋会，西藏的"逛林卡"，还有就是每年的端午节，人们用这种举行庆祝活动的方式来共同庆祝芒种节的到来。

❧ 汗后勿洗冷水澡

为避免中暑，芒种后要经常洗澡，这样可使皮肤疏松，"阳热"易于发泄。但需注意的一点是，在出汗时不要立即用冷水洗澡。中国有句老话，叫"汗出不见湿，汗出见湿，乃生痤疮"。在洗浴时采用药浴，可达到更好的健身防病的目的。

▶ 养生提示

芒种时节，我国长江中下游地区开始进入梅雨时节，气温升高，阴雨连绵，空气潮湿，天气闷热，蚊虫开始滋生，极易传染疾病。根据这一气候特点，这一时期的养生有以下几个方面：

在起居方面，要顺应昼长夜短的季节特点，晚睡早起，适当地接受阳光照射，以顺应旺盛的阳气，利于气血运行。根据外界环境阴阳之气的变化来合理控制起居生活的时间。一般情况下，人体卫气在阳则精力充沛，卫气在阴则人没精神。

在精神调养方面，应使自己保持轻松愉快的心情，忌恼怒忧郁，这样可使气机得以宣畅，通泄得以自如。中午最好小睡一会儿，以解除疲劳。人体皮肤通过汗液的蒸发来散热，天热出汗多时，衣服要勤换勤洗，要"汗出不见湿"，因为"汗出见湿，乃生痤疮"。

🔍 芒种的季节特征

　　芒种和其他的节气一样也分为三候，初候主要以螳螂为参照，螳螂出现在田间地头的庄稼中间为自己寻找可口的食物；二候伯劳鸟开始鸣叫；三候的时候，能够学习其他鸟鸣叫的反舌鸟却因感应到阴气的出现而停止鸣叫。因此，关于芒种的谚语民间多是这样说的："初候螳螂生，二候鵙始鸣，三候反舌无声。"很具体地指出了芒种的节气特点。

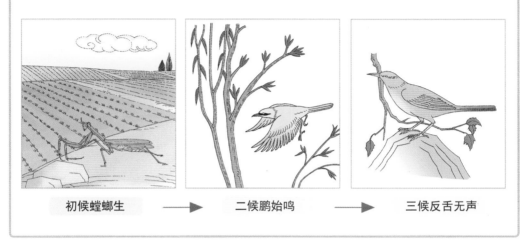

初候螳螂生 ➡ 二候鵙始鸣 ➡ 三候反舌无声

🔍 人打哈欠的原因

　　阴阳之气的运行决定了人的精力是否充沛。一般情况下，卫气在阳则人精力充沛，卫气在阴则人没精神。如果睡眠充足仍哈欠不断，则说明体内阴气太重。对于此症的治疗，可泻足少阴经以抑止其阴气，补足太阳经以充盛其阳气。黎明时，阴气尽而阳气盛，人就会醒来。

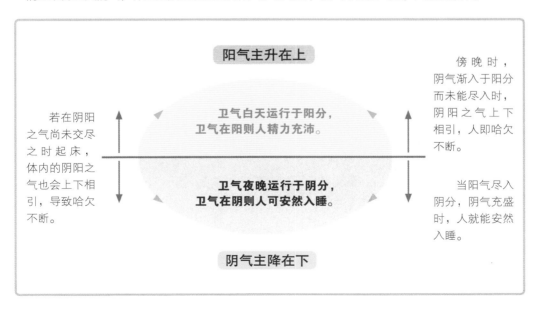

阳气主升在上

傍晚时，阴气渐入于阳分而未能尽入时，阴阳之气上下相引，人即哈欠不断。

若在阴阳之气尚未交尽之时起床，体内的阴阳之气也会上下相引，导致哈欠不断。

卫气白天运行于阳分，卫气在阳则人精力充沛。

卫气夜晚运行于阴分，卫气在阴则人可安然入睡。

当阳气尽入阴分，阴气充盛时，人就能安然入睡。

阴气主降在下

养生食疗

芒种饮食宜"清补"，"清补"选用具有一定祛暑生津功效的食材来补充人体的津液消耗。其意义重在补养，同时兼具清热消暑的功效。从营养学角度看，饮食清淡在养生中起着重要作用，如蔬菜、豆类可为人体提供所必需的糖类、蛋白质、脂肪和矿物质等营养素及大量维生素。因此，芒种期间要多食蔬菜、豆类、水果，如菠萝、芒果、西瓜、荔枝、绿豆、赤小豆、苦瓜等。这些食物含有丰富的维生素、蛋白质、脂肪等，可增强机体的抗病能力；还要多吃瓜果蔬菜，以摄取足够的维生素C，这对血管有一定的修复、保养作用，能在一定程度上预防和改善动脉硬化。

当人体大量出汗后，不要马上喝过量白开水，可喝些果汁或糖盐水，以防止血钾过分降低，适当补充钾元素则有利于保持体内钾、钠平衡。

➕ 血、气的同一性

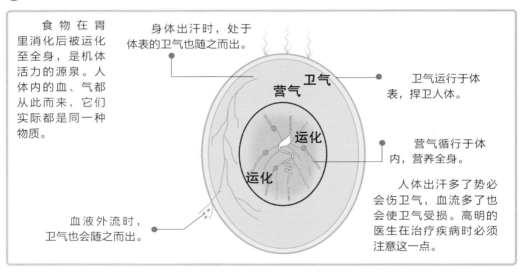

食物在胃里消化后被运化至全身，是机体活力的源泉。人体内的血、气都从此而来，它们实际都是同一种物质。

身体出汗时，处于体表的卫气也随之而出。

卫气运行于体表，捍卫人体。

营气循行于体内，营养全身。

人体出汗多了势必会伤卫气，血流多了也会使卫气受损。高明的医生在治疗疾病时必须注意这一点。

血液外流时，卫气也会随之而出。

卫气　营气　运化　运化

➕ 小心湿病生

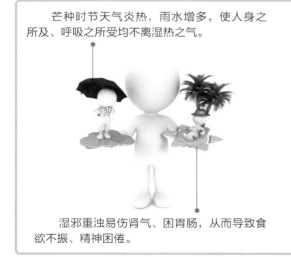

芒种时节天气炎热，雨水增多，使人身之所及、呼吸之所受均不离湿热之气。

湿邪重浊易伤肾气、困胃肠，从而导致食欲不振、精神困倦。

钾元素摄取来源

分类	来源
粮食	荞麦、玉米、红薯、大豆等
水果	香蕉等
蔬菜	菠菜、香菜、油菜、芹菜、大葱、青蒜、莴笋、土豆、山药、毛豆等

养生时令食物推荐

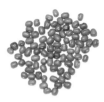

绿豆

性味：性寒，味甘。

归经：归心、胃经。

功用：可煮食、炖汤、熬粥，主治暑热烦渴、小便不利、泻痢。

禁忌：慢性胃炎、慢性肝炎患者，甲状腺功能低下者慎食；不宜与狗肉、羊肉、榛子等同食。

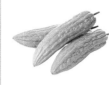

苦瓜

性味：性寒，味苦。

归经：归胃、心、肝经。

功用：可炒食、煲汤、绞汁，主治热病烦渴、中暑、痢疾。

禁忌：慢性肠炎患者不宜食用；不宜与黄瓜、南瓜同食，否则会降低营养价值。

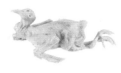

鸽肉

性味：性平，味咸。

归经：归肝、肾经。

功用：可炖食、烤熟、煲汤，主治虚赢、消渴、妇女血虚经闭。

禁忌：性欲旺盛、肾功能衰竭、食积胃热、先兆流产者慎食；鸽肉不宜与猪肉同食，否则会令人气滞。

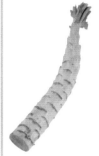

莴笋

性味：性微寒，味甘、微苦。

归经：归心、脾、胃、肺经。

功用：可炒食，主治脘腹痞胀、食欲不振、便秘、消化不良。

禁忌：气血虚目病、内有寒饮者不宜食；不宜用铜制容器存放。

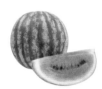

西瓜

性味：性寒，味甘。

归经：归胃、心、膀胱经。

功用：可生食、绞汁，主治暑热烦渴、热盛伤津、小便不利。

禁忌：慢性胃炎、慢性肠炎、糖尿病、遗尿患者忌食；不宜与海虾同食，否则会导致头晕、呕吐。

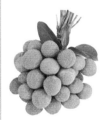

荔枝

性味：性微温，味甘、微酸。

归经：归脾、胃、肝经。

功用：可生食、熬粥、炖汤，主治脾虚食少、呃逆泄泻、烦渴。

禁忌：口腔溃疡、感冒患者不宜用；不宜与动物肝脏同食。

时令食物速查

名称	功效	禁忌	推荐食谱
绿豆	清热解毒、利水、解暑	脾胃虚寒者不宜食用	绿豆汤
苦瓜	清热解暑、明目、解毒	脾胃虚寒者慎食	苦瓜汁
鸽肉	补肾益气、祛风解毒	食积胃热者忌食	清炖鸽子汤
莴笋	健脾消积、利尿、通乳、宽肠通便	脾胃虚寒者、产后妇女慎食	凉拌莴笋
西瓜	清热解暑、除烦止渴、利小便	脾胃虚寒、消化不良者不宜多食	西瓜汁
荔枝	补脾益肝、养血益气、生津止渴	不宜多食，阴虚火旺者不宜食用	荔枝粥

夏至 防暑降温少寒凉

每年的夏至日是公历的6月21日至22日，即农历五月下旬，此时太阳直射北回归线，是北半球一年中白昼最长的一天。夏至这天虽然白昼最长，太阳角度最高，但并不是一年中天气最热的时候，这个节气只是标志着夏季的到来。

真正的夏季，也就是所说的暑热天气是从夏至至立秋，时间在七月中旬到八月中旬这段时间，这时有些地区的最高气温达到40℃左右。

农耕除草忙

夏至时节也是庄稼生长的好日子，这时候庄稼接受阳光的照耀，生长更加茁壮。由于阳光比较强，所以这时候的农活主要是保证庄稼要有足够的水分和养分，其次是抓紧时间除草，以免杂草夺取更多养分，从而影响农作物的正常生长。农谚中有关于这方面的描述，如"夏至棉田快锄草，不锄就如毒蛇咬，夏天不锄地，冬天饿肚皮"，可见锄杂草是这一时期的主要工作。除了迅速地锄去杂草，害虫在这一时期也是十分猖獗，秧苗小而嫩，抵抗能力较弱，如果这时不及时除虫，很可能之前的一切努力都会白费。

起居指南

宜晚睡早起。"暑易伤气"，若汗泄太过，令人头昏胸闷、心悸口渴，恶心甚至昏迷。安排室外工作和体育锻炼时，应避开烈日炽热之时，加强防护。合理安排午休时间，一为避免炎热之势，二可缓解疲劳之感。每日用温水洗澡也是值得提倡的健身措施，不仅可以洗掉汗水、污垢，使皮肤清洁凉爽、消暑防病，而且能达到锻炼身体的目的。

盛夏多雷雨

盛夏常见的雷阵雨来得快，去得也快，范围未必很广，但雨量一般较大，所以在夏至注意防汛是十分必要的。在北方，一些河流上游高山上的冰雪融化，使河水上涨，因此在这个时候要注意防范水患，以免对农作物产生危害。

慎避虚邪

慎避虚邪是四时养生的一个重要原则。自然界的阴阳二气在夏至发生交接与转折，此时外界环境处于不稳定状态，人体气血、阴阳的运行也会发生与之相应的变化。故中医认为，在夏至应注意防范外邪侵入，加强对慢性疾病的防护，即"慎避虚邪"。

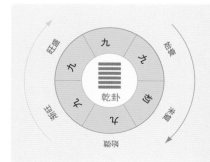

▶ 养生要遵从阴阳消长的规律

阴阳不是一成不变的，无论是阴还是阳，都是按照"始微—渐盛—旺盛—盛极—始衰—来复"这样一种模式不断变化的。当阳发展到极点必然会向阴的一面转化；同样，当阴发展到极点，也必然会向阳的一面转化。所以，养生必须擅于调节自己的七情六欲，并根据寒暑变化调节自己的养生方式，以保持体内阴阳调和。

❧ 运动指南

夏至可通过游泳等体育锻炼来活动筋骨、调畅气血、养护阳气，同时要预防日光晒伤。

❧ 高温下的保健

每天的中午和一年中的夏至都是阴阳转折时期，此时阳气由增强趋势转为减弱趋势，阴气则由弱势渐渐增强。夏至日的中午是一年中阳气最旺的时刻，此时心病最易发生变化，须加以特殊调护。此外，夏至当天和每天的中午时段都不宜房事，否则不但不利于本人健康，也不利于怀孕所生子女的健康。

气温是影响人体健康的重要因素之一，当气温连续3～4天高于29℃时，身体虚弱或有心血管系统、神经系统疾病的人就应特别留意自身的健康状况，做好疾病预防和养护。

❧ 食疗药膳

百合绿豆粥

功效：具有清热解暑、解毒、利水的功效，非常适合在炎热的夏天食用。

材料：粳米60克，绿豆50克，百合15克，冰糖适量。

做法：将粳米、绿豆以清水淘洗干净，粳米用冷水浸泡30分钟，绿豆浸泡3小时，备用；将百合冲洗干净，剥瓣备用；将泡好的粳米、绿豆倒进锅中，加入百合瓣及冷水，以大火烧沸后，转小火熬煮至米烂豆熟，以适量冰糖调味即可。

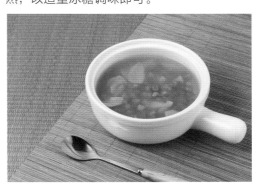

夏季养生

🔍 夏至的季节特征

夏至的三候，也是用具有代表性的动植物来表现的。"初候鹿角解"，就是说这时候鹿角上粗糙的皮已经相继脱落，继而被新生的皮所代替；"二候蜩始鸣"，蜩指的就是蝉，这时候蝉已经出现并且开始鸣叫；"三候半夏生"，半夏指的是一种草药，这个时候半夏开始出苗。

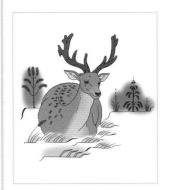

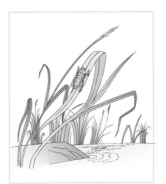

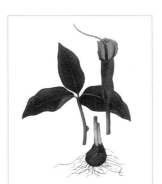

初候鹿角解 ➡ 二候蜩始鸣 ➡ 三候半夏生

营养三字经

夏至饮食，要注意饮食卫生、预防肠道传染病，避免病从口入，念好"营养三字经"。

均：营养摄入要均衡

夏天炎热，人体出汗多，矿物质和水分流失大，同时人体活动增加，对能量的需求也比冬天多，因此应注意膳食营养摄入的两个均衡。

成分均衡：各种营养成分的均衡。对大多数人而言，只要不挑食，注意荤素搭配，使蛋白质、脂肪、碳水化合物及维生素、锌、镁、钙等矿物质得到全面均衡的摄入即可。

进出均衡：夏至饮食要遵从进出平衡的原则，身体消耗多少热量，就需要补充多少热量。如果热量不足会降低人体机能，而摄入过量则会造成脂肪堆积，进而导致肥胖。同样，夏季人体活动多，生理机能旺盛，消耗的蛋白质、维生素、矿物质也相应增多，这就需要进行有针对性的饮食和营养的额外补充。

碱：多进食碱性食物

人体正常状态下，机体的pH值应维持在7.35～7.45。机体pH值若较长时间低于正常值，就会形成酸性体质，使身体处于亚健康状态，表现为机体不适，如易疲倦、精神不振、抵抗力下降等。这种状况如果得不到及时纠正，人的机体健康就会遭到严重损害，从而引发癌症、高血压、糖尿病、肥胖等多种疾病。

需要提醒大家的是，夏天人体新陈代谢旺盛，体内产生的酸性废物比冬春季节多，特别需要注意多摄入碱性食物，以保证人体正常的弱碱性。这里的碱性食物不是指其本身酸碱度为碱性，而是在人体内分解代谢后呈碱性，例如水果含果酸，呈酸性，但进入人体分解后就呈碱性，这才是我们需要的碱性食物。碱性饮品包括新鲜蔬菜鲜榨汁，大部分水果鲜榨汁。碱性食品包括各种蔬菜和大部分水果，而可乐、汽水、酒、牛奶和各色奶制食品、含糖分的甜品、肥肉、红肉（如牛肉、羊肉）等，大多属于酸性食品。

水：补水要及时正确

夏季气温高，人体汗液分泌旺盛，水分自然也流失比较多，因此必须及时补充水分。补水的量也要正确，基本标准是让自己不口渴、眼睛丰润有光泽即可。如果过量饮水，一来会加重肾脏负担，二来饮水过多反而会造成水中毒，损害健康。符合卫生标准的矿泉水是夏季补水的理想来源，除了补充组织细胞流失的水分，它还能够给人体补充一些因随汗液排出而流失的矿物质，可谓一举两得。

夏季补水还可以自制蔬果汁、汤饮、粥膳、药酒、茶膳、豆浆等，但不能暴饮暴食，以免影响胃肠道的正常活动。饮品食材可以选用绿豆、西瓜、莲子、冬瓜、萝卜、鹌鹑、鸭肉、鸡肉、河鱼、西红柿、黄瓜、生菜、牛乳、甘蔗、梨、百合、苦瓜、菊花、山楂、薏米等。

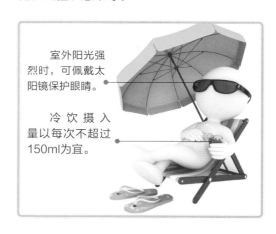

室外阳光强烈时，可佩戴太阳镜保护眼睛。

冷饮摄入量以每次不超过150ml为宜。

养生时令食物推荐

绿豆

性味：性寒，味甘。

归经：归心、胃经。

功用：可煮食、炖汤、熬粥，主治暑热烦渴、小便不利、泻痢。

禁忌：慢性胃炎、慢性肝炎患者，甲状腺功能低下者慎食；不宜与狗肉、羊肉、榛子等同食。

西瓜

性味：性寒，味甘。

归经：归胃、心、膀胱经。

功用：可生食、绞汁，主治暑热烦渴、热盛伤津、小便不利。

禁忌：慢性胃炎、慢性肠炎、糖尿病、遗尿患者忌食；不宜与海虾同食，否则会导致头晕、呕吐。

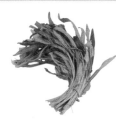

空心菜

性味：性寒，味甘。

归经：归肠、胃经。

功用：可炒食、炖汤、捣汁，主治热淋、便秘、痔疮、痢疾。

禁忌：不宜与牛奶、酸奶同食，否则会影响钙质的吸收；体质虚寒、大便溏泻者不宜多食。

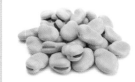

蚕豆

性味：性平，味甘。

归经：归脾、胃经。

功用：可炒食，主治膈食、水肿。

禁忌：不宜与田螺同食，否则会导致肠胃不适，引起肠绞痛；慢性肠胃炎、消化不良者慎食。

咸鸭蛋

性味：性凉，味甘、咸。

归经：归心、肺经。

功用：可蒸、炒、直接食用，主治体虚、燥热咳嗽、泄泻、痢疾。

禁忌：脾阳不足、寒湿下痢者慎食，高血压、糖尿病患者少食；不宜与桑葚同食，否则会导致胃痛。

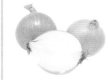

洋葱

性味：性温，味辛、甘。

归经：归肺经。

功用：可炒食、炖食，主治食欲不振、痢疾、肠炎。

禁忌：不宜与黄鱼同食，否则会影响蛋白质的吸收；皮肤瘙痒、胃炎、眼疾患者不宜多吃，热病患者慎食。

夏季养生

时令食物速查

名称	功效	禁忌	推荐食谱
绿豆	清热解毒、利水、解暑	脾胃虚寒者不宜食用	绿豆粥
西瓜	清热解暑、除烦止渴、利小便	脾胃虚寒、消化不良者不宜多食	西瓜皮卤肉
空心菜	清热凉血、健脾利湿、解毒消肿	体虚或脾胃虚寒者不宜多食	清炒空心菜
蚕豆	健脾利湿	忌与田螺、玉米同食	苋菜炒蚕豆
咸鸭蛋	滋阴清肺、止咳、止痢	忌与甲鱼、李子同食	芥菜咸蛋肉片汤
洋葱	健胃润肠、祛痰、利尿	患有胃病者少食，热病患者慎食	洋葱炒蛋

小暑 少动多静心平和

通常来说，小暑在农历的六月上旬。此时天气已热，但尚未达极点，故而得名。时至小暑，已是初伏前后，到处绿树浓荫，很多地区的平均气温已接近30℃。

这时与夏至相比，白天已经开始变短了，但是气温一直在升高，这是为什么呢？因为太阳直射地球的位置虽然已从北回归线向南移动，但仍直射北半球，北半球的热量收支情况仍是收大于支。所以，在一段时间内，北半球的温度还会继续上升，而不会随日照时间的缩短而马上改变。由此可以推出，虽然从天文学上说，小暑时北半球的光照时间已经缩短，但是真正炎热的夏天还没有到，因此被称为小暑，并且民谚也说："小暑不算热，大暑三伏天。"

露天不坐木，远离风湿病

夏天湿气重，木料容易吸收水分，特别是夜晚吸收了露水，早上太阳一晒，水分就会向外蒸发，此时坐容易吸收湿气，导致风湿或关节炎。因此，专家建议，夏日在户外乘凉的人们，尤其是老年人，出门时最好随身携带一个小垫子，如泡沫垫、棉垫，不管坐哪儿都先用垫子垫上。如果没有垫子，就不要在木椅上久坐，尤其是雨后。否则，不但不利于血液循环，还容易患风湿病。

旅游出行

这个时节虽然天气炎热，但是出行的人还是很多。这时人们喜欢结伴出游，游览祖国的山水，有些时候还会选择凉爽的地方避暑。在清朝时，皇帝就在承德建造了避暑山庄，顾名思义，就是在夏季避暑的场所。所以在夏季，北方的人们也会选择海边或空气比较凉爽的地方避暑，同时能放松一下心情。尤其是在快节奏的生活状态下，能够使自己紧张的心情放松一下，对健康是十分有利的。

运动指南

小暑时节运动强度应避免过大，注意劳逸结合，保护阳气，适当运动，多静养，可选择在早晨或傍晚进行散步、打太极拳等运动，也可选择游泳、瑜伽、旅游等。无论选择何种运动方式，都应注意避免运动后大汗淋漓。

🔍 阳气过旺的表现——阳厥病

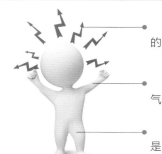

进入小暑，此时的空气已经明显由"气盛"转为"气缓"，如果继续进补温性、热性食物，就会导致体内阳气积聚过多，从而引发内热，导致阳厥病的发生。

无缘无故的大怒是阳厥病的外在表现。

强烈刺激导致阳气逆乱，气郁积于体内而不能发泄。

正常的经脉突然剧烈跳动是阳厥病发生的前奏。

➕ 寒与热的产生

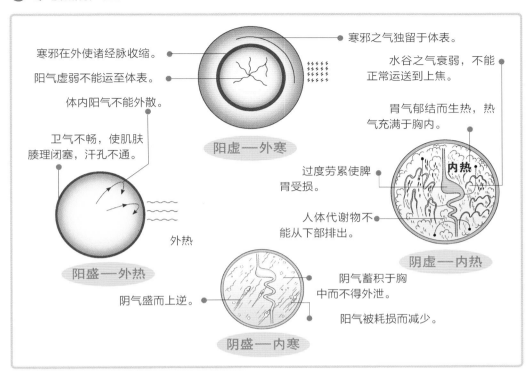

寒邪在外使诸经脉收缩。

阳气虚弱不能运至体表。

体内阳气不能外散。

卫气不畅，使肌肤腠理闭塞，汗孔不通。

寒邪之气独留于体表。

阳虚—外寒

水谷之气衰弱，不能正常运送到上焦。

胃气郁结而生热，热气充满于胸内。

内热

过度劳累使脾胃受损。

人体代谢物不能从下部排出。

阴虚—内热

外热

阳盛—外热

阴气盛而上逆。

阴气蓄积于胸中而不得外泄。

阳气被耗损而减少。

阴盛—内寒

🕐 小暑的季节特征

　　小暑三候，"初候温风至"，其实这个时节的温度已经很高，所以这时的风是热风，尤其是近百年来由于气候不断变暖，还经常出现"干热风"，从现代气候学观点看，此候已入伏，应该是"热风至"才符合实际情况；"二候蟋蟀居壁"，蟋蟀在地面上已经觉得很热，于是跑到屋檐下或树荫处乘凉；"三候鹰如鸷"，"鸷"指凶猛，这个时节，鹰等猛禽的幼鸟飞出巢穴，开始捕食。

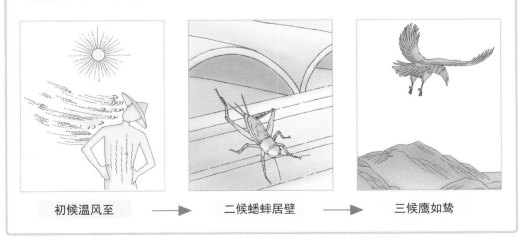

初候温风至 ➡ 二候蟋蟀居壁 ➡ 三候鹰如鸷

🐝 饮食指南

"热在三伏"，"伏"即伏藏的意思，小暑正是进入伏天的开始，此时人们应当减少外出以避暑气，民间也素有吃清凉消暑的食品来度过伏天的习惯。在具体饮食上，与夏至前随意温补以养阳的状况相比，进入小暑后，应谨慎温补。如果继续进补温性、热性食物，就会导致体内阳气积聚过多，从而引发内热。

做好小暑时节的养生，饮食上采用平补的方法，即温补祛寒、阴补降热。因为人体此时容易出现上热下寒、外热内寒的状况，所以温补宜在凌晨，滋阴宜在午后。凌晨温补入内，黄昏滋阴安外，从而可以使人上下相交，里外相济，不寒不热，情志平和。

小暑宜多食用荷叶、土茯苓、白扁豆、薏苡仁、猪苓、泽泻等材料煲成的汤或粥，多食西瓜、黄瓜、丝瓜、冬瓜等蔬菜和水果。

🐝 以热抗热保健康

夏天，浑身大汗淋漓，许多人贪凉心切，冷水冲凉、冷水洗脚、吃冷饮等都成了最常见的做法。然而，这种"以冷抗热"的方法并不能使身体真正凉快，甚至可能致病。"以热抗热"才是更科学的养生方法。另外，加强耐热锻炼能增强体温调节能力，热适应能力增强后，不仅可增强体质，还可有效地防止中暑和其他热证的发生。

➕ 人体的皮肤

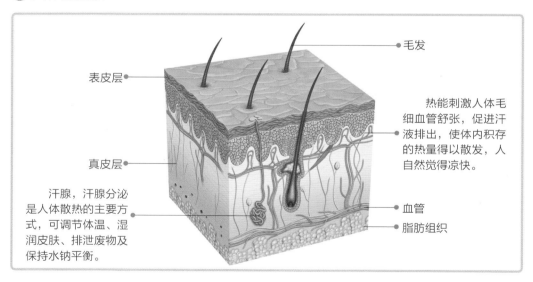

毛发

表皮层

热能刺激人体毛细血管舒张，促进汗液排出，使体内积存的热量得以散发，人自然觉得凉快。

真皮层

血管

脂肪组织

汗腺，汗腺分泌是人体散热的主要方式，可调节体温、湿润皮肤、排泄废物及保持水钠平衡。

➕ 夏季消暑方式

热毛巾擦身：夏季难免多汗，用热毛巾擦汗可促进皮肤透气，帮助体表降温。

洗热水澡：冷水洗澡会使皮肤毛孔收缩，不利于排汗和散热，反而容易着凉。

消暑方式

热水洗脚：脚部保温性差，以冷水冲洗易受寒，以热水洗后会觉得凉爽、舒适。

喝热茶：喝茶可清热解暑；热饮不仅可解渴，也能刺激毛细血管舒张，利于降温。

◎ 养生时令食物推荐

绿豆芽
性味：性寒，味甘。
归经：归心、胃经。
功用：可炒食、炖汤，主治饮酒过度、湿热郁滞、小便不利。
禁忌：慢性肠炎、消化不良、脾胃虚寒、腹泻者不宜多食。

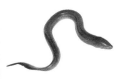

黄鳝
性味：性温，味甘。
归经：归肝、脾、肾经。
功用：可煮食，主治内痔出血、产后瘦弱、妇女劳伤、肾虚腰痛。
禁忌：红斑狼疮、肠胃不佳者忌食；不宜与南瓜、菠菜同食。

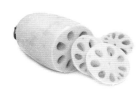

藕
性味：生用性寒，熟用性温，味甘。
归经：归脾、胃、心经。
功用：可生食、炒菜、绞汁，主治热病烦渴、脾胃虚弱、食少腹泻。
禁忌：糖尿病、大便溏泻者不宜生吃、多吃。

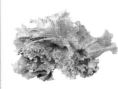

生菜
性味：性凉，味甘。
归经：归心、脾、胃、肺经。
功用：可生吃、炒食，主治脘腹痞胀、食欲不振、身材肥胖、消渴。
禁忌：不宜与薄荷同食，否则会伤肠胃；尿频、胃寒者忌食。

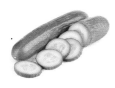

黄瓜
性味：性凉，味甘。
归经：归肺、脾、胃、膀胱经。
功用：可生食、凉拌、炒食，主治烦渴、咽喉肿痛、目赤肿痛。
禁忌：不宜与花生同食，否则易导致腹泻。

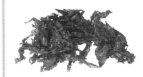

紫菜
性味：性凉，味甘、咸。
归经：归肝、肺、胃、肾经。
功用：可煮食、炖汤，主治肺热咳嗽、水肿、脚气、高血压。
禁忌：腹痛便溏、肠胃消化功能弱者应少食。

夏季养生

◎ 时令食物速查

名称	功效	禁忌	推荐食谱
绿豆芽	解酒毒、热毒，利三焦	脾胃虚寒者不宜久食	清炒绿豆芽
黄鳝	祛虚损、除风湿、强筋骨、止痔血	虚热及外感病患者慎服	红烧黄鳝
藕	清热生津（生用）、健脾开胃（熟用）	不宜与大豆同食	桂花糯米藕
生菜	清热安神、清肝利胆、消脂减肥	脾胃虚寒及产后妇女慎食	蚝油生菜
黄瓜	清热解毒、除烦止渴、利水消肿	脾胃虚寒者不宜	黄瓜炒蛋
紫菜	软坚散结、清热化痰、利尿	不宜与柿子同食	紫菜蛋花汤

大暑 避暑降温远生凉

大暑，一年中最热的节气。"斗指未为大暑，斯时天气甚烈于小暑，故名曰大暑。"大暑正值中伏前后，在我国很多地区，经常会出现40℃的高温天气，人们常躲在有空调的房间里应对暑热。

大暑一般在每年公历7月22日至24日，即农历的六月下旬，太阳已运行到黄经120°。当日正午用圭表测日影，影长为古尺三尺四寸，相当于今天的0.83米。室外常常骄阳如火，大地上热气蒸腾，酷热难耐，阴雨时，天气又闷得令人喘不过气。

❧ 东边日出西边雨

大暑时节既是喜温作物生长速度最快的时期，也是乡村田野蟋蟀最多的季节，我国有些地区的人们茶余饭后有以斗蟋蟀为乐的风俗。大暑也是雷阵雨最多的季节，有谚语说"东闪无半滴，西闪走不及"，意谓在夏天午后，若闪电在东方，雨就不会下到这里；若闪电在西方，则雨很快就会到来，想要躲避都来不及。人们也常把夏季午后的雷阵雨称为"西北雨"，并且说大暑时的天气阴阳多变，相隔几米远的地方，有可能就是两种天气。

大暑前后气温高本是气候正常的表现，因为较高的气温有利于大春作物扬花灌浆，但是气温过高，农作物的生长反而会受到抑制，水稻结实率明显下降。华南西部入伏后，光、热、水都处于一年的高峰期，三者互相促进，形成有利于大春作物生长的良好气候条件。

炎热的大暑是茉莉、荷花盛开的季节。馨香沁人的茉莉，天气越热，香气越浓郁，给人洁净芬芳的享受。高洁的荷花不畏烈日骤雨、晨开暮敛，诗人赞美它"映日荷花别样红"。生机勃勃的盛夏，孕育着丰收。

❧ 运动指南

强度不宜过大。对于身体健康的人来说，运动强度以运动后适量出汗、身体有舒服畅快之感为度；中老年人则以活动时不感觉到疲乏为度。可根据个人喜好选择散步、爬山、游泳、打太极拳等运动方式。

➕ 防中暑及应急措施

预防中暑的方法很多，如合理安排工作，注意劳逸结合；避免在烈日下暴晒；注意室内降温；睡眠要充足；讲究饮食卫生。有条件的人，宜常服用可以芳香化浊、清解湿热的茶饮，也可在暑热之季服用一些仁丹、十滴水等防中暑的药物。

中暑先兆：全身明显出现乏力、胸闷、头昏、心悸、大量出汗、口渴、恶心等症状。

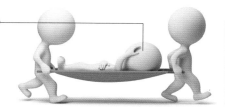

应急策略

立即将患者移至通风处休息，可喝些淡盐温水、西瓜汁、绿豆汤等。

⊙ 大暑的季节特征

　　我国古代将大暑分为三候，即"初候腐草为萤，二候土润溽暑，三候大雨时行"。萤火虫分水生和陆生两种，陆生的萤火虫产卵于枯草上，大暑时，萤火虫卵化而出，所以古人认为萤火虫是腐草变成的；二候是说天气开始变得闷热，土地也很潮湿；三候是说时常会有大的雷雨出现，这大雨使暑湿减弱，天气开始向立秋过渡。

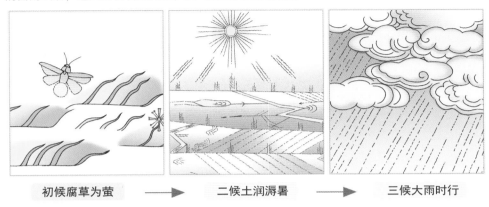

初候腐草为萤 ⟶ 二候土润溽暑 ⟶ 三候大雨时行

⊙ 告别汗臭味

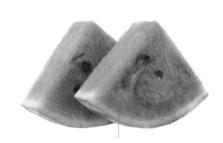

夏天吃西瓜可清热解暑、生津止渴，也容易减少人出汗时的酸臭味。

　　由于夏季天气炎热，人们往往因流汗过多使身上产生酸臭味。对于偏爱肉食的人们来说更是如此，这类人体内环境偏酸性，汗液排出时含有脂肪酸成分，尤其在公共场合，身上散发出的气味让人尴尬。要想改变这种情况，可以从日常饮食入手，多吃碱性的新鲜蔬果，以平衡肉食中的酸性。其他诸如苹果、木瓜、绿豆、黑木耳等具有排毒功效的食材有助于清除体内毒素。

▶ 养生提示

　　盛夏阳热下降，水气上腾，蕴熏蒸，湿气充斥，故在此季节，受湿邪侵害者较多。在中医学中，湿为阴邪，其性趋下，重浊黏滞，易阻遏气机，损伤阳气，而且暑湿之气容易乘虚而入，心气易于亏耗，老人、儿童、体虚气弱者往往难以抵抗，导致中暑、苦夏等病。

　　大暑是全年阳气最盛的时节，在养生保健中常有"冬病夏治"的说法，故对于那些每逢冬季发作的慢性疾病，如慢性支气管炎、肺气肿、支气管哮喘、风湿痹证等，夏季是治疗的最佳时机。有上述慢性疾病的朋友，在夏季养生中尤其应该细心调养，重点防治。

　　大暑时节，要保持充足的睡眠，不可在过于困乏时才睡，睡前不可做剧烈运动。睡眠先睡心，清晨先醒心再醒眼。

　　"民以食为天"，就大暑时节而言，针对酷热难耐的状况，人们常大量食用冷饮以降温防暑。但有些人应该注意饮食禁忌，特别是不要过量食用冷饮，否则会影响健康。具体而言，以下8类人群在食用冷饮时要特别注意。

胆囊炎、胆结石、胃肠病患者：多食冷饮易引起胃痛、食欲下降，或因冷刺激胃黏膜，促使肠管蠕动加快，易诱发肠痉挛，引起腹痛、腹泻。

老年人：因消化道功能减退，老年人对冷饮的耐受性降低，多食会引起消化功能紊乱，诱发胃肠疾病。

咽喉炎、支气管炎、支气管哮喘患者：食冷饮会刺激咽喉部，使炎症加重；食用后还会诱发咳嗽，导致旧病复发。

高血压患者：多食冷饮会使血管迅速收缩，造成血压升高。

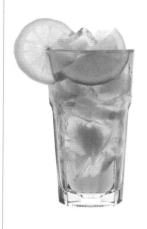

糖尿病患者：冷饮中多含有大量糖分，患者食之可使血糖升高，导致病情加重。

肾病患者：冷饮中的香精、色素、香料等成分会加重肾小球过滤、排毒的负担，还会使水肿加重。

龋齿、牙质过敏患者：这一类人群在食用冷饮后易诱发牙痛。

十二指肠溃疡、慢性胃炎、慢性结肠炎、胆囊炎、消化不良患者：此类患者的消化系统功能较差，吃冷饮后容易刺激胃肠黏膜，加重病情。

◉ 饮食调养

冬瓜薏仁鸭

　　炎热夏日，最难受的莫过于脾胃了。此时气候炎热、潮湿，加上人体新陈代谢旺盛、体力消耗大，常使人脾胃受困，食欲不振。这时多吃点有滋补作用的食物，能起到解暑消疲、益气养阴、增强体质的作用。营养物质应以清淡、滋阴食品为主，即"清补"。

　　俗话说"大暑老鸭胜补药"，鸭子既能补充营养，又能滋补五脏之阴，能祛除虚火之热，能和脏腑水道。中医认为，大暑进补宜食用鸭肉。根据中医"热者寒之"的原则，鸭肉特别适合苦夏、上火、体内生热者食用。

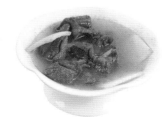

鸭肉能滋阴养胃、健脾补虚，冬瓜能清热化痰、消解暑热烦闷。

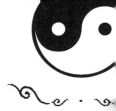

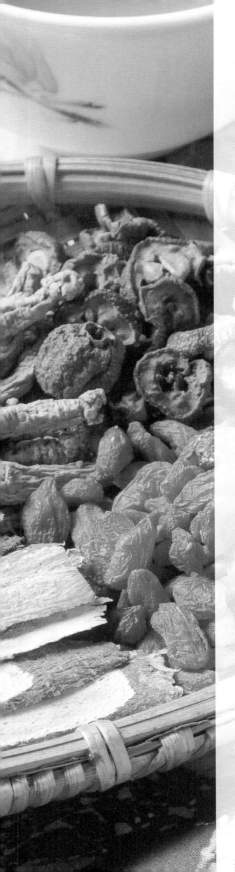

第四章　秋季养生

　　秋季，是指我国农历的立秋到立冬这一段时间，即农历七月、八月、九月。这三个月是万物成熟收获的季节。当伴着凉爽的秋风欣赏宜人景色时，也不要忽视养生，很多因素往往在不经意间影响着人们的身体健康，炎热夏季造成的损耗也应在此时及时补充。因此，秋季需格外重视养生保健。

秋敛的秘密

秋季包括立秋、处暑、白露、秋分、寒露、霜降6个节气。暑气开始渐渐消退，秋高气爽，田野里翻着金色的麦浪，又到了收获的季节。

秋季的三个月，是万物成熟收获的季节。当伴着凉爽的秋风欣赏宜人景色的同时，切莫忽视了养生，炎热夏季造成的营养损耗也应在此时及时补充。

秋季，盛夏的高温已降低，人们烦躁的情绪也随之平复。许多外部因素往往在不经意间影响着人们的健康，且夏季过多的耗损也应在此时及时补充，秋季也应特别重视养生保健。《管子》中记载："秋者阴气始下，故万物收。"意思是到了秋季，阳气渐弱，阴气逐渐盛长起来，养生也要顺应自然，收敛神气。这是古人对四时调摄的宗旨，顺应四时养生，要遵循春生、夏长、秋收、冬藏的自然规律。

❀ "秋老虎"

进入立秋，夏日炎热的暑气逐渐消退，但通常还会有持续一周或半个月的高温闷热天气。气象学的解释是，控制我国西太平洋副热带的高压在逐步南移中又向北抬，重新控制江淮及周边地区，进而出现晴空少云、阳光强烈的天气。气温的短时回升让暑热重回大地，让人觉得难受，故这种天气又有"秋老虎"之称。我国地域辽阔，"秋老虎"的表现略不相同，如华南的"秋老虎"要比长江流域的来得迟，一般推迟2~4个节令。另外，每年"秋老虎"控制的时间有长有短，半个月至两个月；有时"秋老虎"来了去，去了又回。

在这段时间里，阳光充足、空气干燥，虽然白天的气温相对较高，但早晚时已能很明显感受到丝丝凉意。萧瑟秋雨频繁过境，因此有"一场秋雨一场寒"的说法。

❀ 不可小视的秋凉

秋季，在燥气中还暗含秋凉。人们经夏季过多的发泄之后，机体各组织系统均处于水分相对贫乏的状态，如果这时再受风着凉，极易引发头痛、鼻塞、胃痛、关节痛等一系列症状，甚至使旧病复发或诱发新病。老年人和体质较弱者对这种变化的适应性和耐受力较差，更应注意防凉。如睡觉时要注意改变夏日赤身裸睡的习惯，可关一关敞开了许久的窗户。平时多关注气温的变化，注意身体保暖，尤其是腹部保暖，要及时增减衣服。多晒晒太阳，适当加强身体锻炼，提高耐寒能力，使身体逐渐适应不断走低的气温。

▶ 秋季养生法则

在秋季的三个月中，秋高气爽，自然界呈现出一派丰收而祥和的景象。但随着深秋的临近，天气也渐渐由热转凉，冬天的寒意紧随而至。人们可效仿鸡的生活规律，早睡早起，促使精神情志安宁，以缓和秋季初凉的伤伐，收敛精神情志而不使其外散，使秋气平定、肺气清肃。这就是与秋季相适应的，可以保养人体"收"气的方法与原则。

🔍 春夏养阳，秋冬养阴

　　《素问·四气调神大论》指出："夫四时阴阳者，万物之根本也，所以圣人春夏养阳，秋冬养阴，以从其根，故与万物沉浮于生长之门，逆其根则伐其本，坏其真矣。"古人对四季调摄的"春夏养阳，秋冬养阴"之法值得我们借鉴。

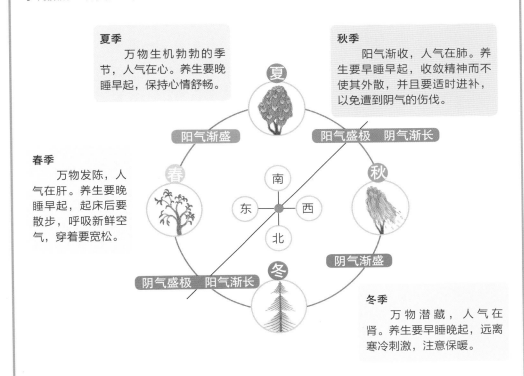

夏季
　　万物生机勃勃的季节，人气在心。养生要晚睡早起，保持心情舒畅。

秋季
　　阳气渐收，人气在肺。养生要早睡早起，收敛精神而不使其外散，并且要适时进补，以免遭到阴气的伤伐。

春季
　　万物发陈，人气在肝。养生要晚睡早起，起床后要散步，呼吸新鲜空气，穿着要宽松。

冬季
　　万物潜藏，人气在肾。养生要早睡晚起，远离寒冷刺激，注意保暖。

🔍 肺对其他脏腑的影响

　　肺在人体中具有重要作用，全身气血都由它来分配。如果肺感受邪气，不但自身会发生病变，其所主的皮毛也会发生病变，还会将这种邪气传到身体其他脏腑。

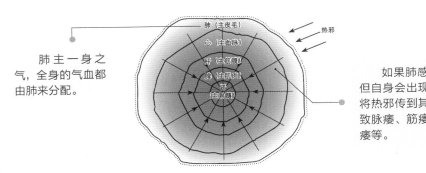

　　肺主一身之气，全身的气血都由肺来分配。

　　如果肺感受热邪，不但自身会出现痿病，还会将热邪传到其他脏腑，导致脉痿、筋痿、肉痿、骨痿等。

秋季养生指南

入秋后，暑夏的高温已渐渐远去，人们容易烦躁的情绪也随之平静下来，人体在夏季过多的耗损也应于此时及时加以补充。同时，也要注重精神方面的调养，以平常心看待自然界的变化，或多晒晒太阳，转移秋殇的低落情绪。

❧ 运动健身

秋季户外气温适宜，空气清爽，为户外旅游、运动健身提供了良好的外部条件，尤其是耐寒锻炼，可增强机体适应多变气候的能力。

或平心静气，收敛心神，保持内心的宁静；或出游赏玩，登高眺望，令人心旷神怡，多种多样的健身方式都非常适合人们选择。白天，宜选择在清晨空气清新、环境安静优美的场所进行，以在林荫道旁锻炼最为适宜；晚上，以静养打坐为佳，时间最好选在就寝之前，时间长度视个人能力而定，做到循序渐进、逐步增加。

❧ 穿衣

🔍 秋季穿衣指南

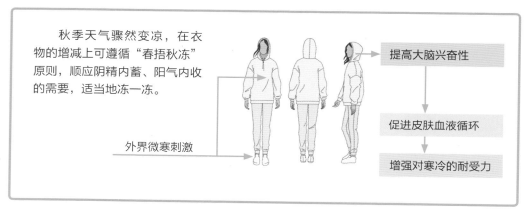

秋季天气骤然变凉，在衣物的增减上可遵循"春捂秋冻"原则，顺应阴精内蓄、阳气内收的需要，适当地冻一冻。

外界微寒刺激

提高大脑兴奋性

促进皮肤血液循环

增强对寒冷的耐受力

🔍 "春捂秋冻"原则

"春捂秋冻"是民间广为流传的保健防病谚语，意为春天不要急于脱掉棉衣，秋天也不要急于穿上棉衣。春季适当穿厚一点，秋季适当冻一点，都有利于身体健康。

谚语	春捂	秋冻
季节	冬去春来	夏去秋来
气候	由冷转热	由热转冷
经验	提神醒脑、改善心境	如果过早穿厚衣服，身体还未适应寒冷，进入寒季容易受寒生病
结论	须刻意捂着点，慢慢减少衣服	可适当冻着点，慢慢增加衣服

≫ 睡眠

秋季天气转凉，人体的阴精也与自然界一样"万物沉浮于生长之门"，敛藏内养五脏。因此，这个时节要注意合理安排睡眠，以顺应自然之气。

睡眠时间

早睡早起可以使人体阴精随着自然界阴阳的变化而收敛于体内，阳气舒展。早卧，以顺应秋季阴精的收藏之象，以养"收"气；早起，以顺应阳气的舒展，使肺气得以宣发、肃降。这种作息时间很好地达到"秋季养收"的目的。另外，早睡也能补充夏季的睡眠不足，是增强体质的一种方法。

具体睡眠时间：建议每晚亥时（即21~23点）休息，争取在子时（23~凌晨1点）入睡。因为子时是阳气最弱、阴气最盛之时，此时睡觉，最能养阴，睡眠质量也最佳，往往能达到事半功倍的养生效果。

睡眠方向

我国古代养生学家对于睡眠方位有一定的论述，应秋时所旺之气而卧，顺应自然，以协调阴阳。唐代著名医学家孙思邈在《千金方》中提道："凡人卧，春夏向东，秋冬向西。"这就是考虑到"应四时所旺之气而卧"的原则，因中医的五季与五方相应，有春东、夏南、长夏中、秋西、冬北之说，因此睡眠的方位也与当时节气相应。《四时调摄论》《黄帝内经》中都指出秋季坐卧宜朝西南方，而秋季头向西也是应秋气旺于西方之理。

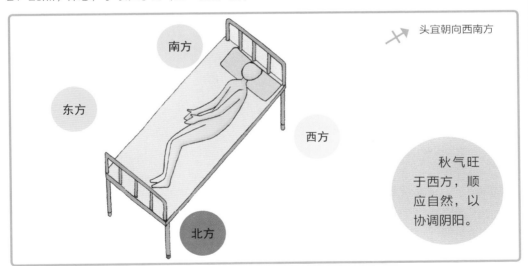

南方

东方

西方

北方

头宜朝向西南方

秋气旺于西方，顺应自然，以协调阴阳。

🔍 睡眠姿势

对于大多数人来说，右侧弓形卧对人体健康比较有益。中医认为，侧卧可以使全身得到放松，自然弓形可以使四肢自由变动，并且使精气不散，所以说秋季以右侧弓形卧最好。

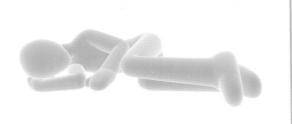

🥢 饮食指南

秋季，气温逐渐降低，雨量也慢慢地减少，空气湿度相对降低，气候干燥。秋季应肺，而秋季干燥的气候极易损伤肺阴，从而容易出现皮肤干燥、干咳少痰、便秘等病症，所以秋季养生要防燥。

立秋以后，天气变得凉爽怡人的同时，也开始变得比较干燥，再加上不稳定的气温，给人的身心带来一定影响。另外，由于这个季节落叶纷飞、花木凋谢，一些人，特别是中老年人往往会产生一种凄凉、苦闷之感，这样的消极情绪可以通过合理饮食来进行调理。

秋季饮食养生应注意饮食的定时定量。饮食有节制益人，无节制则伤人。节制饮食中要求定时是为了让胃肠生理机能维持正常的活动，使其有序进行消化，不至于紊乱或过劳；节制饮食中要求定量，是为了避免胃肠超负荷活动，以防损伤胃功能，造成消化不良或胃病。老人和小孩消化力较弱，更应定时定量进

食。另外，秋天每餐进食宜简不宜繁，这是由于人体阳气衰弱、胃气亦弱，每餐吃品种繁多的食物，不易消化，容易导致胃病。

🥢 秋季养生要养肺

秋气内应肺，肺是人体重要的呼吸器官，是人体真气之源，肺气的盛衰关系到寿命的长短。秋季气候干燥，很容易伤及肺阴，使人出现鼻干、咽喉痛、咳嗽、胸痛等呼吸系统症状，所以饮食应注意养肺。要多吃些滋阴润燥的食物，如银耳、甘蔗、梨、芝麻、藕、菠菜、猪肺、豆浆、鸭蛋、蜂蜜、橄榄等。此外，还可适当食用一些药膳，如参麦团鱼、蜂蜜蒸百合、橄榄酸梅汤等。

秋季，肺功能偏旺，而辛味食品吃得过多，会使肺气更加旺盛，进而还会伤及肝气，所以秋天饮食要少食辛味食物，如韭菜、辣椒、葱、姜、蒜等。在此基础上多吃些酸味食物，以补肝气，如葡萄、柚子、柠檬、山楂、荸荠等。

🔍 饮食调养

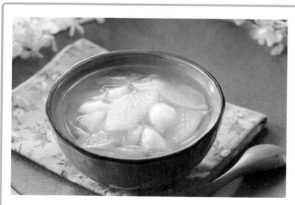

蜂蜜百合梨汤

材料：百合50克，梨100克，蜂蜜25克。
功效：清热润燥，润肺止咳。
做法：
① 将百合清洗干净，调入蜂蜜，搅拌均匀，梨去皮、核、切片。
② 将混合后的百合、蜂蜜盛入碗中，加水和梨片煮至百合熟软即可。

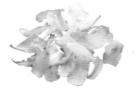

百合
性味：性微寒，味甘。
功效：润肺止咳，清心安神。

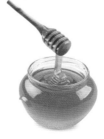

蜂蜜
性味：性平，味甘。
功效：润肺止咳，润肠通便。

✨ 远离秋愁

秋季，在精神调养上也应顺应季节特点，以"收"为要，做到"心境宁静"，这样才会减轻肃杀之气对人体的影响，才能适应秋天的季节特征。

自然界中的秋风、秋雨常令人心生秋愁，尤其是老年人，他们常有萧条、凄凉、垂暮之感，如果遇上不称心的事，极易导致心情抑郁。在人的大脑中，存有一种能分泌"褪黑激素"的腺体——松果体，其分泌的激素能诱人入睡，还能抑制人体内其他激素的产生。若甲状腺素和肾上腺素分泌相对减少，就会使细胞"懒散"，从而使人变得情绪低沉，多愁善感。

✨ 谨防秋燥

秋燥伤津，燥是秋季的主气，属阳邪，其引起的疾病有温燥（初秋）和凉燥（深秋）。初秋时节，夏季的高温尚未退去，再加上天晴少雨、气候干燥，身体各器官组织水分常常出现不足，会出现一系列生理反应。如口、鼻、皮肤等部位往往会在不同程度上出现干燥感，甚至出现口干舌燥、小便短少、大便干结、鼻塞、咳嗽、流泪、关节痛、胃痛等一系列症状。这些就是秋燥的表现，它使人体阴阳失去平衡，各脏腑之间也容易出现失调。所以在秋季一定要做好秋燥的防治工作，尽量让身体恢复平衡。

🔍 勤晒太阳防多愁

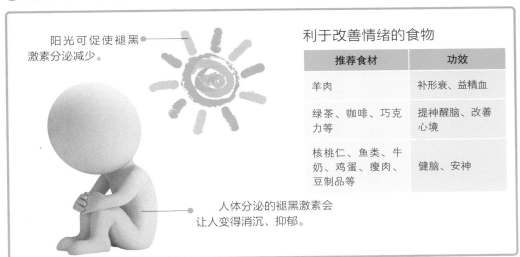

阳光可促使褪黑激素分泌减少。

人体分泌的褪黑激素会让人变得消沉、抑郁。

利于改善情绪的食物

推荐食材	功效
羊肉	补形衰、益精血
绿茶、咖啡、巧克力等	提神醒脑、改善心境
核桃仁、鱼类、牛奶、鸡蛋、瘦肉、豆制品等	健脑、安神

▶ 应对秋燥的饮食调理

❶ 宜多饮水。每天至少饮水1000毫升；要经常喝稀饭、淡茶、菜汤、豆浆、果汁等。另外，喝白开水往往不能完全抵御秋燥，为了保证效果，最好还是选择喝淡盐水和蜂蜜水，早上可以喝一杯淡盐水，有效地补充身体流失的水分和盐分。晚上则喝上一杯蜂蜜水，不仅可以补充水分，还能改善秋燥引起的便秘。

❷ 宜多吃水果。每天吃1~2个梨（雪梨或沙梨）、西瓜、蕉类、山竹等凉性水果。

❸ 宜常吃清热、生津、养阴的食物。如萝卜、马蹄、西红柿、豆腐、莲藕、蜂蜜及新鲜时令水果和蔬菜，精瘦肉、木耳、老鸭汤、甲鱼肉、青鱼、鲳鱼、黄花鱼、银耳、百合、紫菜、莲子、梨、芝麻等。

立秋 少辛增酸忌忧伤

立秋在每年的七月上旬。从这一天开始，秋高气爽，气温由热逐渐下降。立秋由于盛夏余热未消，秋阳肆虐，特别是在立秋前后，很多地区仍处于炎热之中，故素又有"秋老虎"之称。

每年公历的8月7日或8日，视太阳到达黄经135°时为立秋。立秋是秋季的第一个节气。"立"是开始之意，"秋"表示庄稼成熟。万物成熟收获，天地间的阴气逐渐增强，而阳气则由"长"转"收"。

由于我国地域辽阔，纬度、海拔高度不同，各地在立秋这一天不可能同时进入凉爽的秋季。气象资料表明，入秋后的炎热天气往往要延续到9月中下旬，然后才能真正变得凉爽起来。但是这时的气温已经不像夏季，清晨和晚间空气已经十分凉爽，只是中午的气温仍然会很高。

此时，农田中的各种农作物也将要成熟，麦浪滚滚、瓜果飘香，辛苦耕耘了一年的人们将迎来收获的时节。终于熬过苦夏，部分地区的人们除了品尝秋天刚刚上市的应季食材，也会吃各类味厚的肉食来"贴秋膘"，以补充夏季身体的损耗。

❧ 立秋饮食原则

立秋饮食宜祛暑

立秋时节的昼夜温差加大，在饮食上应坚持清暑清热，多吃一些可以滋阴润肺的食物。中医认为，秋季燥气上升，易伤津液。因此，在饮食上应以滋阴润肺为宜，可适当食用芝麻、银耳、蜂蜜等食物，以益胃生津。

立秋饮食宜除湿

立秋后的一段时间，天气仍较炎热，雨水也很充足，空气湿度较大，此时的养生重点仍在于除湿。要注意调养脾胃，侧重于清热、健脾、利湿，可适当食用芡实、山药、薏米等食物。

立秋饮食宜润燥

立秋过后，肺功能处于旺盛时期，因此要加强调养，以免肺气过盛，进而影响身体健康。因此，立秋进补应该选择清补，而不是滋腻。日常饮食应选择一些生津润燥的食物，如百合、生梨、莲子、大枣、银耳、荸荠、蜂蜜等。

❧ 精神调养

要做到内心宁静、神志安宁、心情舒畅，切忌悲忧伤感，即使遇到伤感的事，也应主动予以排解，以避肃杀之气，同时还应收敛神气，以适应秋天容平之气。

> ▶ 养生提示
>
> 立秋之季已是天高气爽，应开始"早卧早起，与鸡俱兴"。早卧以顺应阳气之收敛，早起为使肺气得以舒展，且防收敛之太过。立秋乃初秋之季，暑热未尽，因而着衣不宜太多，否则会影响机体对气候转冷的适应能力，易受凉感冒。同时，应特别注意远离或警惕以下非健康因素，如暑气、秋燥、过度饮食、作息不规律、忧伤情绪、受凉感冒、困倦乏力等。

立秋养生"养收"之道

秋季养生，凡精神情志、饮食起居皆以"养收"为原则。秋内应于肺，肺在志为悲（忧），悲忧易伤肺，肺气虚则机体对不良刺激的耐受性下降，易生悲忧之情绪，所以在进行自我调养时切不可背离自然规律，循其古人之纲要："早卧早起，与鸡俱兴，使志安宁，以缓秋刑，收敛神气，使秋气平；无外其志，使肺气清，此秋气之应，养收之道也。"

秋季养收，不仅为了适应秋令自然界阳收阴长的规律，也能为冬天阴气旺盛和来年的阳气生发打下基础。违背了秋季的养生原则，体内的太阴之气便不能收敛，就会引发肺热、喘息、胸闷等病症。

🔍 五行配象

古人用五行来解释宇宙间一切问题，用五脏与五行、五色、五味、五音等对应解释疾病产生的原因，判断在外界因素的影响下，五脏六腑所出现的变化。

五行物象归类	五色	赤、青、黄、白、黑
	五味	苦、酸、甜、辛、咸
	五脏	心、肝、脾、肺、肾
	五音	徵、角、宫、商、羽

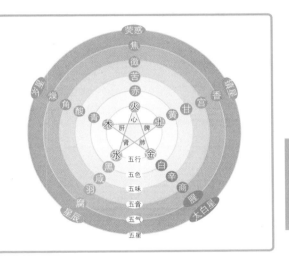

🕐 立秋的季节特征

立秋之后，初候的天气已经凉爽，因为这个时节不再刮炎热的夏天时常刮的偏南风，而开始刮偏北风，所以有"初候凉风至"之说；"二候白露降"，由于白天日照仍很强烈，夜晚的凉风刮来，形成一定的昼夜温差，空气中的水蒸气凝结成露珠，于是人们习惯上把它说成"降"；三候时，树上的蝉食物充足，温度适宜，在微风吹动的树枝上得意地鸣叫着，故称"三候寒蝉鸣"。

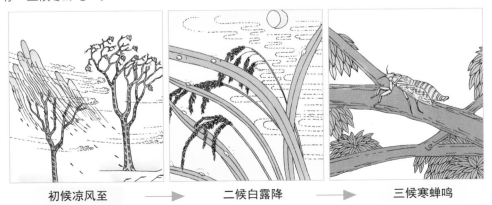

初候凉风至 ⟶ 二候白露降 ⟶ 三候寒蝉鸣

🔍 "秋乏"的原因

人体在炎热的夏季会消耗掉大量的能量。随着夏日远去，当秋天临近时，为适应秋季的气候特征，人体会进行自我修复，通过这种自我的保护性反应来逐步调整身心，使其达到内外环境的平衡与协调，所以常会有精力不足、神疲力倦之感。

缓解"秋乏"之法：
①养成有规律的作息起居。
②通过饮食营养摄取能量。
③适当进行户外运动，如慢跑、爬山等。
④可在中午适当午睡。

由于秋季人体肢体各关节柔韧性不强，所以不宜进行剧烈运动。

慢跑的好处
—— 强化心血管系统
—— 提高大脑兴奋性
—— 增加肺活量
—— 刺激新陈代谢，促进消化和吸收
—— 逐步增强机体的耐寒性与免疫力

🔍 饮食调养

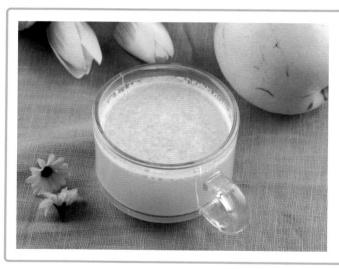

姜梨蜜熟饮

功效：生津止渴，清热润肺。
材料：白梨100克，生姜15克，蜂蜜10克，矿泉水240毫升。
做法：
①将梨洗净、削皮、去籽，切成小块；生姜洗净、削皮，切成小块，备用。
②将准备好的材料倒入果汁机内搅打2分钟。
③用微波炉加热后放入蜂蜜调味即可。

▶ 预防"秋燥"

秋季的气温逐渐降低，再加上环境相对干燥，易使人体肝气变得偏旺或偏衰，进而让人产生"秋燥"的状况，如口干舌燥、咽喉肿痛、便秘等。因此，人们在进行户外锻炼的同时，也要注意及时补充足够的水分和盐。饮食上也可以通过摄入可以滋阴润肺、生津止渴的食物来帮助调理，如梨、萝卜、蜂蜜、银耳等。

⊙ 养生时令食物推荐

鲫鱼

性味：性平，味甘。

归经：归脾、胃、大肠经。

功用：可煮食，主治脾胃虚弱、纳少无力、痢疾、水肿。

禁忌：不宜与芥菜、鹿肉、猪肝同食，不宜与沙参同食；鱼子中胆固醇含量较高，高脂血症、高胆固醇血症者慎食。

木耳

性味：性平，味甘。

归经：归肺、胃、肝经。

功用：可凉拌、炒食、煮汤，主治血痢头晕、痔疮、崩漏。

禁忌：虚寒溏泻者慎服；不宜与茶同食，因为茶中的单宁酸会与木耳中的铁质发生反应，降低人体对铁质的吸收。

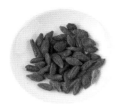

枸杞子

性味：性平，味甘。

归经：归肝、肾经。

功用：可炖汤、泡酒，主治头晕目眩、腰膝酸软、咳嗽。

禁忌：外邪实热、脾虚有湿及泄泻者忌食；不宜与螃蟹同食，否则会引起腹痛腹泻等症状。

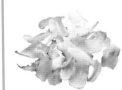

百合

性味：性微寒，味甘。

归经：归心、肺、胃经。

功用：可熬粥、蒸食，主治肺痨久嗽、烦躁失眠、心悸。

禁忌：脾胃虚寒、大便溏泻者忌食，风寒感冒初期者不宜用；不宜与猪肉同食，否则会引起中毒。

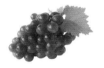

葡萄

性味：性平，味甘、酸。

归经：归脾、肺、肾经。

功用：可生食、榨汁、酿酒、晾干，主治肺虚咳嗽、气血虚弱。

禁忌：不宜与海鲜同食，否则会导致腹泻呕吐、头晕恶心等症状；糖尿病、腹泻患者，脾胃虚寒者不宜多食。

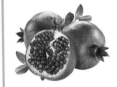

石榴

性味：性平，味甘、酸。

归经：归胃、大肠经。

功用：可生食、榨汁，主治口渴咽干、久泻、久痢。

禁忌：不宜与海参同食，否则会影响消化吸收，导致腹痛、呕吐等症状；便秘、尿道炎、糖尿病、实热积滞者忌食。

🌸 时令食物速查

名称	功效	禁忌	推荐食谱
鲫鱼	健脾利湿、补中益气	忌与鸡肉、蒜同食	萝卜鲫鱼汤
木耳	润肺、养阴、止血	忌与田螺、野鸡同食	五花肉炒木耳
枸杞子	生津止渴、润肺止咳、养肝益肾	忌与乳制品同食，脾虚泄泻者忌食	枸杞子烧鲫鱼
百合	润肺止咳、清心安神	风寒咳嗽、中寒便滑者忌服	西芹百合
葡萄	补气血、益肝肾、除烦止渴	脾胃虚寒、便秘者不宜多食	葡萄汁
石榴	生津止渴、收涩止泻	忌与西红柿、海鲜、西瓜、土豆同食	石榴汁

处暑 养阴护阳健脾胃

处暑，是暑气结束的时节。"处"含有躲藏、终止的意思，顾名思义，处暑表明暑天将近结束。《月令七十二候集解》曰："七月中，处，止也，暑气至此而止矣。"这时的三伏天气已过或接近尾声，所以称"暑气至此而止矣"。

处暑一般在每年的公历8月22日至24日，太阳此时运行到黄经150°，当日正午用圭表测日影，影长为古尺五尺三寸二分，约相当于今天的1.313米，当晚观测北斗七星的斗柄指向申的方位，也就是西南方。这个阶段一般在农历七月，又叫申月。

处暑习俗

处暑是真正的收获季节，田间果树上已经挂满了成熟的果实等着人们采摘，大豆、玉米、花生等农作物也到了收获的季节。为了庆祝这份收获的喜悦，人们喜欢举行隆重的仪式来祭祀农神，非常热闹。这种仪式其实不只是答谢神灵，还有另外一层含义，就是祈求神灵保佑能有个好的收成。

《东京梦华录·秋社》载："八月秋社，各以社酒相赍送，贵戚宫院以猪羊肉、腰子、肚肺、鸭饼、瓜姜之属，作棋子片样，滋味调和，铺于饭上，谓之社饭，请客供养。"有些地区还搭起戏台，请戏班子唱大戏，有的乡镇村庄，白天敲锣打鼓，绕村寨游行庆秋社，表达自己的喜悦心情，可见人们对丰收的期盼。

小心防晒别放松

处暑后太阳的紫外线辐射指数依然较大，所以千万不要因为天凉快了就忽视防晒，以防被"秋老虎"晒伤皮肤。一旦发现肌肤被晒伤，要及时处理。

晒伤处理小技巧：若皮肤轻微发红或发烫，取棉片蘸冰水外敷，然后用温和的清洁乳清洗，再擦一些保湿水为皮肤补水即可；若皮肤红肿且有痛感，证明皮肤已彻底晒伤，这时可先用冰水敷，再涂抹一些天然芦荟胶来镇静消炎；茶叶里的鞣酸有较好的收敛作用，对轻微晒伤有非常好的疗效，若轻微晒伤后，可用棉球蘸些茶水，然后轻轻擦拭晒伤部位，可减轻痛感。

阴与阳

阴与阳是一个相对的概念，它的内涵极其丰富。无论是具体的还是抽象的、大的还是小的，都可以划分出阴与阳。整个宇宙就是阴中有阳、阳中有阴。由于天体日月的运转，自然界处于阴阳消长变化之中，其表现为昼夜交替出现，昼为阳，夜为阴。而人体的阴阳之气也随着消长而变化，于是有了寤和寐的交替。寤属阳，为阳气所主；寐属阴，为阴气所主。

属性	自然界						人体				
阳	天	太阳	白天	上午	明	热	体外	体表	上身	腑	活动
阴	地	月亮	夜晚	下午	暗	寒	体内	体内	下身	脏	睡眠

🔍 营卫运行与睡眠

　　人的寤寐变化以人体营气（营气是行于脉中，富有营养作用的气）、卫气（卫气是行于脉外、具有保卫功能的气）的运行为基础。当卫气行于阴时则阳气尽而阴气盛，故形静而入寐；行于阳，则阴气尽而阳气盛，故形动而寤起。

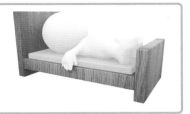

🔍 营气、卫气与麻痹

　　麻痹的出现与营卫之气的运行失调有关，而营卫失调又是由于邪气的入侵，所以最好的解决办法是泻去体内的邪气。

解决办法

　　泻邪，使体内营卫之气畅行。

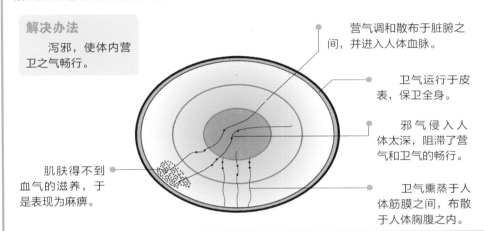

营气调和散布于脏腑之间，并进入人体血脉。

卫气运行于皮表，保卫全身。

邪气侵入人体太深，阻滞了营气和卫气的畅行。

卫气熏蒸于人体筋膜之间，布散于人体胸腹之内。

肌肤得不到血气的滋养，于是表现为麻痹。

秋季养生

⏱ 处暑的季节特征

　　处暑分三候，"初候鹰祭鸟"，这时大地上的鸟类数量增多，为鹰捕食提供了更多的机会；二候时田间的农作物因气温下降，开始发黄，顿时出现肃杀之气，于是称"二候天地始肃"；三候时，田间的农作物到了收割的阶段，于是人们开始忙碌收获，所以说"三候禾乃登"。

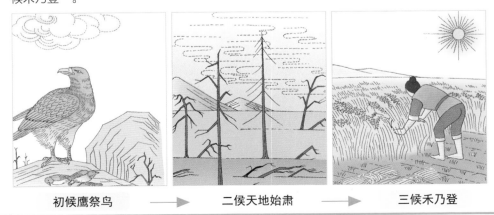

初候鹰祭鸟　　➡　　二候天地始肃　　➡　　三候禾乃登

🍲 饮食指南

处暑节气，天气越来越干燥，这个时候进补要以甘润温养为原则，饮食既不可过热，也不可太凉，以不伤阳、不耗阴为准。具体来说，一方面要注意补充水分，以防天气干燥对人所产生的直接伤害；另一方面要多吃一些养肺的果蔬，防止机体受燥邪影响。

处暑作为立秋之后的一个节气，饮食上与立秋相比要有一个适当的调整。处暑饮食可以遵循以下原则：

主食最好以粗粮和白面为主。适量增加蛋白质的摄入，以增强机体免疫力。比如，可以适量进补鸡蛋、瘦肉、鱼、乳制品及豆制品等。

富含维生素的食物和碱性食物不可少。富含维生素的食物有西红柿、鲜辣椒、茄子、马铃薯等；碱性食物有苹果、海带及新鲜蔬菜等。

多吃富含水分的水果，如梨、葡萄、西瓜等。不吃或少吃辛辣、油炸食品。

从养生的角度来看，处暑时节适宜进食清热安神的食物，如银耳、百合、莲子、蜂蜜、黄鱼、干贝、海带、海蜇头、芹菜、菠菜、芝麻、豆类及奶类，但这些食物一次进食不可太多，做到少食多餐。

◉ 饮食调养

处暑时节，人们开始特别重视饮食补身。因为经过炎热的夏天，身体耗损大，立秋之后，气温逐渐下降，人们的食欲开始被激活，会习惯性地想到饮食补身。天气转凉时节，调补一下身体是有必要的。

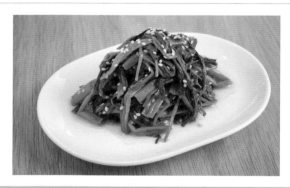

芝麻拌菠菜

功效：补肝益肾，开胸润燥。

材料：鲜菠菜500克，熟芝麻15克，盐、香油、味精各适量。

做法：

①菠菜去根洗净，在开水锅中焯烫一下，捞出浸入凉水，凉后捞出沥干，切成段放入盘内。

②分别加入盐、味精、香油，搅拌均匀，最后撒上熟芝麻即可。

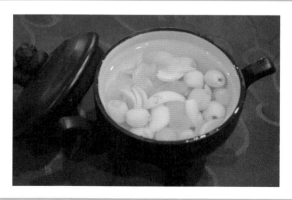

百合莲子汤

功效：安神养心，健脾和胃。

材料：干百合100克，干莲子75克，冰糖75克。

做法：

①百合浸水一夜后冲洗干净；莲子浸泡4小时，冲洗干净。

②将百合、莲子置于清水锅内，大火煮沸。

③加入冰糖，改小火续煮40分钟即可食用。

◉ 养生时令食物推荐

茄子

性味：性微寒，味甘。

归经：归胃、大肠经。

功用：可炒食、煮熟，主治血热便血、痔疮、大便不利。

禁忌：体弱胃寒者不宜多食；不宜与螃蟹同食，否则会导致消化不良，使食物积滞于肠胃中。

香蕉

性味：性寒，味甘。

归经：归肺、胃、大肠经。

功用：可生食、蒸食，主治热病烦渴、痔疮出血、便秘。

禁忌：胃溃疡、胃酸过多者忌食，糖尿病患者慎食；香蕉不宜与菠萝同食，否则会导致血钾升高。

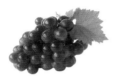

葡萄

性味：性平，味甘、酸。

归经：归脾、肺、肾经。

功用：可生食、榨汁、酿酒、晾干，主治肺虚咳嗽、气血虚弱。

禁忌：不宜与海鲜同食，否则会导致腹泻呕吐、头晕恶心等症状；糖尿病、腹泻患者，脾胃虚寒者不宜多食。

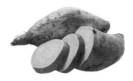

红薯

性味：性平，味甘。

归经：归脾、胃、大肠经。

功用：可生食、烤食、蒸煮，主治脾虚气弱、身体乏力、便秘。

禁忌：不宜与西红柿同食，否则会导致结石、腹泻；湿阻脾胃、气滞食积者慎食。

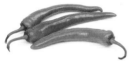

辣椒

性味：性热，味辛。

归经：归心、脾经。

功用：可炒食、配菜，主治脘腹冷痛、消化不良、胃肠胀气。

禁忌：阴虚火旺、咳血便血者，消化道溃疡、痔疮患者不宜用；不宜与南瓜、黄瓜、胡萝卜同食。

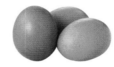

鸡蛋

性味：性平，味甘。

归经：归心、肾经。

功用：可炒、煮、蒸食，主治体虚、目昏、眩晕、产后乳汁不足。

禁忌：不宜食用生鸡蛋；不宜与柿子同食，否则可致腹泻；心血管系统疾病、急性肾炎患者慎食。

♛ 时令食物速查

名称	功效	禁忌	推荐食谱
茄子	清热凉血、活血止血、消肿止痛	忌与螃蟹同食	烧茄子
香蕉	清热生津、养阴润肺、滑肠通便	忌与芋头、红薯、牛奶同食	香蕉派
葡萄	补气血、益肝肾、除烦止渴	脾胃虚寒、便秘者不宜多食	蛋奶葡萄酥
红薯	健脾益胃、宽肠通便、补中和血	忌与柿子、香蕉同食	红薯粥
辣椒	温中散寒、健胃消食	有胃肠溃疡、急性胃炎、痔疮者忌食	辣椒炒豆干
鸡蛋	滋阴养血、安胎、安神	忌与糖精同食	黄瓜炒鸡蛋

白露 滋阴润燥多补水

白露是个典型的秋天节气，气温下降速度很快，夜间气温已达到水汽凝结成露的条件，露水在清晨的田野上晶莹剔透，因露珠呈白色而得名"白露"。农历言："斗指癸为白露，阴气渐重，凌而为露，故名白露。"

《礼记·月令》篇记载这个节气的景象："盲风至，鸿雁来，玄鸟归，群鸟养羞。"是说这个节气正是鸿雁南飞避寒时，百鸟开始储存干果粮食以备过冬。可见白露实际上是天气转凉的象征。农谚说"白露秋分夜，一夜凉一夜"，这表明夏季的热空气已经被秋季的冷空气所替代，因为此时太阳的直射位置南移，北半球的日照时间越来越短，得到的热量就越来越少，加上冷空气带走了地面的热气，于是气温迅速下降，天气变得越来越冷。

收获与播种的季节

白露时节日照时间短、气温下降快，农田里的农作物即将成熟或已经成熟，农民们在田中收获庄稼。除了收获，农民也要为播种做准备，尤其是黄河中下游地区，播种冬小麦是一年中最重要的农事活动之一。

白露时节对农作物的播种及收获有着重要的影响，于是有些地区出现过白露节的现象。因为这是个收获的季节，人们就在这一天用收获的粮食或瓜果蔬菜供奉神灵，祈求明年有一个好收成。

严防受凉、感冒

白露时早晚的气温较低，而正午时气温仍较高，这一时节是秋季日温差最大的时候。因此可将夏季的衣服及被褥等清洗、整理、收好，换上长衣、长裤和较厚的被褥，年老体弱的人须随时留意天气情况，及时增加衣物，预防感冒。但添衣不能太多太快，应遵循"春捂秋冻"的原则，适当接受耐寒训练，可增强机体抵抗力。夜间睡觉时尽量不要开窗，并注意盖好被子。在作息方面，应谨遵早卧早起的养生原则。平时也要注意勤喝水，养成每日早晚喝一杯白开水的习惯，以帮助随时补充体内津液的消耗。多吃富含维生素、膳食纤维的水果和蔬菜。饮食要以清淡为主，对于胃肠功能较差的老年人来说，易于消化的粥食是不错的选择。但粥所含营养成分有限，不宜每餐单一食用。

运动指南

可选择慢跑、爬山、踢毽子、打太极拳等方式进行运动。运动宜动静相合，可平卧于床上，两手放在上腹部，做腹式深呼吸。

▶ 宜晨起食粥

历代中医养生学家都提倡在秋季晨起食粥，明代李梃认为："盖晨起食粥，推陈致新，利膈养胃，生津液，令人一日清爽，所补不小。"因此时各地多有湿热，人处于脾胃内虚之时，机体抵抗力下降，而各类粥食的主要食材为粳米、糯米，有着极好的健脾胃、补中气功效，也易于消化和吸收。

润肺养阴

《黄帝内经》曰："正气内存，邪不可干。"意思是说，人体正气旺盛时，邪气就没有机会侵袭肌体，自然也就会保持健康的身体状态。通过饮食进补可以促进阳气生发、涵养正气。此时无论药补还是食补，建议选用"补而不缺""防燥不腻"的平补之品。

白露时气候干燥，而燥邪易灼伤津液，在食补方面，蔬菜可多食白菜、茄子、银耳、紫菜、草菇、山药、冬瓜、白扁豆等；借助秋季蔬果较多之机，选用水多滋润的柑橘、金橘、梨、苹果、葡萄、鲜枣、西瓜等，以滋润生津；此时也可以适当选用肉类食品，如兔肉、鸡肉、鹌鹑肉、鸭肉、鱼肉等，可以弥补热天之不足。脾胃虚弱、消化不良的人，可选用具有补脾健胃功效的莲子、山药、白扁豆等进行补养。也可适当吃些辛味食物，如韭菜、香菜、米酒等，可以助肝气，使肝木免受肺金克制。

在药补方面，成品补剂可选用人参银耳晶、琼玉膏、二冬膏、杞菊地黄丸、二精丸、灵仙散、胡麻散等，药类建议选用党参、麦冬、天冬、百合、茯苓等。

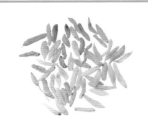

麦冬：养阴生津

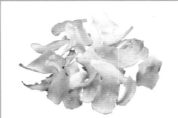

百合：润肺、清心

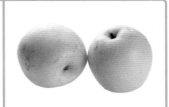

梨：清热润燥

⊙ 白露的季节特征

白露分为三候，"初候鸿雁来"是指从这时开始北方温度渐渐变得很低，大雁成群结伴地飞往南方过冬；"二候玄鸟归"，玄鸟就是我们所说的燕子，燕子也因为北方的气温逐渐降低而飞往南方过冬；三候时气温下降，鸟儿为了适应天气变化换上丰厚的羽毛，在秋天的田野中随处可觅到食物，所以说"三候鸟养羞"，这里的"羞"是指鸟儿的食物。

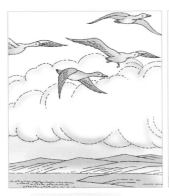

初候鸿雁来

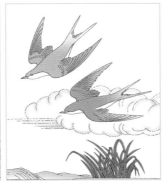

二候玄鸟归

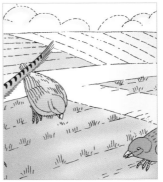

三候鸟养羞

在秋季进行食补的同时，也要注意预防"秋燥"，防治口干、唇焦症状，可选用具有滋阴润肺、养胃生津功效的银耳、百合等食材。银耳用水泡发后，煮烂，加冰糖服食，对治疗和预防"秋燥"有较好的效果；百合也有养肺阴、润肺燥、清心安神之功效。

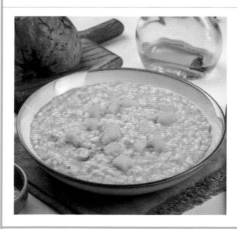

山药南瓜粥

功效：健脾益胃，补中止渴，助消化。

材料：粳米50克，山药30克，南瓜30克，盐适量。

做法：

① 将粳米淘洗干净，以冷水浸泡30分钟，捞出沥干，备用。

② 将山药、南瓜洗净、去皮，山药切小块，南瓜切小丁，备用。

③ 在锅中倒入适量冷水，粳米下锅，以大火煮沸后，放入山药、南瓜，再以小火慢慢熬煮。

④ 待米烂粥稠时，关火，加少许盐调味即可。

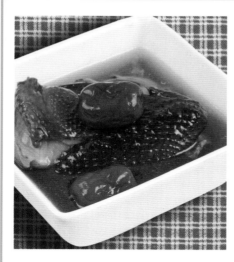

乌鸡汤

功效：温中健胃，补益气血，预防感冒。

材料：乌鸡半只，大枣10枚，莲子10颗，枸杞子、黄芪、当归各10克，姜、盐各适量。

做法：

① 将乌鸡剁成小块，以清水洗净，备用；姜切3～4片，备用。

② 将大枣、莲子、枸杞子、黄芪、当归一同放入小盆中，以清水冲洗干净，浸泡5分钟。

③ 将乌鸡块倒入锅中，再倒入足量的清水，以大火烧开，待浮沫漂起，用勺撇出。

④ 在浮沫撇干净后，将所有辅料倒入锅中，放姜片，加盖以小火煮2小时，食前加盐调味即可。

▶ 喝粥的学问

在秋季，人们喜爱喝粥，它做起来简单方便，能补益脾胃、促进消化，添加不同的食材更能获得不同的补益效果。但是喝粥看似简单，实则学问多多，细心总结，才能收到事半功倍的成效。

❶ 熬粥的器具尽量使用砂锅，新米熬粥清香味更浓。

❷ 在用粳米、糯米等谷类熬粥时，可添加豆类、干果等辅料，以增加食疗功效，并使口感更好。

❸ 尽量一次性将水加足，通常来说，50克米加200毫升水，少加糖或不加糖。

❹ 喝粥不能获得充足的营养，顿顿喝粥尤不可取，应注意营养均衡，糖尿病患者喝粥须适量。

◉ 养生时令食物推荐

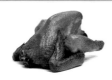

乌鸡

性味：性平，味甘。

归经：归肝、脾、肾经。

功用：可煮食，主治血虚经闭、阴血不足、脾肾两虚。

禁忌：痰湿内蕴者，胆囊炎、胆石症、心血管疾病患者忌食；不宜与大豆同食。

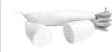

白萝卜

性味：性凉，味辛、甘。

归经：归肺、胃经。

功用：可生食、绞汁、熬汤，主治肺热痰稠、消渴、食积不消、小便不利。

禁忌：不宜与梨、苹果、葡萄等水果一起食用；脾胃虚弱者不宜用。

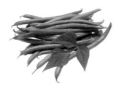

豆角

性味：性平，味甘。

归经：归脾、胃经。

功用：可炒食、炖食，主治脾胃虚弱、食少、腹胀。

禁忌：气滞腹胀者不宜多食；不宜与桂圆同食，否则会引起腹胀；不宜与糖同食，否则会影响糖的吸收。

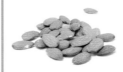

杏仁

性味：性微温，味甘、苦。

归经：归肺、大肠经。

功用：可炒食、蒸熟、作配料，主治咳嗽气喘、胸满痰多、肠燥便秘。

禁忌：不宜与猪肉、小米同食，否则会引起腹痛、腹泻；苦杏仁有毒，不可生食。

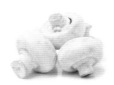

蘑菇

性味：性凉，味甘。

归经：归肝、胃经。

功用：可炒食、蒸、烧、做汤，主治消化不良、高血压。

禁忌：气滞、便溏者，肾脏疾病患者慎食；不宜与野鸡同食，否则可诱发痔疮，导致出血。

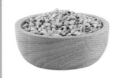

薏米

性味：性凉，味甘、淡。

归经：归脾、肺、胃经。

功用：可煮食、炖汤，主治泄泻、湿痹、筋脉拘挛、脚气。

禁忌：便秘、尿多者及孕早期的妇女忌食；薏米忌与杏仁同食，否则会引起呕吐、腹泻。

秋季养生

◉ 时令食物速查

名称	功效	禁忌	推荐食谱
乌鸡	补肝肾、清虚热、益脾胃、抗衰老	不宜与甲鱼、鲤鱼、鲫鱼同食	山药乌鸡汤
白萝卜	清热利咽、消食化痰、下气宽中	忌与橘子同食	白萝卜炖牛肉
豆角	健脾解渴、补肾止泄、益气生津	忌吃未熟的豆角	豆角烧茄子
杏仁	止咳平喘、润肠通便	有小毒，不宜多食，婴儿慎食	杏仁豆腐
蘑菇	消食、益气、平肝阳	忌与醋同食	红烧蘑菇
薏米	健脾补肺、清热利湿、除痹排脓	忌与海带、绿豆同食	薏米红豆粥

秋分 养阴润肺思保暖

秋分是二十四节气中被最早使用的两个节气(春分、秋分)之一。秋分刚好是秋季九十天的中分点。正如春分一样，阳光几乎直射赤道，昼夜时间的长短再次相等。

秋分日太阳黄经为180°，从这一天起，阳光直射的位置继续由赤道向南半球推移，北半球开始昼短夜长。《春秋繁露》中记载："秋分者，阴阳相半也，故昼夜均而寒暑平。"可见秋分是夏季的结束，秋季的开始，我们甚至可以认为秋季就是从这一天开始的。从这一天开始，我国大部分地区已经进入凉爽的秋季，并且雨水开始频繁，但是雨水量不会很大，可雨水的到来也会使天气变得寒冷。

秋分养生宜养胃

秋分过后，冷风嗖嗖，让人感觉秋天已经正式到来，人们开始大肆"贴秋膘"，养肺润肺、滋阴润燥，但此时也是胃病多发与复发的季节。

《黄帝内经》中说，胃是"水谷气血之海"。但是胃对寒冷的刺激非常敏感，若防护不当，或不注意身体，或生活没有规律，就会引发胃痛或泛酸等不适，尤其是秋分时节，天气转凉，患有慢性胃病的人更要多加注意。

秋分养胃，重在膳食调理上，秋分时节宜多吃些素食，适当辅佐一些肉类食品。胃病患者的饮食应以温软淡素为宜，做到少食多餐、定时定量，使胃中经常有食物中和胃酸，防止胃酸侵蚀胃黏膜和溃疡面。进食时要细嚼慢咽，不吃生冷食物，以颐养胃气。

中秋节

中秋节在两汉时已经出现，但时间是立秋日。唐朝时，中秋季的活动日益增多，出现了观月、赏月、饮酒对月等活动。北宋宋太宗把八月十五日定为中秋节。中国一直是一个农业社会，而八月正是农作物的收获季节，庆祝丰收、祝贺团圆便成了中秋节的主题。每当夜幕降临，明月东升，人们献月饼、瓜果以祭月，这种风俗一直延续到今天。八月十五，人们仰望夜空中的明月，期盼家人团聚。他乡的游子，也会寄托自己对故乡和亲人的思念，所以中秋节又称"团圆节"。在这一天，人们赏月、吃月饼、赏桂花、饮桂花酒，各地人们举行丰富多彩的庆祝活动，有的甚至彻夜不眠。

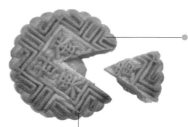

月饼中含有大量油脂和糖分，不宜久存。

月饼口感甜润，多吃易腻，若搭配绿茶食用，滋味更好。

▶ 吃"秋蟹"的学问

秋分时节，正是螃蟹肉嫩肥美之时，作为这个季节最营养、鲜美的食材，人们自然趋之若鹜。螃蟹含有丰富的蛋白质和微量元素，有清热解毒、滋阴凉血的功效。挑选螃蟹时，以外壳呈青灰色、带有光泽，腹部雪白、脐部圆润、外凸、蟹足健壮有力、刚毛丛生者为佳。

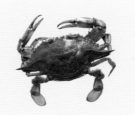

⦿ 饮食调养

秋分时的饮食调养以阴阳平衡为原则，均衡地摄取各种营养，保证食物的多样化，使身体得到全方位的营养补充。同时，要合理安排一日三餐，不可暴饮暴食。因秋季气候干燥，人容易燥热内结、阴虚血少，进而诱发疾病。可适当增加富含膳食纤维的新鲜蔬果的摄取，少食辛辣食物，促进胃肠蠕动，保持良好的身体状态。

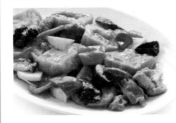

家常豆腐

功效：生津润燥，清热解毒，益气和中。

材料：北豆腐1块，豆瓣酱15克，山药10克，木耳、猪瘦肉、青椒、红椒、葱、姜、糖、酱油、盐、水淀粉各适量。

做法：
1 木耳泡发洗净；山药去皮切块；豆腐切片，以平锅煎至两面金黄，备用；葱、姜洗净，切末；青椒、红椒洗净，切块。
2 猪瘦肉切片，在油锅中翻炒至变色，放葱末、姜末爆香；放入豆腐、木耳、山药翻炒，加豆瓣酱、糖、酱油及少许清水烧制，以便豆腐入味。
3 加盐调味，放入青椒块、红椒块及少许水淀粉，翻炒均匀即可。

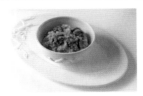

核桃粥

功效：补肾固精，健脾润肺，润肠通便。

材料：粳米100克，核桃仁15克。

做法：
1 将粳米以清水淘洗干净，与核桃仁一同放入锅中，加适量冷水，以大火烧沸。
2 待水煮沸后，改小火熬煮至米烂粥稠时即可食用，可加适量冰糖调味。

◉ 秋分的季节特征

就秋分来说，是进入秋天的开始，这之后，暖空气减少，气温降低，水分蒸发减少、冷暖空气的交汇减少，也就没有了雷声和闪电，所以有"初候雷始收声"的说法；"二候蛰虫坏俯户"，就是说冬眠的动物和昆虫已经开始为冬眠做准备；"三候水始涸"，就是指这时的水道开始干涸。

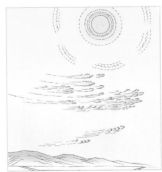
初候雷始收声

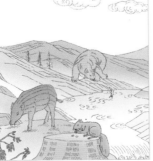
二候蛰虫坏俯户

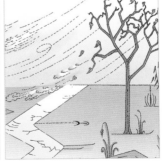
三候水始涸

❧ 阴阳平衡很重要

从各种表现来看，秋分是一个反映季节变化的节令，是根据日照变化而定的。秋分之后，我国所有地区都变得昼长夜短，北方的秋天很早就到来了，进入冬天也是比较早的；而南方的秋天则比北方的要长一些，秋天甚至可以延伸到冬季的开始。

秋分作为昼夜时间相等的节气，人们在养生中也应本着阴阳平衡的规律，使机体保持"阴平阳秘"的原则，按照《素问·至真要大论》所说的"谨察阴阳之所在，以平为期"，阴阳所在不可出现偏颇。

❧ 运动指南

秋分时秋高气爽，很适合登山运动。登山有益于身心健康，可增强体质，提高肌肉的耐受力和神经系统的灵敏性。

❧ 秋冻时节的养生法则

传统中医极其重视养生中的"春捂秋冻"。研究发现，"秋冻"有其自身遵循的自然规律，但是盲目"秋冻"不但不会使身体强壮，还会使人生病。秋冻时节的保健法则如下。

第一，掌握"冻"之度。倘若秋末天气已经很冷，却仍然穿着单衣，冻得身体打战，那不但增强不了抵抗力，反而容易着凉生病。一般来说，当户外早晚气温低于10℃时，就应该结束"秋冻"了。

第二，把握"冻"之时。在节气变更的时候不要"秋冻"。节气变更的时候对生命的影响很大，许多危重病人的病情往往在节气变化之际突然恶化。因此，在秋凉的时候要比平时更加注意养生保健，而不要轻易尝试"秋冻"。

第三，解密"冻"之人，具体要因人而异。秋冻是健康人的养生方法。若是病人，特别是有呼吸系统病史的人，如慢性气管炎患者、哮喘患者、感冒患者，则不宜"秋冻"。老年人、婴幼儿也不能冻着。年纪小的人，身体没有发育成熟，无力耐寒；而年纪大的人，身体已经衰老，免疫力差，也应及时躲避导致疾病的"邪气"，而不能冒着严寒强顶。

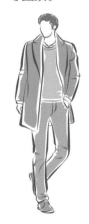

秋季气温渐渐转凉，不过早地添加衣服，可让身体通过适当的凉爽刺激更好地适应低温，以便在气温逐步降低的环境中，提高自身的耐寒能力。

▶ 养生提示

秋分时最适宜的养生方法就是随时注意天气变化，加强体育锻炼。根据气候变化及时增减衣服，如果气温急剧下降时还一味追求"秋冻"，不但不能强身健体，还会适得其反。

❶ 身体锻炼：重在益肺润燥，如练吐纳功、叩齿咽津润燥功。

❷ 饮食调节：以温润为主，多吃芝麻、核桃、乳品、蜂蜜、糯米、甘蔗、雪梨等食物，可以起到滋阴、润肺、养血的功效。

❸ 精神调养：培养乐观情绪，保持神志安宁，收敛神气，适应秋天平容之气。

❹ 体质调养：可选择登高远眺，使人心旷神怡，所有的惆怅、忧郁顿然消散。

🔍 八段锦

八段锦是一套自中国古代沿袭下来的气功动功功法，在民间广为流传，因体势动作简练质朴、舒缓连贯，故而得名。八段锦共分八组动作，各组动作配合气息调理，须反复多次，能调理脏腑、疏通血脉，适合不同年龄人群修习、锻炼。

第一段

双手托天理三焦

自然站立，两手由体侧缓缓上举至头顶，呈托举状，脚跟随之起落；掌心向下，由体前回落至还原。

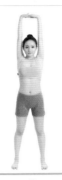

第二段

左右开弓似射雕

左脚左平移，身体下蹲呈马步，双手自胸前向上划弧至与乳房平高，再分别左右拉开，如开弓待射。

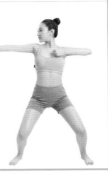

第三段

调理脾胃须单举

自然站立，右手由体侧缓缓上举至头顶，翻掌向右外上方托举；同时左手下按，还原后再换对侧。

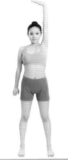

第四段

五劳七伤往后瞧

两脚开立，与肩同宽，两臂自然下垂，头部稍稍左转，目视左斜后方，再缓缓还原，转向对侧。

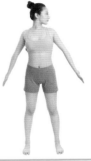

第五段

摇头摆尾去心火

两脚开立，身体下蹲呈马步，双手扶膝，重心右移，向右俯身视右脚；再重心左移，身体侧转视右脚。

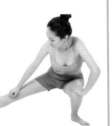

第六段

双手攀足固肾腰

两脚开立，两臂伸直由体前抬起至头顶；屈肘，两手下按至胸前；俯身，两手沿腋下、脊柱攀至足部。

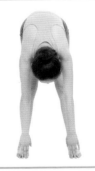

第七段

攒拳怒目增气力

两脚开立，身体下蹲呈马步，双手握拳抱于腰侧；瞪目，右拳前冲与肩同高，再内旋变掌，收拳至腰侧。

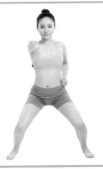

第八段

背后七颠百病消

两腿并拢，两臂自然下垂按于体侧，两脚跟同时向上抬起，稍有停顿，再同时下落着地，轻震地面。

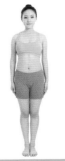

寒露 多食甘淡养脾胃

寒露是一个反映气候变化特征的节气，此时的气温相比白露时已下降很多，地面上露水清冷，故称"寒露"。寒露时节昼暖夜凉，人们在阳光明媚的日子里结伴游历山间，漫山红叶煞是好看。

公历10月8日或9日，太阳到达黄经195°时为寒露。"露气寒冷，将凝结也。"气候由热转寒，万物随寒气增长，逐渐萧落，这是热与冷交替的季节。

寒露强调养阴护肺

中医认为，"秋气通于肺，肺乃气之海，气乃人之根"。而肺又素有"娇脏"之称，因此要比其他脏腑脆弱一些。而肺喜润厌燥，秋季受燥邪的概率也大大增强，如果调养不当，则易伤津耗液，同时会出现许多不适症状，如鼻干咽燥、声哑干咳、大便干结等。

寒露养生要顺应时令变化，内敛及保养肺气，以避免诱发呼吸系统疾患。此时饮食调养应以平补为原则，避免燥邪入侵，不妨多食用一些生津增液、润燥补肺的食物，如芝麻、蜂蜜、乳制品等。

九九重阳节

这个时节还有一个重大的节日，那就是九九重阳节。关于重阳节的命名和来历也和古代的历法有关。因为《易经》中把"六"定为阴数，把"九"定为阳数，九月九日，日月并阳，两九相重，故而叫重阳，也叫重九，古人认为这是个值得庆贺的吉利日子，并且从很久以前就开始过此节日。九九重阳，"九九"与"久久"同音，而"九"在中国古人的观念里是最大的数字，所以有"长久、长寿"的含意，而且秋季也是一年收获的黄金季节，所以人们对重阳节有着特殊的感情。历代文人也有不少祝贺重阳的诗词佳作。

人们在这一天中进行很多有益于身心健康的活动，比如登山，既可以在登山时锻炼身体，又可以观赏风景；赏菊，可以陶冶情操，三五好友聚在一起，还可以培养感情；吃重阳糕、喝菊花酒对身体有益，所以说重阳节的活动是浪漫的。重阳糕，也称花糕、五色糕，如今在重阳节取食的松软糕类也都通称为重阳糕。传统重阳糕的制法较为随意，分成九层，呈宝塔状，顶端配两只小羊以突出重阳（羊）之意，吃糕有"登高"的寓意，以祝愿食用者百事俱高。

菊花酒

人们在重阳节饮用以谷物、菊花茎叶酿制的菊花酒，以求强身健体、益寿延年、辟邪祛灾。菊花酒清凉甘美，有疏风清热、养肝明目、降压、健脑、抗衰老的功效，古称"长寿酒"。

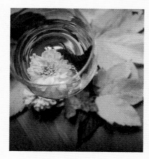

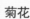

菊花

性味：性微寒，味甘、苦。

归经：归肺、肝经。

功用：可煮汤、泡茶，主治风热感冒、高血压、头痛目赤、心胸烦热。

饮水原则

秋冬时节的特征是冷燥，昼夜温差变化较大，人体虽然出汗少，但此时节极易伤津液，因此可能会引发口干舌燥等情况。在饮食调养上要以柔润为主，通过科学补水来补充体内津液的缺乏。

应结合自己的身体状况和需求，配合生活作息时间，分散在不同的时段摄取水分。谨防等到口渴甚至嗓子干哑了才想起喝水。因为当感到口渴时，其实说明身体已经开始产生脱水现象。建议大家清晨空腹饮1杯温开水，具有很好的清洁肝胆、促进排泄、防治便秘、稀释血液浓度、增强抗寒能力的效果。同时，在晚上睡觉前1小时饮半杯温水，可补充呼吸时带走的水分，减轻口干舌燥的症状。

运动指南

寒露时节，阴阳交汇之时，运动健身要保持机体各项机能的平衡，倒步走是一项非常好的运动，但要注意安全，量力而行，根据体质和个人身体状况调整运动时间。

🔍 深秋多喝汤

通常人们夏天喝的是消暑解热的汤水。深秋时节，喝汤可选白萝卜汤、百合红枣汤、豆腐青菜汤、牛羊肉炖白萝卜汤等。

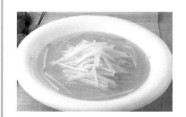

清炖白萝卜汤

材料：白萝卜1个，高汤4碗，香菜少许。

做法：将白萝卜洗净去皮、切丝，与高汤一同下锅，汤沸后改小火慢炖，待白萝卜烂熟后，以盐调味，撒香菜末即可。

🔍 寒露的季节特征

寒露三候为：初候鸿雁来宾，二候雀入大水为蛤，三候菊始黄华。初候中的鸿雁来宾即是鸿雁排成"一"字形或"人"字形的队列大举南迁；二候中的大水即大海，古时传说，海边的蛤贝类是由三种雀鸟潜入水中变成的，深秋天寒，雀鸟都不见了，古人看到海边突然出现很多蛤蜊，并且贝壳的条纹及颜色都与雀鸟相似，所以便以为是由雀鸟变的；三候的"菊始黄华"是说此时菊花已普遍开放。

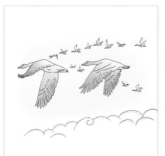

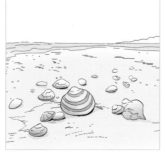

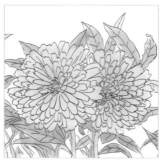

初候鸿雁来宾 ➡ 二候雀入大水为蛤 ➡ 三候菊始黄华

☙ 科学泡脚，快活到老

寒露一到，气温就降了很多，此时，应做到寒暖有道，其最基本的原则就是暖足。所谓"寒露脚不露"，意思就是在寒露过后，要特别注意足部的保暖，以防"寒从足生"。因为两脚离心脏最远，血液供应较少，且足部脂肪较少，容易受寒，因此要养成用温水泡脚的习惯。水温控制在40℃左右，水量以没过脚踝为宜，浸泡10~20分钟即可。

🔍 饮茶养生

秋季饮茶，以红茶、绿茶为宜。在因人而异的饮茶原则下，妇女、儿童宜喝淡绿茶；胃病者、老年人宜喝红茶；便秘者、术后病人宜喝绿茶；如果是体力劳动者，宜喝浓绿茶；若是脑力劳动者，喝点高级绿茶有助益思。

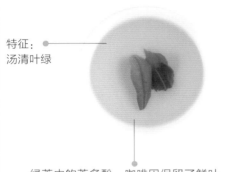

特征：
汤清叶绿

绿茶中的茶多酚、咖啡因保留了鲜叶的85%以上，叶绿素保留50%左右。

绿茶

分类：蒸青，炒青，烘青和晒青。

茶之效：抑菌消炎，降血脂，防辐射，抗癌。

茶之源：绿茶，又称不发酵茶，是历史上最早的茶类，远古人类采集野生茶树芽叶晒干收藏，可以看作是绿茶加工的发始，距今至少已有3000多年。由于干茶的色泽和冲泡后的茶汤、叶底均以绿色为主调，因此被称为绿茶。

茶之产：绿茶以茶树的新梢为原料，经过杀青、揉捻、干燥等典型工艺制成。绿茶为我国生产最早、产量最大的茶类，分布于各产茶区，其中以浙江、安徽、江西三省产量最高，质量最优，是我国绿茶生产的主要基地。

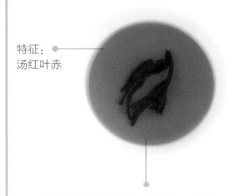

特征：
汤红叶赤

红茶鲜叶在制作过程中茶多酚减少90%以上，并新生出茶黄素及香气物质等成分。

红茶

分类：工夫红茶，小种红茶，红碎茶等。

茶之效：清热解毒，养胃利尿，提神解疲，抗衰老。

茶之源：红茶的发源地在我国的福建省武夷山茶区，当地茶农称其为"正山小种"，属于全发酵茶类。自17世纪起，西方商人用茶船将红茶从我国运往世界各地，世界上红茶品种众多，但多数红茶品种都是由我国红茶发展而来。

茶之产：红茶是我国第二大出口茶类，出口量占我国茶叶总产量的50%左右。世界四大名红茶分别为色有"宝光"、香气浓郁的祁门红茶；麦香浓烈、清透鲜亮的阿萨姆红茶；汤色橙黄、气味芬芳的大吉岭红茶；以及汤色橙红、滋味醇厚的锡兰高地红茶。

养生时令食物推荐

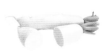

白萝卜

性味：性凉，味辛、甘。
归经：归肺、胃经。
功用：可生食、绞汁、熬汤，主治肺热痰稠、消渴、食积不消、小便不利。
禁忌：不宜与梨、苹果、葡萄等水果一起食用；脾胃虚弱者不宜用。

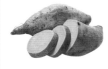

红薯

性味：性平，味甘。
归经：归脾、胃、大肠经。
功用：可生食、烤食、蒸煮，主治脾虚气弱、身体乏力、腹泻、便秘。
禁忌：不宜与西红柿同食，否则会导致结石、腹泻；湿阻脾胃、气滞食积者慎食。

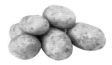

土豆

性味：性平，味甘。
归经：归胃、大肠经。
功用：可炖煮、炒食、油炸等，主治脾胃纳少、高血压、高脂血症。
禁忌：不宜与柿子、西红柿同食，否则易造成消化不良；发芽、皮带绿色、腐烂的土豆不能吃，以防中毒。

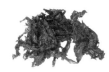

紫菜

性味：性凉，味甘、咸。
归经：归肝、肺、胃、肾经。
功用：可煮食、炖汤，主治肺热咳嗽、水肿、脚气、高血压。
禁忌：体质虚弱者，甲状腺功能亢进患者不宜食用；不宜与花菜同食，否则会影响钙的吸收。

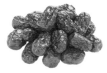

大枣

性味：性温，味甘。
归经：归脾、胃、心经。
功用：可生食、调粥，主治脾虚食少、气血津液不足，心悸怔忡。
禁忌：不宜与维生素类一起食用；服用退烧药时忌食；有湿痰、齿病或虫病者不宜多食。

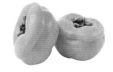

柿子

性味：性寒，味甘、涩。
归经：归心、肺、大肠经。
功用：可生食或做柿饼，主治燥热咳嗽、烦渴、痔疮出血。
禁忌：不宜连皮一起吃，否则会导致腹泻；不宜与红薯同食，否则会影响消化功能。

时令食物速查

名称	功效	禁忌	推荐食谱
白萝卜	清热利咽、消食化痰、下气宽中	忌与橘子同食	鲫鱼白萝卜汤
红薯	健脾益胃、宽肠通便、补中和血	忌与柿子、香蕉同食	薯粉蜜膏
土豆	益气健脾、调中和胃	腐烂、发霉、发芽的土豆禁食	火腿土豆泥
紫菜	软坚散结、清热化痰、利尿	不宜与柿子同食	紫菜鸡卷
大枣	补脾和胃、益气生津、养血安神	忌与黄瓜、萝卜同食	大枣莲子粥
柿子	清热润肺、生津止渴、涩肠止血	多食易引发便秘，忌与蟹同食	柿饼

霜降 食补养身防受寒

霜降是秋天的最后一个节气，也是向冬天过渡的一个节气，因为此时气温已经比较低，很接近冬天的天气了。此时节秋菊怒放、冷香袭人，正是赏菊的最佳时机。

霜降这天太阳运行到黄经210°，当日正午用圭表测日影，影长为古尺九尺一寸六分，相当于今天的2.05米，夜晚观测北斗七星的斗柄指向戌的方位，也就是西北方，这个阶段一般在农历九月，也叫戌月。天气逐渐变冷，露水凝结成霜。

气肃而霜降

霜降表示天气更冷了，露水凝结成霜。《月令七十二候集解》中说："九月中，气肃而凝，露结为霜矣。"古籍《二十四节气解》中说："气肃而霜降，阴始凝也。"气象学上，一般把秋季出现的第一次霜叫作"早霜"或"初霜"，而把春季出现的最后一次霜称为"晚霜"或"终霜"。从终霜到初霜的间隔时期，就是无霜期。也有把早霜叫"菊花霜"的，因为此时菊花盛开，北宋文学家苏轼有诗曰："千树扫作一番黄，只有芙蓉独自芳。"

随着秋天的到来，农作物也停止了生长，但是一些树木在经过秋霜的"抚慰"之后，开始漫山遍野地变成红黄色，在太阳光的照射下，像一片燃烧的红霞，为具有肃杀气息的秋天描上了重重的一笔。除了深秋的红叶美景，荷塘中的荷叶经过霜打以后，叶片下垂，但茎秆却依然挺立，形成另外一种美景。这样的美景被无数画家和摄影家所描绘、记录，给人们留下众多的深秋美景画面，使我们在感叹萧瑟之余，也可以欣赏到大自然带给人们的美的享受。

防治失眠小妙招

霜降是秋季到冬季的过渡节气，因此降温较快，一天中温差变化很大。此时，中老年人最易失眠，以下是一些防治失眠的小妙招。

干洗脸

五指并拢，中指指腹贴于鼻翼两侧，沿鼻旁向上推至前额，沿两侧推至太阳穴，向下推至脸颊，向内再回到鼻翼两侧，力度适宜，脸部发热即可。

推抹头顶

五指微曲，置于前额，沿前额、发际、头顶、后头部推至后枕部，双手五指均匀分布，力度稍大，以头部感觉酸痛为度。

搓揉耳郭

食指和中指分开，夹住耳郭，上下反复搓揉，力度适中，以耳郭感觉发热为度。

▶ 忌讳"秋冻"

尽管民间常有"春捂秋冻"之说，但是霜降时节已进入深秋，冬天的寒意已迫在眉睫。此时的昼夜温差变化极大，随时有寒潮来袭，因此"春捂秋冻"的说法在这时已不再适用，人们要格外注意保暖，适当添加衣服，不给寒凉外邪可乘之机。天气寒冷，人体血管在低温环境下会自动收缩，促使血压升高，有心脑血管疾病风险的人尤其要注意防范。

◉ 饮食调养

　　霜降时节，室外的气温开始骤降，为抵御寒凉，人们通常选在此时进行一系列的食补，故民间有"补冬不如补霜降"的说法。

　　食物中的蛋白质在被摄入人体后，能通过氧化作用为人体提供能量，也具有一定的保暖、缓冲作用。因此，此时提高抗寒能力的食补方案通常围绕蛋白质而定。蛋白质主要存在于肉类、鱼类、蛋类、奶类、豆类、谷类及部分坚果食物中。动物性蛋白质和植物性蛋白质是人们获取蛋白质的两大主要来源。

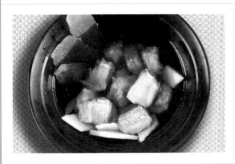

山药排骨汤

功效：健脾益肾，润肺滋阴。

材料：猪排骨500克，山药100克，枸杞子5g，盐适量。

做法：

① 将猪排骨放入锅中，加水烧沸、氽烫，撇净浮沫。

② 将新鲜山药洗净，削去外皮，切成滚刀块，备用。

③ 将猪排骨、山药一同放入锅中，加适量水，以大火烧开后转小火煮，加入枸杞子，待猪排骨熟透后加盐调味即可。

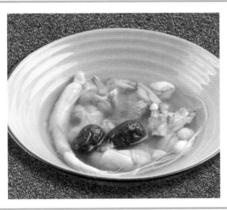

党参煲牛蛙

功效：滋阴壮阳，安神补气。

材料：牛蛙200克，猪排骨50克，党参15克，大枣、莲子各10克，葱段、姜片、胡椒粉、糖、盐、味精少许。

做法：

① 将牛蛙处理干净，剁块；猪排骨洗净剁块、氽烫后，捞出。

② 在锅中注入适量清水，放入牛蛙、猪排骨、党参、大枣、莲子、葱段和姜片，以中火煲30分钟。

③ 加入少许盐、味精、糖、胡椒粉调味，再煲10分钟即可。

◎ 霜降的季节特征

　　霜降分三候。"初候豺乃祭兽"，豺是一种野兽，猎获其他野兽时会先排列出来再吃，看起来就好像是在祭拜天地；"二候草木黄落"，也就是到了这个时候，绿色植物纷纷枯黄凋落；"三候蛰虫咸俯"，是指各种要过冬的小虫开始静止不动，准备封严洞口过冬了。

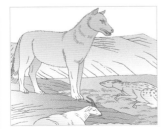

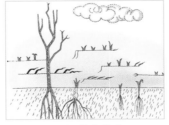

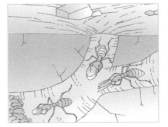

初候豺乃祭兽　→　二候草木黄落　→　三候蛰虫咸俯

🦋 运动健身

霜降节气，是秋天的最后一个节气，按中医理论，此节气脾脏功能正处于旺盛时期，由于脾胃功能过于旺盛，易导致胃病的产生。所以此节气是慢性胃炎和胃及十二指肠溃疡病复发的高峰期。由于寒冷刺激，人体的自主神经功能发生紊乱，胃肠蠕动的正常规律被扰乱；人体新陈代谢增强，热量消耗增多，胃液及各种消化液分泌增多，食欲改善，食量增加，必然会加重胃肠功能负担，影响已有溃疡面的修复。因此，在寒冷的深秋及冬天，要特别注意自我保养，增强自我保健意识。下面介绍两种坐功方法来帮助你做好霜降的养生保健。

霜降九月中坐功

霜降前后，气温下降，阳气微而天地万物毕成。本功以"霜降"命名，正是顺应这一时令特点而制定的锻炼方法，适宜于霜降时节锻炼，可从霜降锻炼到立冬。霜降时节人体疾病多表现为足太阳膀胱经的病变。《灵枢·经脉篇》说："膀胱足太阳之脉……是动则病冲头痛，目似脱，髀不可以屈，是主筋所生病者，痔，疟，狂、癫疾，目黄，泪出，鼽衄。"上述病症采用本法锻炼，有较好的防治作用。

具体方法：每日凌晨3～7点，平坐，伸展双手攀住双足，随着脚部的动作用力，将双腿伸出去再收回来，如此做5～7次，然后牙齿叩动36次，调息吐纳，津液咽入丹田9次。

适应病症：腰脚部的风湿痹痛，大腿不能弯曲、撕裂痛，肩背腰及至会阴及腿膝部疼痛，脐脱出，肌肉萎软，睾丸肿大，便脓血，小腹胀痛，尿潴留，毒火攻心，畏寒抽搐，久痔不愈，脚气病，脱肛等。

转腰导引功

具体方法：端坐于椅子上，两脚分开与肩同宽，大腿与小腿呈90°角，躯干伸直，全身放松，下颌向内微收。端坐全身放松，两手叉腰。拇指在前，其余四指在后，含胸，两肩内收，向左转到极限，再向右转到极限为1次，共做64次。

适应病症：肚腹冷，气机不畅，胸闷不舒。

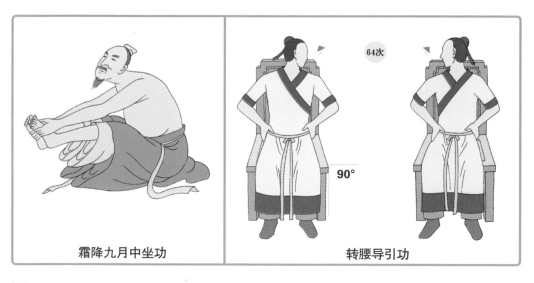

| 霜降九月中坐功 | 转腰导引功 |

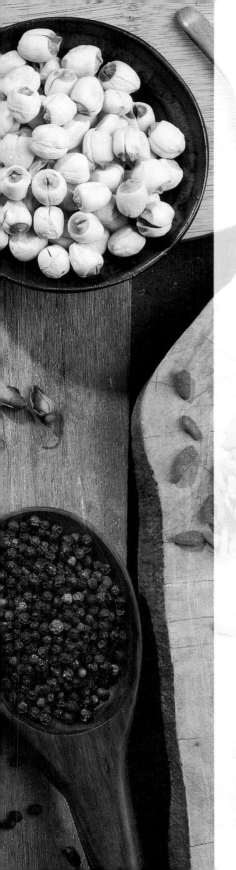

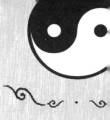

第五章　冬季养生

　　冬季，是指我国农历的立冬后到立春前这一段时间，即农历十月、十一月、十二月。人应适应冬季"藏"的生存特征，将阳气深藏于内，尽量远离寒冷刺激，保持温暖。敛阳护阴、防寒养肾是冬季养生的关键所在。

冬藏的秘密

　　冬季，包括立冬、小雪、大雪、冬至、小寒、大寒等6个节气。冬季天寒地冻、草木凋零，是自然界中万物闭藏的时节。人们穿上厚厚的冬装，尽量减少外出，休养生息，为来年春天积蓄力量。

　　在冬季的整整三个月当中，生机潜伏、万物蛰藏，而作为自然万物当中的人也应适应冬季"藏"的生存特征，将阳气深藏于内。由于阳气的闭藏，人体内的新陈代谢水平就会相应变低，进而需要先天之本——肾来提供源源不竭的动力，以帮助人适应环境的骤然变化，以保证生命活动延续到冬去春来。

　　中医认为，人体生命活动的能量和热量皆来源于肾。人们在提及年轻人不畏寒湿、衣衫单薄时，总会笑称"火力旺"，其实就是暗指肾脏功能旺盛，从内到外所表现出的生命力也就更强。因此，在冬季养生中敛阳护阴、防寒养肾就成为重中之重。

进补时节

　　在冬季，人体与季节、周边的环境相适应，各项基本机能也都处于低潮期。为了抵御寒邪，同时为来年储存足够的能量，冬季自古即是人们最为看重的进补时节。在食材选择上，应顺应自然，偏重益气补阳及"血肉有情"之品，来补充人的精、气、神，以达到调和阴阳、抵御寒邪的目的。此外，在饮食搭配上，也要增添一些厚味，如炖肉、火锅等，适当食辣以帮助抵御寒冷。

　　民间有"入冬进补"的习俗。总之，冬季的保健用药应该围绕着"藏精益气"做文章，少用一些清解药。当然，对一些体质属"热身"者，也不能拘泥"冬藏"，这是中医"因人而异"的治疗与保健原则。

饮食宜忌

　　冬三月草木凋零、冰冻虫伏，是自然界万物闭藏的季节，人的阳气也要潜藏于内，脾胃功能相对虚弱，若再食寒凉之品，会损伤脾胃阳气。因此，冬季应少吃荸荠、柿子、生萝卜、生黄瓜、西瓜、鸭肉等性凉的食物。

　　食补为先，补充热量。宜多吃富含蛋白质、糖类、脂肪、维生素的食物。

　　因人而异，辨证调养。每个人的阴阳盛衰、寒热虚实不同，食补原则与方向必然不同。食味宜少咸多苦。

　　冬季肾经旺盛，肾主咸，心主苦，宜少咸多苦以助心阳。食材宜多吃黑色食品。黑色食品能补养肾气，有助于抵御寒邪。

▶ 冬季养生法则

　　冬季风寒凛冽，水结成冰，天地间一片萧瑟之气，自然界中的阳气深藏而阴寒之气很盛。在此时，人们应当早睡晚起，待到太阳升起时再起床，使精神情志安宁而不妄动，如同潜伏起来一样。远离寒冷气候的刺激。尽量保持温暖，不要过多地出汗，以免损伤正气，这是适应冬季"藏"气特点的养生方法和原则。

➕ 肾的功能

肾藏精纳气，主管人体内的津液，以其阴制约心火，并通过气化作用将体内多余的水分排出体表，肾阴肾阳在体内相互制约，相互依存，共同维持人体的生理平衡。如果这一平衡状态被打破，人体就会发生疾病。如当人的肾精大虚时，就会出现气喘，不能平卧的现象。

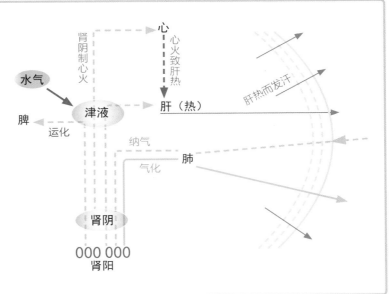

🔍 冬季护肤宜选食物

品　类	典型代表	功　效
富含维生素 A 的食物	韭菜、油菜、菠菜、甘薯、胡萝卜、虾、蛋黄等	防治眼睛干涩、皮肤粗糙和出现皱纹
富含 B 族维生素的食物	花生、糙米、麦麸、豆类	平展皱纹，防治脂溢性皮炎
富含维生素 C 的食物	鲜枣、山楂、橘子、橙子等	防治皮肤发生出血性紫癜

🔍 冬季养生宜食菌类食品

名称	性味	主　治	功　效
蘑 菇	性凉，味甘	肝炎、高血压	补脾益气、润燥化痰、健胃平肝
香 菇	性平，味甘	抵抗力底下	补气健脾、和胃益肾
木 耳	性平，味甘	痔疮出血、血痢、便血、崩漏	清肺益气、活血、益胃、润燥、滋补强身
银 耳	性平，味甘	神经衰弱、失眠、心悸、身体虚弱、高血压和动脉硬化	润肺化痰、养阴生津

冬季养生指南

冬季，天寒地冷，人们首先想到的是防寒保暖，而冬季养生的一条重要原则就是"养肾防寒"。肾是人体生命的原动力，肾气旺则生命力强，机体才能适应严冬的变化。保证肾气旺是冬季养生的关键。

❧ 防寒保暖是关键

冬季气候寒冷，万物凋零，一派萧条零落的景象。寒气凝滞收引，易导致人体气机、血运不畅，易使许多旧病复发或加重。特别是严重威胁生命的疾病，如中风、脑出血、心肌梗死等，不但发病率明显增高，而且死亡率急剧上升，所以冬季养生要格外注意防寒。

❧ 冬季养肾至关重要

《素问·四气调神大论》说："冬三月，此谓闭藏，水冰地拆，无扰乎阳，早卧晚起，必待日光，使志若伏若匿，若有私意，若已有得，去寒就温，无泄皮肤，使气亟夺，此冬气之应，养藏之道也。逆之则伤肾，春为痿厥，奉生者少。"这里说的意思是，《黄帝内经》谈到冬季养生的时候要"闭藏"，是因为春天的生发之气所必需，所以冬天要关闭所有气机进行收藏。

冬季，人体阳气收藏，气血趋向于里，皮肤致密，水湿不易从体表外泄，而经肾、膀胱的气化，少部分变为津液散布周身，大部分化为水，下注膀胱成为尿液，无形中就加重了肾脏的负担，易导致肾炎、遗尿、尿失禁、水肿等疾病。因此，冬季养生要注意肾的养护。寒气内应肾，肾是人体生命的原动力，是人体的"先天之本"。

冬季，人体阳气内敛，人体的生理活动也有所收敛。此时，肾既要为维持冬季热量的支出准备足够的能量，又要为来年储存一定的能量，所以此时养肾至关重要。

❧ 冬季养肾食物

根据中医"虚则补之，寒则温之"的原则，冬季应多吃温性、热性，特别是温补肾阳的食物进行调理，以应"冬气"。从而促进体内阳气的生发，为来年的身体健康打好基础。俗话说"三九补一冬，来年无病痛"，就是这个道理。

饮食上要时刻关注肾的调养，注意热量的补充，要多吃些动物性食品和豆类，补充维生素和矿物质。羊肉、鸭肉、狗肉、鹅肉、板栗、芝麻、大豆、核桃、木耳、红薯、白萝卜等均是冬季宜吃食物。此外，冬天要少食用咸味食品，以防肾水过旺。

肉桂奶茶

功效：养胃散寒，助消化，通血脉。
材料：红茶15克，鲜奶300毫升，肉桂棒2支，奶粉5克。
做法：
①将鲜奶倒入锅中，开大火煮至微开。
②放奶粉缓缓搅拌，待完全溶解后改小火，投入红茶叶，稍等1分钟即可关火。
③滤除茶渣，将奶茶倒入杯中，以肉桂棒缓缓搅动茶汁，待肉桂香泛起即可。

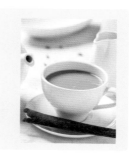

　　粥是我国所独有的常见食物品种，其主要原料通常为粳米、糯米、小麦、大麦、燕麦、小米、高粱米、玉米等谷物。不同的主辅料食材让粥的食疗功效千变万化，盐、糖、蜂蜜、葱、姜、蒜、胡椒粉等众多调味品让粥的风味各不相同。

谷物主料	食疗功效	主治
粳米	补中益气、健脾和胃、除烦渴、止泻痢	脾胃虚弱、呕逆食少、烦热
糯米	补中益气、敛汗、止泄	脾胃虚寒、食少泄泻、消渴
小麦	养心益脾、除烦止渴、利小便	心神不宁、慢性泄泻
大麦	补脾和胃、除烦止渴、利小便	脾胃虚弱、烦热口渴、小便不利
燕麦	益肝和胃、充饥滑肠	脾胃不和、水肿、便秘
小米	益气、补脾、和胃、安眠	脾胃虚弱、呕吐、泄泻、体虚低热
高粱米	温中理气、健脾止泻、涩肠胃	下痢、小便湿热不利
玉米	调中开胃、清湿热、利肝胆	胃纳不佳、水肿、淋证

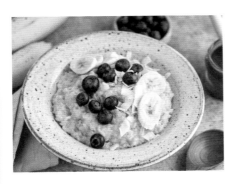

水果燕麦粥

功效：益肝和胃，润肠通便。

材料：燕麦100克，蓝莓10克，香蕉1根，椰子片适量。

做法：

① 香蕉剥皮，切圆片；蓝莓洗净备用。

② 将燕麦放入锅中，加水煮，煮至微微沸腾后关火闷3分钟。

③ 将煮好的燕麦粥盛入碗中，放上备好的香蕉片、蓝莓和椰子片即可。

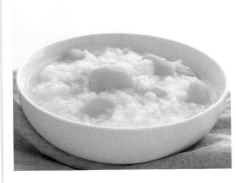

栗子粥

功效：益气补脾，补肾强筋，厚肠胃。

材料：圆糯米100克，新鲜板栗100克，冰糖适量。

做法：

① 将新鲜板栗清洗干净、泡软，除去外膜，蒸熟后备用。

② 将圆糯米淘洗干净，加水浸泡20分钟后，倒入锅中，加水煮开，以小火慢煮至米粒熟软。

③ 投入板栗再稍煮片刻，盛出前以冰糖调味即可。

🍲 饮食指南

在寒风凛冽的隆冬时节，人体需要更多的热能来维持自身的体温。

膳食营养均衡

在寒风凛冽的隆冬时节，人体需要更多的热能来维持自身的体温。人体维生素的来源主要是蔬菜，然而，冬季往往蔬菜缺乏，绿叶菜更少，只有大白菜和白萝卜常见于家庭的餐桌上。大白菜和白萝卜经过长时间的储存，其维生素含量难免有所降低，很难满足人体的生理需求。为了弥补维生素的不足，合理食用冬季蔬菜是非常重要的。

合理搭配选用

冬季，除了选择食用大白菜和白萝卜，还有胡萝卜、芹菜及其他青菜等。在此我们要特别提到的是土豆。别看土豆本身不起眼，其实它的维生素和矿物质含量非常丰富，如果每天食用300克土豆，则可为人体提供一天所需维生素C的10倍和维生素B_1的3～4倍。豆类原本不含维生素C，但经发芽成豆芽菜后，成分会发生变化。比如，每100克豆芽菜维生素C的含量可高达30毫克以上，并且胡萝卜素可增加2倍多，维生素B_2也会增加2～4倍。冬季，绿叶菜不充足，可用各种豆芽菜来弥补维生素C的不足，这个方法最方便，同时很经济实惠。

合理加工烹调

冬季，为了减少维生素的流失，蔬菜要先洗后切，并且切后即炒。如果是急炒白菜，则维生素C的流失率只有0.7％，而倘若连炒带煮，则维生素C的流失率将高达76％。因此，烹调蔬菜的时候要用急火快炒。

同时，为了尽量减少维生素C同空气接触后遭到破坏的概率，应该在炒菜时加盖锅盖。做菜汤时，可在水沸后再放菜，过早放菜会增加维生素C的流失。

科学储存

冬季，保存蔬菜要把握住适当的温度。蔬菜受冷会被冻坏，而受热又会萎缩，这样的情况都会影响到蔬菜内维生素的含量。比如，菠菜在室温16～25℃的时候，其所含维生素C及B族维生素3天就会流失85％以上，而胡萝卜素也会损失25％左右，但是在0～3℃的条件下，其维生素的流失甚微。因此，蔬菜应该在阴凉通风、温度较低的地方储存。

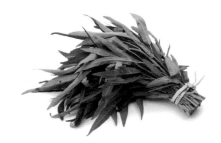

同一棵蔬菜，外层菜叶维生素C的含量要高于内层，叶部高于茎部；蔬菜要先洗后切，可防止蔬菜切断面溢出的维生素C因溶于水而流失。

● 冬季注意事项

重视防寒保暖：要随气候变化而增减衣服，加强防寒保暖，尤其要重视头部、胸背及足部的保暖，避免着凉感冒。

忌饮食过咸：饮食过咸可加重高血压。肺源性心脏病患者往往右心房功能不全，高血压会进一步增加右心房的负担，使心悸、咳喘等症状加重。此外，肺源性心脏病患者还应忌食辛辣刺激性食品。

冬季气候寒冷，时令蔬菜不多，但随着农业技术的进步和人们生活水平的提高，各种原先难得一见的新鲜蔬菜现在也能出现在老百姓的餐桌上。从食疗补养的角度出发，我们筛选出下列十大健康蔬菜，为人们冬季养生提供一些参考。

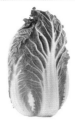

大白菜

入选理由：易于储藏，营养均衡，含有丰富的钙、锌和维生素C。

禁忌：不宜与鳝鱼同食，否则会导致中毒；煮的隔夜大白菜不能吃，其中所含的致癌物——亚硝酸盐对健康不利。

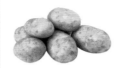

土豆

入选理由：营养丰富，易于吸收，低热量、高蛋白、含有多种维生素。

禁忌：不宜与柿子、西红柿同食，否则易造成消化不良；发芽、皮带绿色、腐烂的土豆不能吃，以防中毒。

胡萝卜

入选理由：可增强免疫力、防癌抗癌，含有丰富的胡萝卜素、多种维生素。

禁忌：不宜与酒同食，否则易导致肝病；女性过食胡萝卜，会抑制卵巢正常排卵功能，故育龄女性应少食。

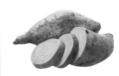

红薯

入选理由：易于消化，可提供大量热量，可作为主食。

禁忌：不宜与西红柿同食，否则会导致结石、腹泻；湿阻脾胃、气滞食积者慎食。

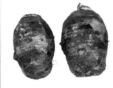

芋头

入选理由：可增强免疫力、抗癌，属高热量、碱性蔬菜。

禁忌：不宜与香蕉同食，否则会引起腹胀；腹中胀满者，糖尿病患者应少食或忌食。

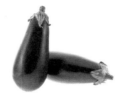

茄子

入选理由：为数不多的紫色蔬菜之一，能帮助调节血压、保护心脏。

禁忌：体弱胃寒者不宜多食；不宜与螃蟹同食，否则会导致消化不良，使食物积滞于肠胃中。

南瓜

入选理由：可调整糖代谢、促消化、美容护肤，含有丰富的维生素A。

禁忌：不宜与红薯、螃蟹同食，否则会引起腹胀、腹泻；表皮微烂、瓜瓤有异味的老南瓜不能烹调食用。

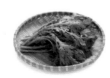

茼蒿

入选理由：可补脾胃、养心、降压，低热量，常见的火锅配菜之一。

禁忌：胃虚泄泻者不宜多食，阴虚体质者忌食；不宜与胡萝卜同食，否则会破坏食物中的维生素C。

菜花

入选理由：可增强免疫力、防癌、延缓衰老，含有丰富的维生素C。

禁忌：不宜与黄瓜、胡萝卜、动物肝脏同食，否则会破坏食物中的维生素C；红斑狼疮、尿少或无尿患者慎食。

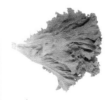

生菜

入选理由：可降低胆固醇、减肥，富含膳食纤维，是极佳的配肉蔬菜。

禁忌：不宜与薄荷同食，否则会伤肠胃；尿频、胃寒者忌食。

冬季养生

立冬 养阴敛阳食牛羊

古时人们习惯以立冬作为冬季的开始。《月令七十二候集解》说："立，建始也。"又说："冬，终也，万物收藏也。"在户外，人们已经能明显感到冬天的寒意，冬眠的动物也开始躲藏起来准备过冬。

立冬是公历的11月7日或8日，这天太阳到达黄经225°，正午用圭表测日影，影长为古尺一丈两寸三分，相当于今天的2.501米，夜观北斗七星，斗柄指向亥的方位，也就是西北方。这个阶段一般在农历的十月。

🎋 立冬的民俗

在古代，立冬是相当重要的日子。在这一天，天子去郊外迎冬，并赐群臣冬衣。后来的制度也有很多效仿的。《吕氏春秋·孟冬纪》："是月也，以立冬。先立冬三日，太史谒之天子，曰：'某日立冬，盛德在水。'天子乃斋。立冬之日，天子亲率三公九卿大夫以迎冬于北郊。还，乃赏死事，恤孤寡。"高诱注："先人有死王事以安边社稷者，赏其子孙；有孤寡者，矜恤之。"并且在这一天还有吃南瓜饺子的习俗，可见立冬被人们当作十分重要的节日来过。

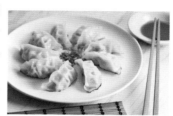

立冬食牛羊

在寒冷的天气里，人体需要足够的营养和热量来补充元气。而立冬又是一年当中燥气最重的时节，因此在食疗补益上应以"温""润"为宜。吃属性温热的食物有助于人们保养阳气，这让营养丰富的牛肉、羊肉成为立冬进补的首选，但同时也不能忽略膳食营养均衡的重要性，富含维生素的新鲜蔬菜也是温热肉食的必要搭配。

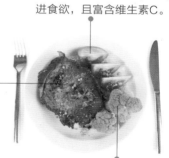

西红柿滋味酸甜，能增进食欲，且富含维生素C。

牛肉含有丰富的蛋白质、碳水化合物和脂肪，能为人体提供能量。

西蓝花清新爽口，是肉类食物的绝美搭配。

▶ 冬天来了，晒一晒你的背

立冬开始，大自然开始进入"阴盛阳衰"的状态，而人体顺应自然，也开始变得阴盛阳衰，天之阳气可补充人体阳气，所以《黄帝内经》强调养生防病要"无厌于日""必待日光"，即人体要充分接受阳光的沐浴，故应常晒太阳。背部是身体最重要的七条运动和管理阳气的经脉汇集的地方，经常背对日光而坐，让太阳将脊背晒至微暖，阳气就能通过背部的腧穴进入体内，然后顺利运送到全身各处。

⊙ 饮食调养

　　初冬乍冷，人体会因外界环境温度的降低而消耗掉大量热量，这时吃火锅可以暖身补益，牛肉、羊肉和蔬菜则成为必选之品。

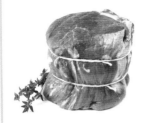

牛肉：补中益气、强健筋骨，但老人、幼儿或消化功能不强者不宜多食。

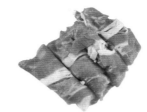

羊肉：温中暖肾、补益气血，但多吃易上火，宜搭配寒性蔬菜食用。

▶ 吃火锅注意事项

　　❶ 少荤多素原则。过多食肉不利于消化和身体健康，应采取少荤多素原则，在适量肉食基础上，搭配能解油去腻、清凉去火的新鲜蔬菜、菌类及豆腐。

　　❷ 食材选择。肉类以新鲜为佳，尽量切得薄些，以便于煮熟；白萝卜性凉，能消积滞、化痰热；豆腐能清热泻火、止渴除烦。

　　❸ 温度控制。火锅的温度尽量控制在较高程度，以保持沸腾的状态为宜。

　　❹ 加热时间。火锅涮肉能较好地保留肉类中的营养，但涮肉的时间太长会让肉的口感变差，而时间太短又不能完全杀死肉中的细菌和寄生虫卵。通常在沸腾状态的火锅中，肉片须烫1分钟左右，当肉片由红色转为灰白色时才可食用，水产品则须至少煮15分钟。

　　❺ 尽量避免吃过烫、过辣的火锅，以免对食道、胃部造成损害。

◉ 立冬的季节特征

　　立冬分三候。"初候水始冰"，这时河水已经开始结冰，只是这时候看见的还是小冰凌；"二候地始冻"，这时节气温降到0℃以下，土地的表层已开始冻结，随着温度的继续下降，冻层会不断加厚；"三候雉入大水为蜃"，雉指野鸡，蜃为大蛤，立冬后，野鸡便不多见了，而海边却可以看到外壳与野鸡的线条及颜色相似的大蛤。

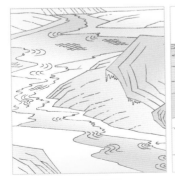

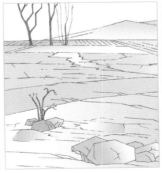

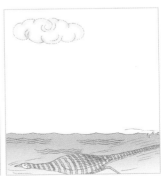

初候水始冰　　➡　　二候地始冻　　➡　　三候雉入大水为蜃

🐚 膏方进补须正确

膏方具有一定的营养滋补、增强体质、治疗预防之功，膏方是中药传统的剂型之一，以其口味宜人、药性稳定、配方讲究、工艺独特、疗效确切的特色而颇受群众欢迎。但须根据每一个人的体质辨证施治，此外，进补膏方应注意以下几点。

适宜进补膏方人群

久病体虚，或者病愈后须增强体质、加强滋养的人士；身体健康程度下降、精力不足，深感力不从心的中老年人士；体质虚弱，阴阳气血有一定程度的亏损者，常有头晕乏力、四肢倦怠、身体抵抗力差等情况的亚健康人士；反复呼吸道感染、久咳不愈、厌食、贫血等体虚的患儿；因患有某种疾病，而需服用特定膏方治疗的特殊人士。

补肾为先

我们知道，精是生命的基础、人体之根本，也是各脏腑、组织、器官功能活动最基本的物质基础。在五脏与季节的对应关系上，冬季对应肾。肾主封藏，为藏精之本，内寓元阴元阳，因而冬令进补大多以补肾精为要旨。

适合补肾的中药有鹿茸、淫羊藿、肉苁蓉、菟丝子、海马、枸杞子等，这些药物多为温热药，长期应用易耗损肾阴。所谓"善补阳者必从阴中求阳"，所以应在补阳药的基础上加用补阴药，常用的补阴药有熟地黄、玄参、墨旱莲、何首乌、阿胶等，可视情况选用。

辨证施治

应该注意药物的寒、热、温、凉，因人而异，辨证选方。冬令进补的药性属温性的较多，在温热养阳的同时，应以温而不散、热而不燥为宜。对于阴虚的病人，尤应注意阴精的填补，而阴精的充沛也有利于阳气的化生充足。

膳药兼施，相得益彰

在进补膏方时，若结合膳食调理，疗效会更佳。在膳食调理时，建议结合各人不同的体质进行辨证选用膳食。偏于阳气亏虚者，可选食狗肉、海虾、海参、黑枣、鸡肉等；偏于气阴两亏者，可选食一些补气益阴之食物，如木耳、莲藕、鸭肉、鳖肉、兔肉等；偏于气虚者应配合选食一些健脾益气的食物，如糯米、山药、大枣、胡萝卜、玉米、粳米、泥鳅等。

🍵 膏方推荐

党参桂圆膏

功效：补中益气，健脾开胃，安神。

材料：党参250克、沙参125克、桂圆肉125克，蜂蜜适量。

做法：
1. 将党参、沙参、桂圆肉以清水浸泡，加热至熬熟。
2. 每间隔20分钟取煎液1次，再添水熬煮，共须取煎液3次。
3. 将3次煎液合并，以小火煎熬浓缩，待其黏稠如膏状时，调入蜂蜜，冷却后即可。

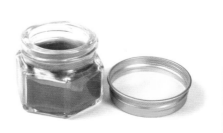

◉ 养生时令食物推荐

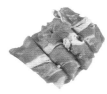

羊肉
性味：性温，味甘。
归经：归脾、肾经。
功用：可炖、煮、烤、煎等，主治脾肾阳虚诸证。
禁忌：吃羊肉后不宜马上喝茶，否则可导致排便不畅或大便秘结；肝病、高血压患者忌多食。

鸡肉
性味：性温，味甘。
归经：归脾、胃经。
功用：可煮食、炖汤等，主治虚损羸瘦、脾虚水肿、气血不足。
禁忌：感冒者不宜食用；不宜与芝麻、菊花、糯米等同食。

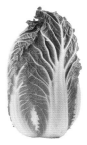

大白菜
性味：性微寒，味甘。
归经：归肺、胃、膀胱、大肠经。
功用：可炖煮、炒食等，主治肺热咳嗽、心烦口渴、小便不利。
禁忌：不宜与鳝鱼同食，否则会导致中毒；煮的隔夜大白菜不能吃，其中所含的致癌物——亚硝酸盐对健康不利。

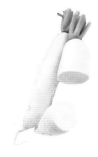

白萝卜
性味：性凉，味辛、甘。
归经：归肺、胃经。
功用：可生食、绞汁、熬汤，主治肺热痰稠、消渴、食积不消、小便不利。
禁忌：不宜与梨、苹果、葡萄等水果一起食用；脾胃虚弱者不宜用。

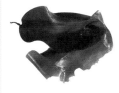

海带
性味：性寒，味咸。
归经：归肝、胃、肾经。
功用：可煮熟、凉拌等，主治瘿瘤、噎膈、高血压、水肿、脚气。
禁忌：不宜与猪血同食，否则易引起便秘；脾胃虚寒者，甲亢患者不宜食用。

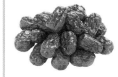

大枣
性味：性温，味甘。
归经：归脾、胃、心经。
功用：可生食、煮粥，主治脾虚食少、气血津液不足、心悸怔忡。
禁忌：不宜与维生素类一起食用；服用退烧药时忌食；有湿痰、齿病或虫病者不宜多食。

◉ 时令食物速查

名称	功效	禁忌	推荐食谱
羊肉	温中暖肾、益气补血、通乳治滞	不宜与醋、茶、南瓜同食	羊肉炖白萝卜
鸡肉	温中补脾、补肾益精、益气养血	忌与菊花、芝麻、鲤鱼同食	姜椒煨鸡块
大白菜	清热除烦、利尿通便	脾胃虚寒者不宜食用	醋熘大白菜
白萝卜	清热利咽、消食化痰、下气宽中	忌与橘子同食	白萝卜炖牛腩
海带	消痰软坚、利水	脾胃虚寒者不宜食用	海带排骨汤
大枣	补脾和胃、益气生津、养血安神	忌与黄瓜、白萝卜同食	红枣小米粥

小雪 温补益肾防寒燥

小雪，是反映降水变化的节气，即降雪开始出现，但雪量不大。《群芳谱》中说："小雪气寒而将雪矣，地寒未甚而雪未大也。"由于天气寒冷，降水形式由雨变为雪，但此时由于"地寒未甚"，故雪量还不大。

公历11月22日或23日，太阳到达黄经240°时为小雪。

☙ 起居指南

关于小雪也有很多的历史记载，比如在《月令七十二候集解》中说："十月中，雨下而为寒气所薄，故凝而为雪。小者未盛之辞。"这是说，十月中旬开始降雪，并且这时的雪并不大。随着冬季的到来，气候渐冷，不仅地面上的露珠变成霜，而且也使天空中的雨变成了雪花，但由于这时的天气还不算太冷，所以下的雪常常是半冰半融状态。这个时候，除了落在地上融化的雪，由于天气的影响，还有雨雪同降的情况发生，有时还会出现白色冰粒的现象，这些都与气温有关。

小雪之后，田间已经没有什么农活，于是人们为过冬做各种准备，比如养羊、喂牛、整理物资等。在寒冷的东北地区，人们就早早地在家点起炉火，闭门不出。这个时候，不仅北方地区寒冷，就是在温度相对比较高的地方，空气也冷了下来，所以这个时节要注意防寒保暖，及时添加衣服，年老体弱者更要注意保暖。在饮食上要多食热量较高的食物，并尽量避免吃凉食，以免带来脾胃不适，造成消化不良。同时，要注意适时地外出走走，呼吸一下新鲜空气。

☙ 小雪养生"内外兼修"

《素问·上古天真论》上说："虚邪贼风，避之有时；恬淡虚无，真气从之，精神内守，病安从来？"又《素问·生气通天论》云："清静则肉腠闭拒，虽有大风苛毒，弗之能害。"古人从内外两个方面说明，对外，要顺应自然界变化和避免邪气的侵袭；对内，要谨守虚无，心神宁静。即思想清净，畅达情志，使精气神内守而不失散，保持人体形神合一的生理状态，也是"静者寿，躁者夭"的最好说明。

小雪时节，我们既要顺应季节变化保证身体健康，又要保持心情愉悦舒畅，做到"内外兼修"。

▶ 健康提示

❶ 经常或过量食用腌菜，易引发结石或其他疾病。

❷ 腌菜中的盐分过高，对人体的胃肠、肾脏不利，并容易引发高血压。

❸ 腌菜在制作过程中，蔬菜中的硝酸盐易被微生物还原成亚硝酸盐，食用后会在人体内生成致癌物质亚硝酸胺，经常并大量食用，易引发癌症。

❹ 一些粗制滥做的腌菜更会给人体带来不同程度的损害。

🔍 运动养生

　　在小雪时节，户外的气温开始越发寒冷，入冬以来的初雪总能让年轻人异常兴奋，湿润的空气也让冬季的干燥缓和不少。人们平时可以通过各种运动来锻炼身体，增强身体柔韧性、免疫力，但同时也应注意防寒保暖，谨防伤风感冒。

跑步运动

1. **事先热身**：充分热身，如伸展、压腿等；运动后适当休整、放松。

2. **动作要领**：身体稍前倾，两臂自然摆动，以全脚掌轻轻落地，再过渡到前脚掌蹬地跑出，这能使腿部肌肉自然放松，跑动轻松、舒展。

3. **呼吸节奏**：每间隔4步左右呼吸1次，起步阶段以鼻子呼吸；当跑行一段距离后，以鼻子平缓吸气，再由口呼出，短促有力，呼吸均匀而有节奏。

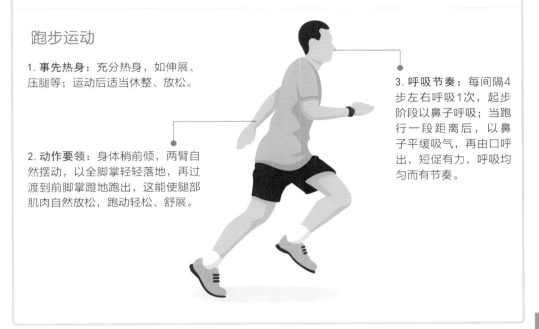

⊙ 小雪的季节特征

　　小雪分三候：初候虹藏不见，二候天气上升，三候闭塞而成冬。彩虹是雨后空气中含有水滴，并且经过太阳光折射形成的，小雪时已经告别有雨水的时节，而天空飘下的只有纷纷扬扬的雪花，于是不会出现彩虹了；二候时，由于天空中的阳气上升，地中的阴气下降，所以万物失去生机；三候时天气更加寒冷，家家户户只有闭门躲避寒冷。

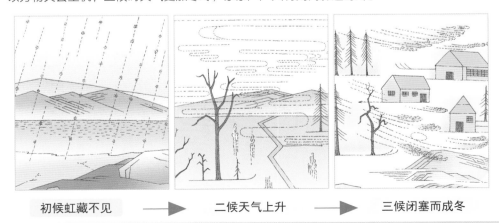

初候虹藏不见 ➡ 二候天气上升 ➡ 三候闭塞而成冬

🎍 养生原则

冬季人体阳气潜藏，养生的基本原则应以敛阴护阳为根本。因为阳气的闭藏，人体新陈代谢水平相应较低，所以要依靠生命的原动力——"肾"来发挥作用，以保证生命活动适应自然界变化。传统医学也认为，人体能量和热量均来源于肾，即人们常说的"火力"。"火力"旺，反映肾脏机能强，生命力也强；反之，生命力弱。冬季时节，肾脏机能正常，则可调节机体以适应严冬的变化。否则，将会使新陈代谢失调而发病。

保证肾气旺，即火力旺的方法是什么呢？专家认为，关键在于防止冬季严寒气候的侵袭，也就是要防止"寒邪"，它是以空气温度较低或气温骤降为特点的。寒为冬季之主气。在平时，如汗出当风、淋雨涉水、多食生冷，常能感受寒邪而罹患寒病。

🎍 和抑郁说再见

冬天人们情绪低落，郁郁寡欢，懒得动弹，一些感情比较脆弱的人心里容易产生凄凉、苦闷、垂暮之感，进而诱发抑郁症。在做好预防工作时，可参考以下几点。

劳逸结合

在工作之余多到室外空气清新、场地宽敞的地方散步、跑步、练太极拳、跳健身舞等，这些活动都能调节情绪，缓解抑郁。

▶ 常练五禽戏

五禽戏是东汉名医华佗根据古代导引、吐纳、熊经、鸟伸之术，研究了虎、鹿、猿、熊、鹤5种禽兽的生理机能和活动特征，并结合人体的脏腑、经络和气血的功能，创编而成的一套独具特色的导引术，具有防病、治病、延年益寿的效果。

热爱阳光

即增加日照和光照，当阴雨天或早晚没有阳光时，尽量打开家中或办公室里的照明设施，充足的光线能调动人的情绪，增强兴奋性，减轻或消除抑郁感。

营养跟上

易患抑郁症的人可以适当服用一些可调节精神情绪的B族维生素、谷维素等。咖啡、浓茶等也有一定的提神作用，能减轻或消除忧郁现象。

总而言之，对于患有抑郁症的朋友，首先要学会自我调整心态，保持乐观、节喜制怒，经常参加一些户外活动，多晒太阳，增强体质；多听音乐，美妙的旋律会给你的生活带来乐趣。

🎍 天寒地冻，温水刷牙护口腔

小雪时节，部分地区气温已下降至0℃，甚至更低，此时更应注意保持口腔的恒温，牙齿过敏、龋齿、牙周炎、口腔溃疡等口腔疾病患者须避免用过冷、过热的水刷牙，否则易使牙病加重。

刷牙水应控制在35℃左右，这样能使人感觉最舒服，且能最大限度地清洁附着在口腔内的细菌和牙缝的食物残渣。同时，应尽量避免食用过凉、过烫的食物，饭后要立刻用温水刷牙或漱口，随时保持口腔清洁。

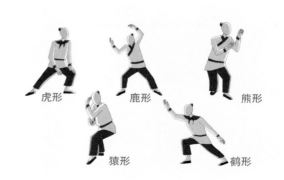

虎形　鹿形　熊形　猿形　鹤形

小雪时节天气渐冷，人体会散失掉大量热量，因此在饮食上应注意补充。一些肉类食物或富含蛋白质、脂肪、碳水化合物的食材都能为人体提供所需的热量，如牛肉、羊肉、狗肉、红薯、土豆等。

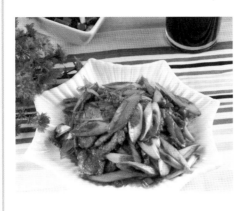

葱爆羊肉

功效：温补肝肾，健胃，增强免疫力。

材料：羊肉250克，大葱1根，香菜少许，料酒、盐、酱油、米醋、糖、油各适量。

做法：

①将大葱以清水冲洗干净，切成斜斜的薄片；香菜切碎段，备用。

②在锅中放油，烧至五成热时，放入羊肉，快速翻炒；当羊肉开始泛白时，倒入切好的葱片，加料酒、盐、酱油、糖，再继续翻炒。

③当羊肉片完全炒熟变白后，淋入少许米醋，撒香菜，翻炒均匀即可。

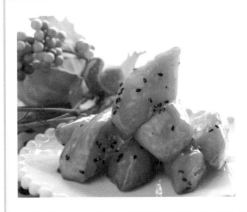

拔丝红薯

功效：健脾胃，强肾阴，补虚益气。

材料：红薯500克，糖150克，黑芝麻适量。

做法：

①将红薯清洗干净、去皮，切块，备用。

②将红薯块放入油锅中炸1次，捞出；再复炸1次，至色泽金黄、香味飘出，捞出。

③在锅中放入少量油，以小火炒糖，炒至金黄、黏稠后，倒入红薯块快速翻炒，待红薯表面糖浆相对均匀后，盛出装盘，撒上黑芝麻即可。

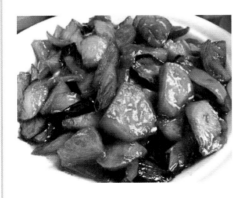

地三鲜

功效：养肾，解热，补虚强身。

材料：土豆2个，青椒2个，茄子1个，胡萝卜1个，葱末、姜末、蒜末、盐、酱油、糖、鸡精、淀粉各适量。

做法：

①清洗食材，青椒去籽，切片；土豆、茄子去皮，切滚刀块；胡萝卜洗净，切丝。

②在锅中倒入少量油，烧热后倒入土豆块翻炒至表面微黄，盛出；再倒入茄子翻炒至焦软。放入葱末、姜末、蒜末爆香，倒入土豆块、胡萝卜丝，加盐、酱油、糖，翻炒均匀后加少许清水；快速翻炒至熟后，倒入青椒，调味后勾芡即成。

大雪 御寒养阳多进补

大雪是冬季的第三个节气，这就意味着天气越来越冷。《月令七十二候集解》："十一月节，大者盛也，至此而雪盛也。"这个时节降雪量通常要比小雪时大，养生以"藏"为主。但是，大雪后各地降水量均进一步减少，东北、华北地区12月平均降水量一般只有几毫米，西北地区则不到1毫米。

大雪这天太阳运行到黄经255°，当日正午用圭表测日影，影长为古尺一丈二尺四分，相当于今天的3.05米，夜晚观测北斗七星的斗柄指向子的方向，也就是西北方，这个阶段一般在农历的十一月。

雪中乐趣

人常说，"瑞雪兆丰年"。严冬积雪覆盖大地，可保持地面及农作物周围的温度不会因寒流侵袭而降得很低，为冬作物创造了良好的越冬环境。同时，积雪待到来年春天融化，为农作物的生长提供充足的水分，所以有"麦盖三床被，枕着馒头睡"的农谚。

近年来，随着旅游业的蓬勃发展和体育事业的需要，我国北方等地开办了许多滑雪场、滑冰场，人们在这里感受冷的刺激，经受冷的锻炼，尤其是南方人，看着这由洁白大雪构成的纯净世界，别有一番情怀。

滑冰运动

滑冰这项运动，在我国有很悠久的历史，早在宋代就有了。过去叫"冰戏"或叫"冰嬉"。到清朝时，这项活动就更风行了，不仅民间普遍开展，就是在宫廷里，每年也要举行一次规模很大的滑冰活动。

滑冰运动是冬季户外锻炼身体的一种很好的运动。人们在寒冷的气候里进行身体锻炼时，会引起身体对寒冷刺激的复杂的、多次的反应，从而使大脑皮质调节皮层下体温中枢支配体内的产热和用热，有助于身体和外界环境的平衡能力。

滑雪运动

滑雪是人体借助滑雪器和雪杖在雪地中快速行进的一种运动方式，其动作简单、舒展，富有动感和刺激性。初学者须在经验丰富的教练指导、陪同下，掌握一系列基本滑行技巧后才能正式走上滑雪道。

▶ 滑雪前注意事项

❶ 提前热身，将身体各处肌肉、关节充分活动开，尤其是极易受伤的膝盖部位。

❷ 出发前应特别留意天气变化，避开大风天气；注意保暖，随身携带高热量食品，如巧克力等，根据身体需要随时补充热量。

❸ 事先熟悉雪道的情况，滑行时量力而行，与他人保持一定的安全距离。如将发生摔倒，应第一时间降低身体重心，侧身着地以避险。

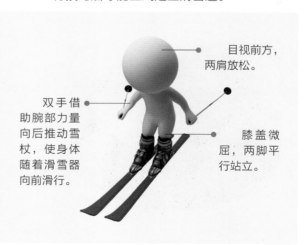

目视前方，两肩放松。

双手借助腕部力量向后推动雪杖，使身体随着滑雪器向前滑行。

膝盖微屈；两脚平行站立。

➕ 滑雪前的热身动作

冬季户外寒冷，在从事滑雪运动前，须预先热身，让身体变得暖和、灵活、强韧起来，不仅能减少受伤概率，也能让滑雪动作更加舒展、轻盈。

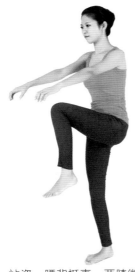 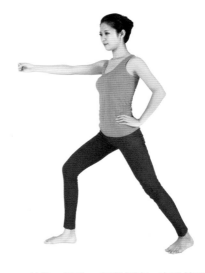

站姿，腰背挺直，两膝微屈，双手扶住固定端；左膝抬起，左腿先伸后，再缓缓向体后伸展。

站姿，弓步，腰背挺直，左手掐腰，右手扶住固定端；前侧腿膝盖屈起，直至与脚踝垂直，后侧腿向后伸直。

🌀 大雪的季节特征

大雪三候为：初候鹖鸥不鸣，二候虎始交，三候荔挺出。"初候鹖鸥不鸣"，鹖鸥即寒号鸟，此时因天气寒冷，寒号鸟也不再鸣叫了；"二候虎始交"，虎本阴类，感一阳而交也，所以这个时候老虎有求偶的行为；"三候荔挺出"，"荔挺"为兰草的一种，也可简称为"荔"，也是由于感到阳气的萌动而抽出新芽。

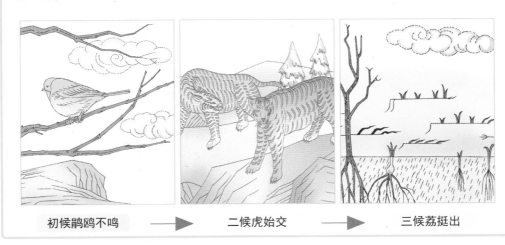

初候鹖鸥不鸣 ⟶ 二候虎始交 ⟶ 三候荔挺出

🐚 养生提示

俗话说"万物潜藏大雪时，养精蓄锐藏元阳"。大雪时节，顺应万物生机潜藏的物候特点，人们不要轻易扰动阳气，应遵循《黄帝内经》中提倡的"早卧晚起，必待日光"的原则，保证充足睡眠。早睡可养人体阳气，保持身体的温热；晚起可养阴气，待日出而起，可躲避严寒，使人体达到阴平阳秘。应做好防寒保暖工作，尤其应保护好胸腹和关节部位。

贯穿冬季养生的要诀就在"藏"字上，冬藏是为了养精蓄锐，为来年春天万物复苏、生机蓬勃提供充沛的物质基础。古曰"秋冬养阴"，阳虚患者在冬季温补阳气的同时，也应重视养阴，补充人体阴精，这样才有利于阳气的生长。

🐚 综合调养，平衡养生

"养生"不是吃点补品就能见效的，补品只是养生的一个方面。养生还包括保养、调养、培养、补养、护养。具体来说，就是要通过养精神、调饮食、练形体、慎房事、适温寒等综合调养达到强身健体、延年益寿的目的。

协调是养生的重要法则，就是强调多种方法的互相配合。动静结合、劳逸结合是其中最常见的两个"结合"方法。通过动静结合、劳逸结合、补泄结合、形神供养，才能健康长寿。倘若在冬季寒冷之时，稍有寒暑之异便闭门不出，食之唯恐肥甘厚腻而节食少餐，都会因养之太过而受到约束，不但有损健康，更无法"尽终天年"。

🐚 动静结合话养生

养生必须注意动静结合，静如处子，动如脱兔。该静时不静，阴气不存；该动时不动，阳气不振，容易生病，即"静过则废，动过则损"。动静结合强调"动中有静""静中有动"。

另外，我们所说的动静是相对的。动主要表现在肢体活动及肌肉骨骼的锻炼，大雪时节，人体新陈代谢处于相对缓慢的水平，运动应以温和的有氧运动为主，保持乐观态度，经常参加一些户外活动，坚持耐寒锻炼，多运动，以增强体质。长跑是不错的运动养生选择，但要注意热身、呼吸、放松等环节，也可练练八段锦。静主要是锻炼身体内部，没有肢体活动、没有肌肉骨骼的锻炼，是指气血在安静状态下按它本身的规律运行。动静是统一的，动有利于初步疏通经络，使气血通畅，气血疏通后又有利于入静。这也是传统养生中朴实的哲学辩证法。

▶ 保温增湿

御寒保暖，以保持室温在 16～20℃ 最为理想。居室保持合适的湿度，最好在 30%～40%，过于干燥容易使上呼吸道黏膜水分丢失，防御功能降低，咽喉干燥。特别是使用取暖器时，应注意室内空气中的湿度，可通过在房中摆放适量植物，放置一盆水或一个大鱼缸来提高空气湿度，避免室内空气过于干燥。

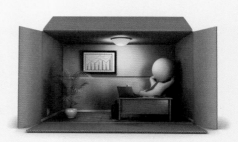

绿色植物是室内的天然加湿器，其中以叶片肥大的植物加湿效果最为明显。

◉ 饮食调养

　　大雪时节气候寒冷，人们在选择进行饮食补养的同时，应格外注意结合自身的体质和实际情况加以调补，不可盲目。在给身体补充热量的同时，也要注意热量摄入不宜过度，以免引起肥胖或其他疾病。

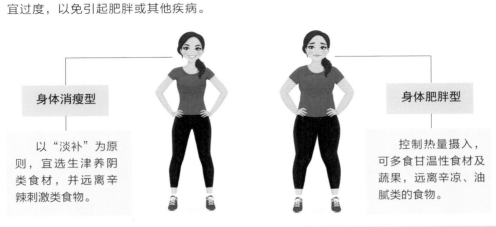

身体消瘦型

　　以"淡补"为原则，宜选生津养阴类食材，并远离辛辣刺激类食物。

身体肥胖型

　　控制热量摄入，可多食甘温性食材及蔬果，远离辛凉、油腻类的食物。

◉ 御寒食材推荐

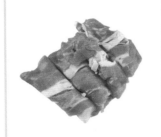

羊肉
　　温中暖肾、益气补血、通乳，可炖煮、烤、煎等。

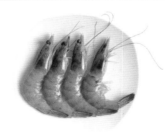

海虾
　　补肾壮阳、益脾胃、下乳汁，可煮熟、炒食。

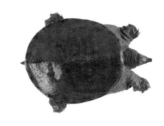

甲鱼
　　滋阴壮阳、养肝、补肾，可炖食、煲汤。

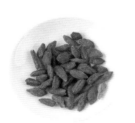

枸杞
　　生津止渴、润肺止咳、养肝益肾，可煎汤、泡酒。

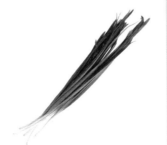

韭菜
　　补肾助阳、行气开胃、散血解毒，可炒食、绞汁。

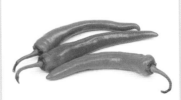

辣椒
　　温中散寒、健胃消食，可炒食、配菜。

冬季养生

冬至 防寒防湿藏元阳

冬至是二十四节气之一。"阴极之至，阳气始生，日南至，日短之至，日影长至，故曰冬至。"冬至日这天，白天最短，夜晚最长；自此之后，昼夜短长开始变化，夜消昼长，直到九九八十一天，转入春天。冬至还被人们看作是冬季最重要的节日。

公历的12月21日或23日，太阳到达黄经270°时即为冬至。

冬至民俗

现在，一些地方还把冬至作为一个节日来过。北方地区有冬至宰羊、吃饺子、吃馄饨的习俗，南方地区在这一天则有吃冬至米团、冬至长线面的习惯。有些地区在冬至这一天还沿袭着祭天祭祖的习俗。因为地域性差异，我国冬至祭祖的方式和内容各地都有不同，带着浓郁的地方色彩。冬至祭祖，是人们向祖先汇报一年的丰收情况，祈求祖先保佑的一种行为。

冬至民间还有贴绘"九九消寒图"的习俗。消寒图是记载进九以后天气阴晴的日历，以卜来年丰欠。关于九九消寒图的形式很多，比如格子消寒图、文字消寒图、梅花消寒图、美人晓妆消寒图等。这些消寒图的绘制方法是一样的，只是形式上有所区别。分成九九八十一个，每天画去一个，九九八十一天之后消寒图画完，也就说明冬天已经过去，进入了温暖的春天。旧时，冬季来临时，小孩子常会吟唱这样的歌谣："一九二九不出手，三九四九冰上走，五九六九沿河看柳，七九河开，八九雁来，九九加一九，耕牛遍地走。"便是流传于我国各地的最为脍炙人口的"九九歌"。

足部保暖

数九寒冬，外部环境的温度过低会促使人体毛细血管紧缩，致使血液循环不畅，因此很多人在冬季会有手脚发凉的感觉。由于人体多数时间处于直立行走或坐姿，这让体内的大量血液集中于下肢，但足部因缺乏脂肪的保护，又特别容易受寒，因此人们在注意防寒、防湿的同时，须适当加强足部保暖。可在睡觉前以热水泡脚，同时以手指按摩脚底、脚背、脚趾，促进血液循环。俗话说"竹从叶上枯，人从脚上老"，足部的保暖及护理在冬日里非常重要。

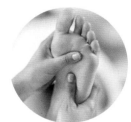

对与脏腑相联系的足部反射区加以良性刺激，能在缓解足部疲劳的同时，有益于身体健康。

▶ 冬至进补好时候

冬至是人们常说的"数九"严寒天的开始，即一年中最寒冷的时期。应注意防冻保暖，也就是护阳。对中老年人和儿童而言，许多呼吸系统、泌尿系统的宿疾最容易在这一时期发作，最好做好防范，中医学特别重视冬令进补。

作为传统进补的开始，冬至日与天地阴阳气交相合，此时人体内消耗相对较少，进补后可发挥出理想的药效，且可保存最长时间，最大限度地促进人体内阳气的萌生。

🐚 传统养生

《汉书》中说："冬至阳气起，君道长，故贺。"传统养生非常重视冬至这一时期的阳气初生，认为阳气初生时，需小心保护、精心调养，使其逐渐壮大。只有人体内的阳气充足，才会达到祛病延年的目的。中医认为"冬至一阳生，夏至一阴生"，抓住时令节气的关键时刻，对人体疾病变化的影响很大，这也是养生的重要原则之一。特别是某些慢性疾病，抓住节令来防病的效果是很明显的。

在认识自然与人体健康的关系后，我们应该采取积极的防治措施来保健康。"夏病冬治""冬病夏治"就是很好的防治方法。

《黄帝内经》中用阴阳属性的原理诠释了人发热和发冷的原理。阳属热，阴属寒，如果阳气太盛，人就会发热；如果腠理闭塞，人有汗而不能出就会烦闷。相反，如果人体内阴气太盛，就会恶寒、发冷。

🔵 阴阳之气过盛对人体的影响

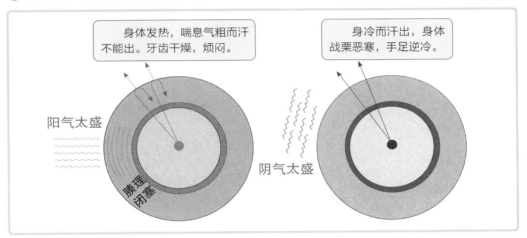

🔵 冬至的季节特征

我国古代将冬至分为三候：初候蚯蚓结，二候麋角解，三候水泉动。传说蚯蚓是阴曲阳伸的生物，此时阳气虽已生长，但阴气仍然十分强盛，土中的蚯蚓仍然蜷缩着身体；古人认为麋的角朝后生，所以为阴，而冬至一阳生，麋感阴气渐退而解角；因为阳气初生，所以此时山中有的泉水开始流动。

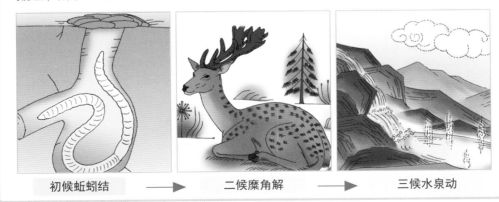

初候蚯蚓结 ⟶ 二候麋角解 ⟶ 三候水泉动

🉐 药补有道

冬至以后是进补的最佳时段，在我们重视食补的同时，作为另一大进补方式，药补的作用也不应忽视。下面我们讲讲如何更好地对症药补。药补最讲究时令，同时也要注意对症。通常分为补气、补血两种类型，或者说是助气、升阳，我们必须结合自己的具体身体情况来选择。以下几点可供参考。

大凡有畏寒、肢体发冷、腰膝酸痛、面色黯晦、自汗、阳痿、早泄、遗尿、小便清长、大便溏泻等阳虚症状的人，可选用海马、肉桂、附子、肉苁蓉、锁阳、补骨脂、鹿茸、鹿角胶、菟丝子、冬虫夏草、杜仲、狗鞭、核桃等补阳之药。

有气喘、自汗、语言无力、头晕目眩、心悸等气虚症状的人，可选用黄芪、大枣、山药、人参、党参、太子参、西洋参、白术等补气之药。

有颧红发热、五心烦热、多梦、遗精、干咳少痰、盗汗、口干、喉燥、两目干燥、舌红少苔等阴虚症状的人，可选用女贞子、墨旱莲、龟板、玉竹、石斛、天冬、灵芝、山萸肉、百合、麦冬、黄精、黑豆等补阴之药。

头晕眼花、心悸、失眠、面色苍白、咽干舌燥、夜热盗汗等血虚之人，可选用阿胶、当归、鸡血藤、白芍、熟地黄、何首乌、桑葚等补血之药。

就体质过虚的人而言，进补后可能会出现口干鼻燥、心烦不寐、面肿、流鼻血等现象，这时建议以调理为主，辅以小补，注意适量，须知过犹不及。

立冬之后，我们可以加强对身体虚弱病人的补益，以增强其机体的抗病能力。如对怕冷、自汗、小便清长、少气懒言的阳虚者，可用鹿角、菟丝子、益智仁、补骨脂等温补药，兼服胎盘片、参蛤粉、核桃等。对于低热盗汗、口燥咽干、尿短色赤的阴虚患者，就用沙参、天冬、麦冬、龟板、女贞子等滋阴药，或用龟板膏和鸡蛋。

需要注意的是，进补期间应忌口，不能吃彼此相克的药物和食物。倘若不分阴阳寒热、虚证实证，则后果不堪设想。所以，最好请专业的食疗师加以指导。

▶ 常见补益药材

	人参	西洋参	灵芝	黄芪	甘草
补气药材	**性味功效** 性微温，苦甘、微苦。大补元气，补脾益肺，生津，安神益智。	**性味功效** 性凉，味甘、微苦。补气养阴，清热生津。	**性味功效** 性平，味甘、微苦。补气安神，止咳平喘。	**性味功效** 性微温，味甘。健脾补中，升阳举陷，益卫固表，利尿，托毒生肌。	**性味功效** 性平，味甘。补气润肺，泻火解毒，缓急止痛。
	何首乌	当归	阿胶	龙眼肉	熟地黄
补血药材	**性味功效** 性温，味苦、甘、涩。补益精血，解毒截疟，润肠通便。	**性味功效** 性温，味甘、辛。补血活血，调经止痛，润肠通便。	**性味功效** 性平，味甘。补血滋阴，润燥，止血。	**性味功效** 性平，味甘。补血安神，健脑益智，补养心脾。	**性味功效** 性微温，味甘。大补心血，滋培肾水，兼益脏血之经。

◉ 养生时令食物推荐

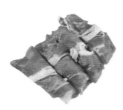

羊肉

性味：性温，味甘。

归经：归脾、肾经。

功用：可炖煮、烤、煎、涮等，主治脾肾阳虚诸证。

禁忌：吃羊肉后不宜马上喝茶，否则可导致排便不畅或大便秘结；肝病、高血压患者忌多食。

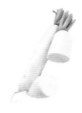

白萝卜

性味：性凉，味辛、甘。

归经：归肺、胃经。

功用：可生食、绞汁、熬汤，主治肺热痰稠、消渴、食积不消、小便不利。

禁忌：不宜与梨、苹果、葡萄等水果一起食用；脾胃虚弱者不宜用。

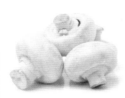

蘑菇

性味：性平，味甘。

归经：归肝、胃经。

功用：可炒食、蒸、烧、做汤，主治消化不良、高血压。

禁忌：气滞、便溏者，肾脏疾病患者慎食；不宜与野鸡同食，否则可诱发痔疮，导致出血。

菠菜

性味：性凉，味甘。

归经：归大肠、胃、肝经。

功用：可炒食、凉拌，主治肠燥便秘、消渴、头昏目眩。

禁忌：未用开水烫者不宜炒食，不宜与豆腐一起食用。

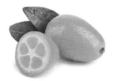

金橘

性味：性温，味辛、甘。

归经：归甘、胃经。

功用：理气，解郁，化痰，醒酒。

禁忌：消化道溃疡、泌尿系统结石患者不宜食用；不宜与兔肉同食，否则会引起腹泻。

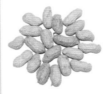

花生

性味：性平，味甘。

归经：归脾、肺经。

功用：可生食、煮食、炒食等，主治脾虚少食、肺燥咳嗽、产后乳少。

禁忌：花生霉变后含有大量致癌物质——黄曲霉素，因此霉变的花生一定不能吃。

◉ 时令食物速查

名称	功效	禁忌	推荐食谱
羊肉	温中暖肾、益气补血、通乳	不宜与醋、茶、南瓜同食	羊肉煲
白萝卜	清热利咽、消食化痰、下气宽中	忌与橘子同食	白萝卜牛腩煲
蘑菇	消食、益气、平肝阳	忌与醋同食	小鸡炖蘑菇
菠菜	润燥滑肠、清热除烦、养肝明目	不焯的菠菜不宜与豆腐同食	菠菜丸子汤
山药	健脾益肺、益肾固精	有实邪者忌食	土鸡炖山药
花生	补脾益气、润肺化痰	糖尿病或便溏腹泻者不宜食用	花生猪蹄汤

小寒 补虚养肾调脏腑

小寒是一个反映气温变化的时令，这个时节是一年中最寒冷的时期。从字面上来看似乎这个时期还不是最冷的，因为在小寒后面还有大寒，可是在这个时节温度确实是最低的。俗话说"热在三伏，冷在三九"，一般说的就是这个时节。

小寒当天太阳运行到黄经285°，正午用圭表测日影，影长为3.05米，等于古尺的一丈二尺四分，当晚观测北斗七星的斗柄指向丑，即东北方向，这个阶段一般是在农历的十二月。

小寒时节全国都处于气温最低的时期，但全国各地区的温度又有所不同。我国东北北部地区的气温在零下30℃左右，午后最高气温平均也不过零下10℃，特殊的自然条件造就了东北这样一个冰雕玉琢的世界。黑龙江、内蒙古和新疆以北的地区及藏北高原，平均气温在零下20℃左右，而附近的河套以西地区平均气温在零下10℃左右，都是一派严冬的景象。到秦岭、淮河一线平均气温则在0℃左右，此线以南已经没有季节性的冻土，冬作物也没有明显的越冬期。

🦋 小寒民俗

健身运动

小寒时节正值天寒地冻的"三九"天，经常参加适宜的健身锻炼可以起到防治因寒冷而引发各种疾病的作用，但是要做到健身、健口、健意，才能使身体内外都健康。天南海北各地域的中国人在小寒节气里都有各具特色的锻炼方式，如踢毽子、跳绳、滚铁环、斗鸡（盘起一脚，一脚独立相互对斗）、滑冰、拔河等。如果遇到大雪天，则会跑到雪地里打雪仗、堆雪人，不仅为寒冬增加乐趣，而且很快就会使人全身发暖、血脉畅通。

饮食风俗

小寒往往相伴腊八节。腊八节就在腊月初八这一天，这是我国民间一个重要的节日。这个节日源于中国的祭祀活动，据说，这一天是释迦牟尼的成佛日，所以在这一天有吃腊八粥的习俗，另外老百姓还有腌制腊八蒜、吃腊八豆腐、吃腊八面的习俗。全国各地腊八粥的做法各有不同，所用的食材也五花八门。人们在粳米中添加各种谷物、果子，以微火炖煮，全家围坐在桌前享用以欢庆丰收，同时能通过食热粥取暖御寒。

🔳 腊八粥的做法

材料：粳米80克，糯米80克，小米30克，薏米30克，红豆、绿豆、花生、核桃仁、桂圆、大枣、葡萄干各适量。

做法：
❶ 将上述谷物以清水淘洗干净，除小米之外的其他谷物用水泡发2小时备用；大枣洗净后，以温水泡发。
❷ 将各类谷物一同倒入锅中，加适量清水以大火烧沸。
❸ 将各类干果辅料倒入锅中，改小火边搅动边熬煮30分钟，待粥稠糯香时即可。

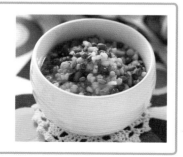

➕ 身体的虚与实

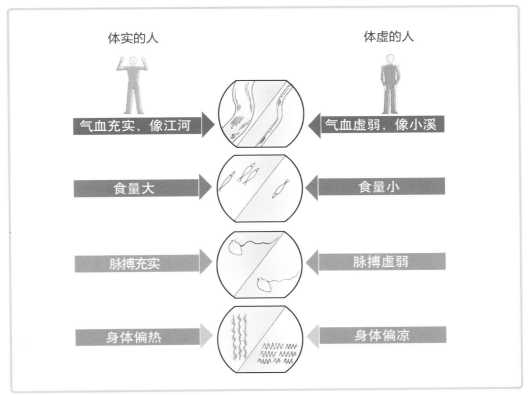

🌑 小寒的季节特征

　　小寒中的三候分别是：初候雁北乡，二候鹊始巢，三候雉始鸲。古人认为候鸟中大雁是顺阴阳而迁移的，此时阳气已动，所以大雁开始向北迁移；二候时喜鹊感觉到阴气，开始筑巢；到了三候，野鸡在接近四九时会感受阳气的生长而穿行于落叶枯枝中，在冰天雪地中寻找食物，不时地鸣叫，寻觅自己的伙伴。

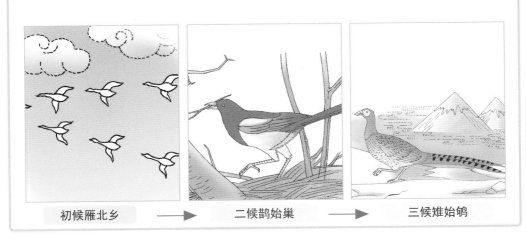

❧ "三九"进补须知

"三九"天的室外天寒地冻，身体怕冷是多数人最显著的感受。可选择能为人体补充蛋白质、脂肪、碳水化合物的食物作为重点摄取对象，如肉类、鱼类、蛋类、豆制品等，它们能够为人体提供热量。此外，富含钙、铁的食物也有助于提高人体的抗寒能力，如牛奶、虾类、芝麻、大枣等，取食富含维生素A和维生素C的新鲜水果，也有益于增强机体免疫力、抵御寒冷。

人们常说"三九补一冬，来年无病痛"，对于正值"三九"寒天的小寒时节，在准备进补促进健康、预防疾病的过程中，需要注意以下四个方面。

一是切勿跟风进补。例如，鸡汤并非所有人都适宜喝。鸡汤营养丰富，其所含的营养物质是从鸡油、鸡皮、鸡肉和鸡骨溶解出的少量水溶性小分子，其蛋白质含量仅为鸡肉的7%左右，但汤里的鸡油大都属于饱和脂肪酸。正因鸡汤中这一特有营养成分的刺激作用，所以胆道疾病患者、肾功能不全者都不宜喝鸡汤。

二是不可盲目食狗肉。严冬季节，多吃些狗肉是有好处的，但不宜盲目食狗肉，特别是对那些体质虚弱或患有关节炎等病的人来说，食用狗肉会严重影响病情。另外，在吃狗肉后不要喝茶。

三是不可无病进补。无病进补，既增加开支，又会伤害身体，如服用鱼肝油过量可引起中毒，长期服用葡萄糖会引起发胖。同时，补药并非多多益善，过量服用都是有害的。

四是注意虚实之分。中医的治疗原则是"虚者补之"。虚则补，不虚则正常饮食就可以了，同时应当分清补品的性味和适用范围，判断其是否适合自己。我们说，进补的作用主要是"补虚益损"，而虚又分气虚、血虚、阴虚和阳虚四种，它们其实各有各的不同补法。

❧ 起居指南

小寒时节宜早睡晚起，早睡可以养人体的阳气，晚起可以养人体的阴气，使身体内的阴阳维持平衡；尽量减少晚间外出活动的次数，以免伤阳。着衣应以保暖为第一要务，尤其要注意防护头颈、背、手脚等易受凉的部位，户外活动最好戴上帽子、手套、戴上围巾等。

▶ 户外锻炼

我们通常认为大寒冷于小寒，其实在气象记录中，小寒是比大寒冷的，可以说是全年二十四节气中最冷的节气。俗话说得好，"冬天动一动，少闹一场病，冬天懒一懒，多喝药一碗""夏练三伏，冬练三九"。这些都说明，冬季坚持体育锻炼对身体健康是非常有益的，即我们所说的接触寒冷。

事实也证明，此时参加户外体育活动，身体受到寒冷的刺激，肌肉、血管感受冷而收缩，能够促使心脏跳动加快、呼吸加深、体内新陈代谢力增强，身体产生的热量增加。同时，由于大脑皮质兴奋性增强，使体温调节中枢的能力明显提高，这有利于提高身体调节体温的功能。如此，人的抗寒能力将明显增强。

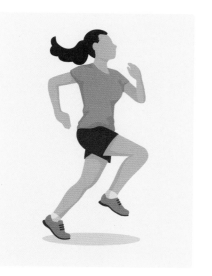

养生时令食物推荐

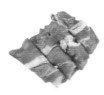

羊肉

性味：性温，味甘。

归经：归脾、肾经。

功用：可炖煮、烤、煎、涮等，主治脾肾阳虚诸证。

禁忌：吃羊肉后不宜马上喝茶，否则可导致排便不畅或大便秘结；肝病、高血压患者忌多食。

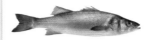

鲈鱼

性味：性平，味甘、淡。

归经：归脾、胃、肝、肾经。

功用：可煮食，主治脾胃虚弱、肝肾不足、胎动不安。

禁忌：皮肤病、疮肿患者不宜食用；不宜与蛤蜊同食，否则会导致铜和铁的流失。

海虾

性味：性温，味甘、咸。

归经：归肝、肾经。

功用：可煮熟、炒食等，主治肾虚阳痿、产后气血虚亏。

禁忌：过敏性鼻炎、支气管炎、反复发作性过敏性皮炎患者人不宜食用；不宜与山楂、石榴等同食。

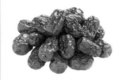

大枣

性味：性温，味甘。

归经：归脾、胃、心经。

功用：可生食、调粥，主治脾虚食少、气血津液不足，心悸怔忡。

禁忌：不宜与维生素类一起食用；服用退烧药时忌食；有湿痰、齿病或虫病者不宜多食。

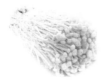

金针菇

性味：性寒，味甘、咸。

归经：归脾、胃、肾经。

功用：可凉拌、煮食，主治肝病、胃肠道炎症。

禁忌：变质的金针菇不能吃，脾胃虚寒者不宜多吃；不宜与牛奶同食，否则会引起消化不良。

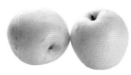

梨

性味：性寒，味甘。

归经：归肺、胃经。

功用：可生食、绞汁、蒸煮，主治肺热或痰热咳嗽、心烦口渴。

禁忌：慢性胃炎、慢性肠炎、胃肠功能紊乱者不宜食用；不宜与鹅肉同食，否则会增加肾脏负担。

时令食物速查

名称	功效	禁忌	推荐食谱
羊肉	温中暖肾、益气补血、通乳	不宜与醋、茶、南瓜同食	红焖羊肉
鲈鱼	补脾胃、益肝肾、安胎	忌与奶酪同食	清蒸鲈鱼
海虾	补肾壮阳、益脾胃、下乳汁	忌与维生素C及含鞣酸的水果同食	白灼虾
大枣	补脾和胃、益气生津、养血安神	忌与黄瓜、白萝卜同食	大枣红糖水
金针菇	补肝消炎、益肠胃、抗癌	忌与牛奶、驴肉同食	凉拌金针菇
梨	清热养阴、利咽生津、润肺化痰	脾胃虚寒者少食	冰糖炖梨

大寒 固守封藏养精气

同小寒一样，大寒也是表征天气寒冷程度的节气，并且是二十四节气中的最后一个节气。大寒也是一年当中非常冷的时节，冰天雪地、寒风凛冽，人们躲在温暖的室内鲜有出门。同时，人们也即将熬过这漫长的严冬，温暖的春天正步步临近。

大寒这天，太阳到达黄经300°，正午用圭表测日影，影长为古尺一丈一尺八分，相当于今天的2.74米，与冬至最长时相比已短了许多，说明太阳已明显地向北偏移了。夜晚观测北斗七星的斗柄指向丑的位置，也就是北偏东方向，这时是农历的十二月。

"大寒年年有，不在三九在四九。"大寒期间，时常有大雪降落，落地后成为厚厚的积雪，一般此时降落的大雪要等到春节之后气温转暖时，才会在阳光下慢慢融化，这种情况可能会阻碍交通，所以要注意出行安全。这个时节的大雪对冬小麦是很有利的，盖在麦苗上的大雪可以保持地温，避免麦苗被严寒冻伤，麦田中的雪待来年融化时还可保证墒情。于是民间就有"腊月大雪半尺厚，麦子还嫌被不够"的说法。

防风防寒防上火

大寒时节，正处于外部环境由冷至暖的过渡阶段，虽已开始步步临近春天，但寒冷的气息仍未消减。人们在生活起居上仍要保持冬天"闭藏"的特征，早睡晚起，每天早上适当多睡一会儿，待太阳出来后再起床。老人、儿童及体弱者冬日要注意背部保暖。

在阳光充足的中午或下午，应多到外面晒晒太阳，经常晒后背可调气血、补阳气。坚持用热水洗脚，不仅可以促进足部的血液循环，还对缓解疲劳、改善睡眠大有裨益。另外，应根据气温的变化随时增减衣物，做好防风防寒的工作。

此外，经过整个冬天充分的食疗补益，人们常常因火锅、肉食吃得太多而上火，具体表现为面红耳赤、口干咳嗽、牙龈肿痛、胃脘灼痛、心气躁烦等。人们可通过合理平衡膳食来避免，少食辛辣、过热的食物，多食新鲜蔬菜和水果，忌酒，多饮水。平时也要注意劳逸结合，保证充足的休息，调整心态，适当参加有益的户外锻炼。

冬季食材辨色补益

生活中可选的食材五颜六色，大体上被归为黄、红、绿、黑、白5类：黄色食材多能补益脾胃、改善体质、增强免疫力；红色食材多能促进新陈代谢和血液循环，有助于燃烧体内脂肪；绿色食材多能补充维生素、矿物质，促进消化，排出毒素；黑色食材多能补虚强身、增强免疫力；白色食材多能滋阴润燥，活化身体机能。

▶ "红色"食物

冬季，在人们可选的食材当中，有着不少的"红色"食物。它们有着红色、橙红色、棕红色的鲜艳外观，部分具有辛辣味或甜味，它们含有丰富的番茄红素、胡萝卜素及其他营养物质。如辣椒、胡萝卜、红薯、洋葱、柿子、大枣、苹果等，能补充营养、增强人体的抗寒能力，可以作为冬季御寒的有益补充。

➕ 五脏阳气被遏所引起的疾病与治疗

人体五脏阳气被遏制，会使体内阴精孤立，水液充斥于皮下，这种情形就像河水上游被闸门阻断而不断上溢。解决办法也类似，以排除体内积水为目标。

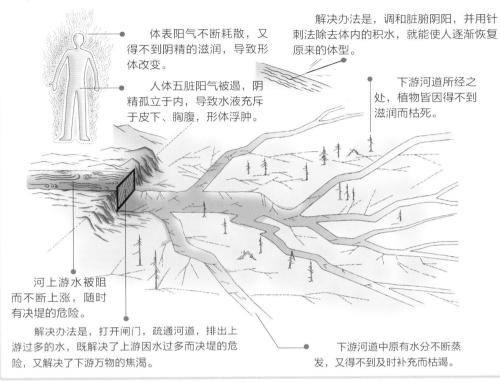

体表阳气不断耗散，又得不到阴精的滋润，导致形体改变。

人体五脏阳气被遏，阴精孤立于内，导致水液充斥于皮下、胸腹，形体浮肿。

解决办法是，调和脏腑阴阳，并用针刺法除去体内的积水，就能使人逐渐恢复原来的体型。

下游河道所经之处，植物皆因得不到滋润而枯死。

河上游水被阻而不断上涨，随时有决堤的危险。

解决办法是，打开闸门，疏通河道，排出上游过多的水，既解决了上游因水过多而决堤的危险，又解决了下游万物的焦渴。

下游河道中原有水分不断蒸发，又得不到及时补充而枯竭。

◑ 大寒的季节特征

大寒分三候：初候鸡始乳，二候征鸟厉疾，三候水泽腹坚。初候指动物的出生，大寒时节，母鸡开始孵化小鸡；二候中的征鸟是指凶猛的飞禽，这时天空中时有振翅高飞的鹰鸟，箭一般从高空扑向地面的猎物；三候是说天气格外寒冷，河湖上的冰冻层已冻到了很深的水的"腹部"。

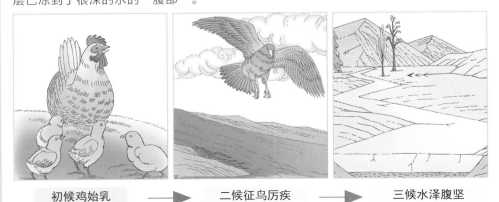

初候鸡始乳 ➞ 二候征鸟厉疾 ➞ 三候水泽腹坚

劳逸结合改膳食

正值年节期间的大寒时节，人们常因过度食用动物蛋白、脂肪、甜食等丰盛佳肴，造成肝、肾、大脑的负担，从而诱发高血压、冠心病、中风等病症。建议人们此时移风易俗，多吃些素食、鱼类、杂粮、豆制品。

适当运动、劳逸结合是我们不断强调的观点。适逢节日进行适当的体育活动，具有调节情趣、增进健康的功效。注意劳逸结合，主要是针对此时琐事缠身而过于繁忙，或因走亲访友和出游过于劳累，建议安排好休息和睡眠，以利健康和养生。

固守封藏，防寒进补

根据大寒时节的气候特征，人体应固守封藏，也就是说固护精气、滋养阳气，将精气内蕴于肾，化生气血津液，促进脏腑生理功能。建议青壮年此时应适当减少房事，以适应生理功能处于低潮、人体培养精气的需要。

此外，大寒时节仍然是冬令进补的好时机，重点应放在固护脾肾、调养肝血上，进补的方法有二：一是食补，二是药补。"药补不如食补"，应以食补为主。偏于阳虚的人食补以温热食物为宜，如羊肉、鸡肉等；偏于阴虚者以滋阴食物为宜，如鸭肉、鹅肉、鳖、龟、木耳等。药补要结合自己的体质和表征选择服用，如体质虚弱、气虚之人可服人参汤，阴虚者可服六味地黄丸等。

在进补方面，也有以下值得注意的地方：首先，顺应季节的变化，进补量应逐渐减少；其次，适当增添一些具有升散性质的食物，可为适应春天生发特性做准备；最后，适当多吃一些消散风寒的食物，以防御风寒邪气的侵扰，因为此时也是感冒等呼吸道传染性疾病的高发期。

养心迎新春，大寒早准备

情志是养生中重要的调节因素之一。大寒时节，正值人们忙着除旧布新、腌制年肴、准备年货的时节，一般家庭都会准备丰盛的过年应节食物，此时要注意避免饥饱失调。同时可以多吃具有健脾消滞功效的食物，如山药、山楂、柚子等，也可多喝如小米粥、健脾祛湿粥等进行调理。

此时，空气中充满春天即将到来的气息，积极主动地顺应自然规律的要求，重视身心的自我调节，对健康有极大的影响。例如，对女性而言，情绪最易于波动，不能很好地控制七情。因此，女性在经前期和月经期都应保持心情舒畅，避免因七情过度、脏腑功能失调、气血运行逆乱而加重经期不适，导致月经失调、闭经等病症。对于进入更年期的女性，此时应加强对这一生理周期到来的必然规律的认识，解除不必要的心理负担，同时根据个人的兴趣爱好选择适当的方式，增添生活乐趣，怡情养性，平安度过更年期。具体方法有：多吃富含维生素C的新鲜蔬果，补充B族维生素；在天气条件允许下，空闲时多晒太阳；听喜欢的音乐，或者参加感兴趣的群体娱乐活动，多与人交流。

▶ 晒太阳的好处

大寒时节，阴气盛极，自然万物都处于休眠状态，人也应顺应自然规律，固守封藏，保养阳气，以迎接来年春天。生活起居宜早睡晚起，当室外阳光充足时再外出活动，以充分利用阳光来保养身体。晒太阳除了能让人感到温暖，也能促进血液循环，强化人体对钙、磷的吸收。晒太阳的"黄金时段"为上午10点至下午3点。

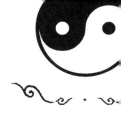

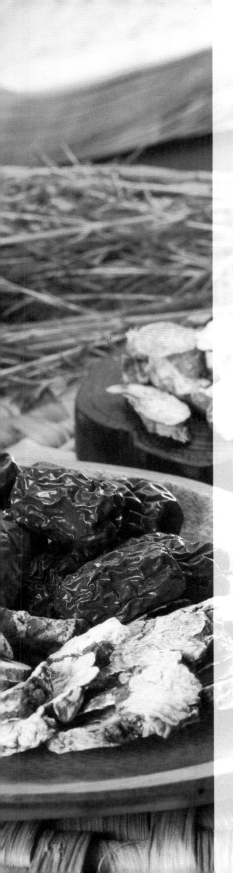

第六章 "生物钟" 时段养生

　　每个人的身体里都藏着一台无形的时钟，它一刻不停，且与季节、时辰有着紧密的联系。中国古代医家很早就发现了其中的规律，并与人体经络联系起来，引导人们法于阴阳，顺应自然，合理安排起居生活、饮食、健身，防病疗疾，从而收获健康。

每个人身体里的生物钟

每个人的身体里都藏着一部无形的时钟，它在太阳升起的清晨催促我们起床，又在夜幕低沉的夜晚催促我们睡去。它遵循着正常的生理节律运行不息，在身体健康的情况下，它的运行几乎不差分毫。

人体内的这种生物钟以白天至夜晚24小时不间断的形式往复循环，人体的各项生理指标，如体温、血压、脉搏及精力、情绪、记忆力等都会随着昼夜的更替而发生周期性变化。有研究证实，室外的光线能够通过影响人体内的激素水平和体温来不断地调整生物钟的运行状态。

当这座时钟处于一种相对稳定的状态时，人们的身体就会相应变得健康、精力充沛；反过来，当它处于一种相对紊乱的状态时，人们就会感觉到疲劳、不适，甚至可能由此引发疾病或死亡。但是人们可以主动去发现并利用这种奇妙的生物钟，找出生命的节律，为我们的健康养生提供支持。合理去安排每天、每周、每月、每年的生活作息，最大限度地利用节律，减轻身体的压力，提高学习或工作效率，提高生活质量，预防疾病，使自己的身体处于一种相对"稳定"的健康状态。

🔍 人体节律周期

中国古人发现，人体内的经气在各经脉之间循环往复，有着特殊的盛衰规律，又恰好与一天当中的十二时辰一一对应，这种对应关系后被称为"子午流注"。现代科学证实，一个人从出生到生命的终结，身体确实存在体力、情绪和智力方面的周期性变化。掌握了其中的规律，人们就能很容易地驾驭自己的身体，让生活变得高效和健康。

前12小时		后12小时	
时间点	人体变化	时间点	人体变化
1:00	睡梦中，易醒，对痛感反应灵敏	13:00	不再亢奋，精神困顿，适宜午睡
2:00	肝脏解毒，休息中	14:00	反应迟钝，正处于人体低潮期
3:00	处于完全放松状态，深度睡眠中	15:00	状态恢复，感觉敏锐
4:00	生命迹象放缓，听力敏锐，易惊醒	16:00	血糖升高，但不久又再次下降
5:00	渐渐醒来，感觉精神饱满	17:00	嗅觉与味觉处于敏感期
6:00	血压升高，心跳加速，记忆力佳	18:00	活力充沛，适宜身体锻炼
7:00	体温上升，免疫力增强	19:00	血压升高，情绪不稳且易于过激
8:00	体内毒素排尽，兴奋状态	20:00	晚饭后体重最重，机体反应敏锐
9:00	精力十足，对痛觉不敏感	21:00	至入睡前，处于记忆力最佳阶段
10:00	创造力旺盛，身体状态上佳	22:00	体温下降，血液中白细胞数量增多
11:00	心态放松、积极，不易感到疲劳	23:00	进入深度睡眠，身体进入休憩状态
12:00	适当休息、进食，补充营养	24:00	身体各处细胞开始自行修复

卯时 早起排毒一身轻

卯时（5~7时），一般是指太阳由东方的地平线徐徐升起的时间。旭日东升，给人以生机盎然之感。此时手阳明大肠经当令，是大肠的排毒时间，最重要的便是"开天门，开地户"。

5点多钟天亮了，这提示我们要开天门，就是睁眼睛，天门一开地户也要开，开肛门排便。所以早上7点前尽量起床，起床后喝一杯常温的开水，然后轻揉腹部，脑海里想一想排便时的酣畅淋漓，很快你便会有排便的感觉。再不成，教你一个小动作：挺胸抬头，站成一个"大"字，双臂自然打开，手腕由里向外作360°的旋转，反复慢做几次，促进肠道蠕动，便会有排便的感觉。排便对于人体的排毒至关重要。肺与大肠互为表里，肺气足自然会有便意，会促进大肠的蠕动，让大肠进入兴奋状态，通过排便把已经积存在体内一天的代谢废物排出体外。

传导之官

《素问·灵兰秘典论》说："大肠者，传导之官，变化出焉。"中医给大肠起名叫"传导之官"，这是因为大肠有主津和传化的功能。

大肠主津，意指大肠吸收水分，参与调节体内水液代谢的功能。大肠相当于传输通道，主管变化水谷、传导糟粕。同时，大肠的传导功能与胃的降浊功能和肺的肃降功能关系密切，只有肺气充沛才可推动糟粕下行，所以《医经精义·脏腑之官》有言："大肠之所以能传导者，以其为肺之腑。肺气下达，故能传导。"大肠连通小肠，接收小肠的食物残渣，吸收其中多余的水液，形成粪便。在肺气的帮助之下，将粪便传送至大肠末端，并经肛门有节制地排出体外。

在脏腑功能活动中，大肠始终不断地承受小肠下移的食物残渣并形成粪便而排泄糟粕，表现为积聚与输送并存、实而不能满的状态，故以降为顺、以通为用。六腑以通为用，以降为顺，尤以大肠为最。所以通降下行是大肠的重要生理特性。大肠通降失常，以糟粕内结，壅塞不通为多，故有"肠道易实"之说。

维护肠道健康

每日的饮食应定时定量、均衡合理，做到有荤有素，粗细搭配，谷物、蔬果、豆类等食物都富含膳食纤维，有助于促进肠道蠕动，有利于肠道排毒。加强身体锻炼，特别是对腹肌的锻炼，可通过按揉腹部来促进肠道蠕动。保持愉快的心境，注意饮食卫生，保护胃肠健康。

▶ 健康排便习惯养成

良好的排便习惯要从健康的饮食做起，要做到饮食清淡、一日三餐定时定量。首先养成每天定时上厕所的习惯，以建立稳定的排便反射。平时也要多进行运动锻炼，缓解心理压力，保持良好的心情，不过度劳累，可适当多饮水或喝茶。

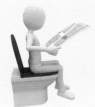

改变在厕所读书看报的坏习惯，以免延长排便时间而诱发便秘。

❀ 起床养护小按摩

要想养护好大肠经，起床时一定要做按摩，此时，全身的器官刚刚从睡眠中清醒，按摩对身体健康有着极为重要的作用。你只要掌握一些简单的按摩动作，循序渐进且持之以恒，定会收到良好的养生效果。

热手搓脸

卯时，当你睁开双眼，不要着急起身，可以静静地躺一会，然后用手搓搓脸。搓脸绝不是胡乱地在脸上抹一把，最好是先将双手搓热，然后用双手食指同时按摩位于鼻孔两侧的迎香穴（取穴时一般采用正坐或仰卧姿势，迎香穴位于人体的面部，在鼻翼旁开约1厘米的皱纹中）1分钟；然后双手四指上行搓到额头数秒，再向两侧分开，缓缓沿着两颊向下；最后双手四指在下颌处汇合。如此反复数次，可促进面部血液循环、增强面部肌肤抗风寒的能力，具有预防面瘫和感冒的功效。若能长期坚持，还有养颜之效。

腹部按摩

中医将腹部比作是五脏六腑的宫城，也是气血的发源地。腹部按摩可以分理阴阳、去旧生新、通和上下。特别是在晨起之时，腹部按摩更为有效。具体方法是：取仰卧位，全身放松，采取腹式呼吸，右手手心轻轻贴于肚脐，左手重叠于右手之上，先按照

逆时针揉摩30次，然后再按照顺时针揉摩30次。按摩腹部时，切忌用力过度，呼吸要自然顺畅。

转动眼球

转动眼球，宜不急不躁地进行，先左右，后上下，各转10次，能提高视神经的灵活性，增强视力。

牙齿叩击

轻闭嘴唇，上下牙齿互相叩击36次，期间宜旋舌，以舌尖舐顶上颚数次，能促进口腔、牙齿、牙床和牙龈的血液循环，增强唾液分泌，从而起到清除污垢、提高牙齿抗龋能力和咀嚼功能等作用。

十指代梳

坐在床上，披散着头发，把十指插入发根。从前额梳到后脑勺，再从两侧梳到头顶，反复十次以上。这种按摩几乎可以涵盖到头部的所有穴位，有提神醒脑、调节血压的功效。另外，还有减少脱发、令头发乌黑发亮的功效。

轻弹脑勺

十指梳头之后，可以将两手掌心分别按紧两侧耳朵，用双手的四指同时轻轻弹击后脑勺数十次，此时，可以听到"咚咚咚"的声响。如果能坚持每天晨起轻弹脑勺，对辅助治疗耳鸣、增强听力十分有效。

🥤 健康饮品推荐

芝麻蜂蜜豆浆

材料：黑芝麻50克，豆浆200毫升，矿泉水100毫升，蜂蜜适量。
功效：本品可补养气血、养颜美容、护发养发。

黑芝麻的营养成分（每100克）：

能量：559kcal	碳水化合物：10g	
蛋白质：19.1g	膳食纤维：14g	
脂肪：46.1g	维生素E：50.4mg	

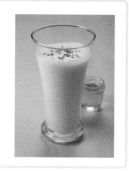

黑芝麻

卯时正值早上5~7时，太阳刚刚升起，由手阳明大肠经当令。

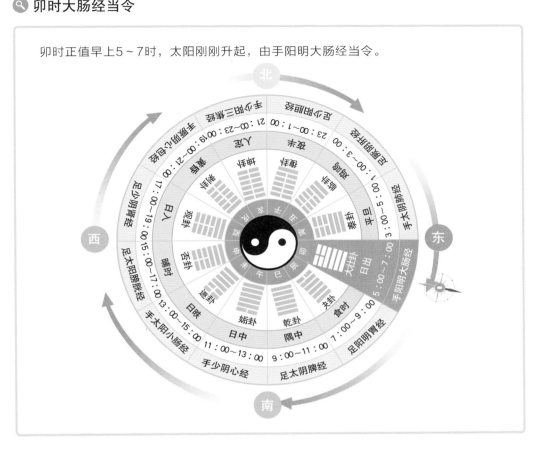

大肠的结构和功能

大肠包括结肠、盲肠和直肠，呈回环叠积之状，司职传化糟粕和主津，有"传导之官"之称。大肠接受由小肠下传的食物残渣，将其中多余的水液吸收，形成粪便并排出体外。当大肠传导糟粕的机能出现失常，人便会常出现大便秘结或泄泻的情况；而当大肠主津的机能出现失常，则不能正常吸收的水液常与糟粕俱下，人就会出现腹痛、肠鸣、泄泻的情况。

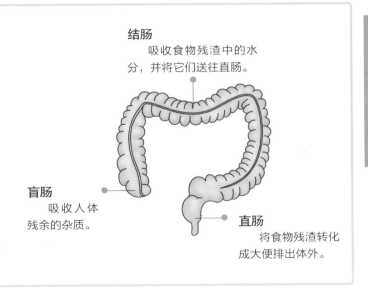

结肠
吸收食物残渣中的水分，并将它们送往直肠。

盲肠
吸收人体残余的杂质。

直肠
将食物残渣转化成大便排出体外。

❀ 了解手阳明大肠经

《黄帝内经》中说"阳明经多气多血"，说的是手阳明大肠经是一条气血都很旺的经络，这个经络中所蕴含的气血非常充足，有助于调理人体的消化、吸收及废物的排泄。

❀ 循行路线

手阳明大肠经起始于食指的指端，沿食指的上缘，通过拇指、食指歧骨间的合谷穴，上入腕上两筋凹陷处，沿前臂上方至肘外侧，再沿上臂外侧前缘，上肩，出肩峰前缘，上出于背，与诸阳经会合于大椎穴上，再向前入缺盆联络肺，下膈又联属大肠。另有一条支脉，从缺盆处向上走至颈部，并贯通颊部，而进入下齿龈中，其后再从口内返出而绕行至口唇旁，左右两脉在人中穴处相交会，相交之后，左脉走到右边，右脉走到左边，再上行挟于鼻孔两侧，最后在鼻翼旁的迎香穴处与足阳明胃经相接。手阳明大肠经分布于人体食指、上肢外侧前缘、肩、颈、颊、鼻侧，循行20个穴位，首穴为商阳，末穴为迎香。其中有6个穴位在肩、颈和面部，其余14个穴位则分布在手部及上肢背面的桡侧。手阳明大肠经主治的病症多与"津"方面相关，当本经发生异常时，多出现面部肿胀、牙齿疼痛等。

❀ 手阳明大肠经的病变

《灵枢·经脉》中说"大肠手阳明之脉，是动则病齿痛，颈肿，是主津液所生病者，目黄，口干，鼽衄，喉痹，肩前臑痛，大指次指痛不用，气有余则当脉所过者热肿，虚则寒栗不复。为此诸病，盛则泻之，虚则补之，热则疾之，寒则留之，陷下则灸之，不盛不虚，以经取之。"由外邪侵犯本经而发生的病变，为牙齿疼痛、颈部肿大。手阳明大肠经上的腧穴主治津液不足的疾病，其症状是眼睛发黄，口中干燥，鼻塞或流鼻血，喉头肿痛，以致气闭，肩前与上臂疼痛，食指疼痛而不能活动。气有余的实证，为在本经脉循行所过的部位上发热而肿；本经经气不足时，就会出现发冷颤抖，不易恢复温暖等病象。

❀ 辨症施治

在用针灸治疗这些病症时，属实的就用泻法，属虚的就用补法；属热的就用速刺法，属寒的就用留针法；脉虚陷的就用灸法，不实不虚的从本经取治。属于本经经气亢盛的，其人迎脉的脉象要比寸口脉的脉象大3倍；而属于本经经气虚弱的，其人迎脉的脉象反而会比寸口脉的脉象小。

大肠经穴歌

手阳明穴起商阳，二间三间合谷藏，
阳溪偏历历温溜，下廉上廉三里长，
曲池肘髎迎五里，臂臑肩髃巨骨起，
天鼎扶突接禾髎，终以迎香二十止。

➕ 头痛耳鸣找阳溪

《甲乙经》曰："痂疥，阳溪主之。"《千金方》曰："主臂腕外侧痛不举。"《医宗金鉴》云："主治热病烦心，瘾疹痂疥，厥逆头痛，咽喉肿痛及狂妄，惊恐见鬼等证。"阳溪穴是大肠经的重要分支点，为大肠经之经穴，位于腕背两筋之间的低凹处，气血可以像溪水似的流过。此穴最善缓解头痛及眼痛酸胀，但若用按摩法，一定要闭目，掐按1分钟，才能有效。

阳溪穴

在腕背横纹桡侧，手拇指向上翘起时，当拇长伸肌腱与拇短伸肌腱之间凹陷中。

手阳明大肠经穴位图

据《针灸甲乙经》及《医宗金鉴》等书的记述，手阳明大肠经所属穴共20个：商阳、二间、三间、合谷、阳溪、偏历、温溜、下廉、上廉、手三里、曲池、肘髎、手五里、臂臑、肩髃、巨骨、天鼎、扶突、禾髎、迎香。

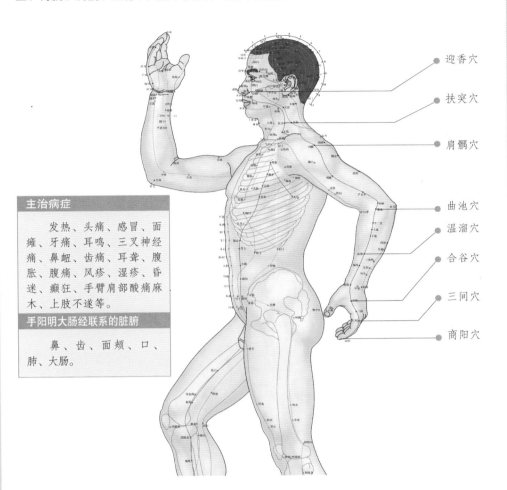

主治病症

发热、头痛、感冒、面瘫、牙痛、耳鸣、三叉神经痛、鼻衄、齿痛、耳聋、腹胀、腹痛、风疹、湿疹、昏迷、癫狂、手臂肩部酸痛麻木、上肢不遂等。

手阳明大肠经联系的脏腑

鼻、齿、面颊、口、肺、大肠。

迎香穴
扶突穴
肩髃穴
曲池穴
温溜穴
合谷穴
三间穴
商阳穴

穴位主治

穴位	主治	穴位	主治
商阳	主治咽喉肿痛、齿痛、热病、昏迷耳聋、咽喉肿痛及食指麻木	臂臑	主治肩臂疼痛、颈项拘急、目疾
合谷	主治头痛、齿痛、热病、腹痛及上肢疼痛	扶突	主治咳嗽气喘、咽喉肿痛
曲池	主治头痛、眩晕、热病、手臂肿痛及月经不调	迎香	主治鼻塞、鼻出血

➕ 自己按摩治牙痛

　　以合谷穴为主穴，配伍三间穴和商阳穴，按照以下按摩顺序和技法便可缓解牙痛：用一只手的大拇指外侧缘来回刮另一手的食指的外侧边，然后依次揉按三间穴、合谷穴和商阳穴各3分钟。

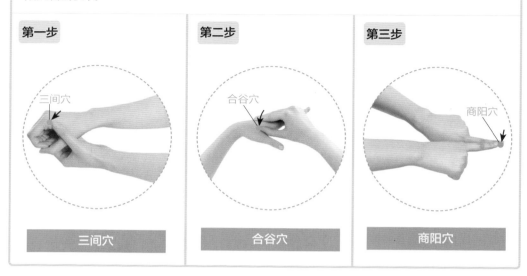

第一步	第二步	第三步
三间穴	合谷穴	商阳穴

➕ 摆脱失眠的痛苦

　　首先用大拇指指腹按压位于腕横纹尺侧端、尺侧腕屈肌腱的桡侧凹陷处的神门穴1分钟，然后按压上脘穴3分钟，最后按摩合谷穴3分钟。

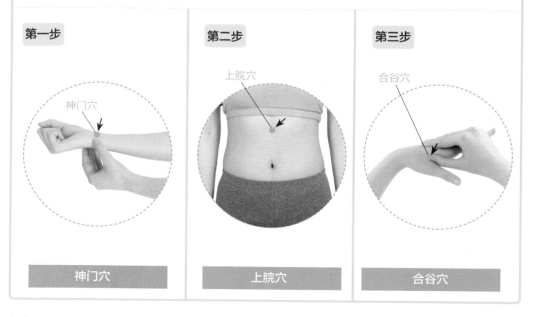

第一步	第二步	第三步
神门穴	上脘穴	合谷穴

辰时 早餐营养要均衡

辰时（7～9时），古人称之为"食时"，也就是吃早饭的时间。此时，胃的阳气达到顶峰，胃的消化吸收功能最旺，相应的足阳明胃经主时当令，是胃经的排毒时间，易于吸收水谷精微等营养物质。

辰时养生，建议大家7点半之前最好吃早餐，早餐不在于多，而在于营养均衡。吃得太多，反而会由于上午工作忙，不易充分消化与吸收。如果胃经被毒素堵塞了通路，不但会导致胃痛，还会引起膝盖痛、脚面痛，因为胃经是人体正面很长的一条经脉，胃、膝盖、脚面等正面部位都在胃经循行路线上。

🐾 五谷之府

《类经·脏象类》中说："胃司受纳，故为五谷之府。"受纳于胃的水谷，在胃中阳气的蒸化下及胃的不断蠕动中，慢慢变成食糜；接着胃还要将经过加工的食物传递给小肠，这样小肠就可以进一步消化吸收食糜的精华物质，食糜的精华物质被吸收后，形成的大便被传递到大肠，通过大肠运动排出体外。因此，胃还必须具备主通降的功能，即向下传递食物。胃的通降功能十分重要，如果胃的通降功能发生紊乱，就会导致饮食滞留在胃中而无法传递到小肠，出现胃胀、胃痛、食欲不振等症状。

容纳、消化食物，使之转化为人体可以吸收利用的营养物质是胃在人体中的主要作用。但是，胃的受纳、腐熟食物的功能少不了与脾的运化功能相配合。只有脾胃功能相互配合，才能更好地消化和吸收食物，为人体新陈代谢、生长发育提供必要的营养来源。

人以胃气为本，胃是机体对食物进行消化的重要器官。中医认为，胃经是多气多血的经脉，它对我们一天之中营养的来源、体力、精力的传输十分重要。早上起床后，经过整整一晚上，在辰时吃早餐，胃经旺盛，会尽全力消化食物，对身体有益。

➕ 胃经上的"长寿穴"

中医将胃经要穴——足三里穴称为强壮要穴，认为经常艾灸足三里穴，有养生保健的功效，能够增强体力、缓解疲劳、强壮神经、预防衰老。借助艾条对准穴位，保持一定距离，灸至足三里穴的皮肤出现红晕即可，其灸疗时间以选在辰时为佳。此外，经常按摩足三里穴，也能够理脾胃、调气血、补虚弱，防治胃肠疾病。

据说，日本有个长寿家族，他们的长寿秘诀就是常灸胃经的足三里穴，该家族成员凡年届三十者必奉行此法，年寿皆能逾百而无病。

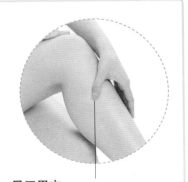

足三里穴
位于外膝眼下约3寸，距胫骨前缘一横指处。

足阳明胃经特效穴按摩

辰时，一定要照顾好胃经，如果此时忽略了对胃经的照顾和养护，胃经的功能就不能得到很好的发挥，就会引发身体诸多的不适，如头痛、胃病、胃肠炎等。下面我们就介绍几个特效穴来帮助你摆脱难缠的小病痛。

脚上穴位治头痛

在中医理论当中有"头病脚来医"的观点，而且也是经过医者证实并行之有效的方法。足阳明胃经在脚上有个穴位叫内庭穴，深处曰内，居处为庭，本穴主治喜静卧、恶闻声类病症，有似深居内室，闭门独处，不闻人声；又因其所治病症多不在穴近处，而在头、脑、腹、心者居多，故名内庭。每日可用热水泡脚并揉按内庭穴，可缓解头痛症状。

具体方法：先用热水泡脚10分钟左右，接着正坐，屈膝，把脚抬起，放另一腿上，用对侧手之四指置脚掌底托着，手大拇指在脚背，弯曲大拇指，用指尖下压揉按内庭穴约3分钟，有胀痛的感觉，早晚各一次。

明眸亮眼特效穴

《千金方》中记载承泣穴能够治疗"目不明，泪出，目眩瞢，瞳子痒，远视漠漠，昏夜无见，目瞤动，与项口参相引，㖞僻口不能言"。承泣穴位于面部，瞳孔直下，当眼球与眼眶下缘之间。

坚持按摩承泣穴可以治疗各种眼部疾病，如近视、远视、夜盲、眼颤动、眼睑痉挛、角膜炎、眼睛疲劳、迎风流泪、老花眼、白内障、急慢性结膜炎、散光、青光眼、睑缘炎、视神经炎、眶下神经痛等。

具体方法：正坐、仰靠或者仰卧，眼睛直视前方，食指和中指伸直并拢，中指贴在鼻侧，食指指尖按压下眼眶的边缘，有酸痛感，每次各按揉3～5分钟。

止咳化痰丰隆穴

有的人胸闷有痰，整天都在咳嗽，而且经常喉咙感到瘀塞，一口浓痰不容易咳出。或者夜里好不容易睡着了，却突然感到喉咙里有一口浊痰，不得不从床上爬起来，把痰咳出来再吐出去后，才能安心再睡。这种情形已经非常严重地干扰到日常生活。不过，遇到这种情况也不用担心，坚持长期按摩丰隆穴，能使这种情况得到改善。因为丰隆穴是一个疗效很好的化痰穴，对人体具有很好的调理保健功效。

具体方法：正坐、屈膝、垂足，按取外膝眼到外踝尖连线中点，用食指、中指、无名指的指腹按压穴位，有酸痛感。每天早晚各一次，每次1～3分钟。

健康饮品推荐

紫苏苹果汁

材料：紫苏叶300克，苹果1个，矿泉水80毫升，蜂蜜少许。
功效：紫苏能够治疗风寒感冒引起的头痛、咳嗽，本品可调理气息、发汗解表、促进消化。

苹果的营养成分（每100克）：
能量：54kcal　　碳水化合物：13.5g
膳食纤维：1.2g　　维生素E：2.12mg

苹果

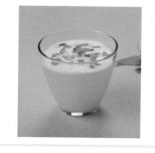

辰时正值上午7~9时，是人们吃早饭的时间，由足阳明胃经当令。

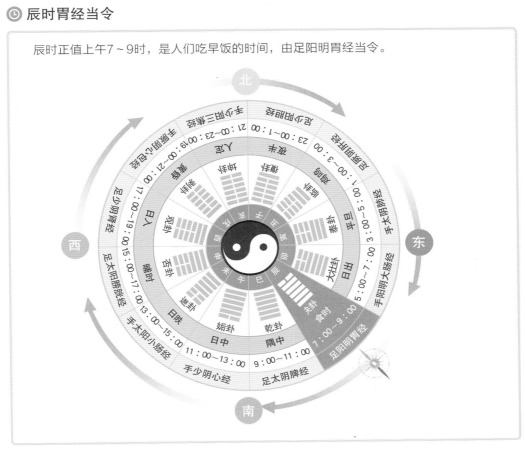

胃的结构和功能

　　胃包括贲门、胃底、胃体、幽门4个部分。胃主受纳和腐熟水谷，有"水谷之海"之称。人们每日摄取的饮食入口后，会在胃气的通降作用下，受纳于胃中，通过初步消化而形成食糜，其精微物质被吸收后由脾气输送至全身。因此，胃与脾的关系极为密切，藏象学说中用脾胃之气的升降来概括人的消化机能，脾宜升则健，胃宜降则和，脾升胃降相协调，才能促进消化吸收的正常运转。

贲门

　　连接胃和食管的部分，具有肌肉舒缩的作用，可防止胃的食物和胃酸等反流入食管。

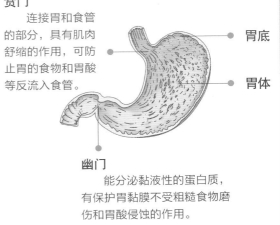

胃底

胃体

幽门

　　能分泌黏液性的蛋白质，有保护胃黏膜不受粗糙食物磨伤和胃酸侵蚀的作用。

生物钟 时段养生

151

循行路线

胃经有一条支脉，从人迎穴的前方，向下走，行至颈部的人迎穴处，再沿喉咙进入缺盆，向下贯穿横膈膜而联属于本经所属的脏腑——胃腑，并联络于与本经相表里的脏腑——脾脏；其直行的经脉，从缺盆下走乳内侧，再向下挟脐，入毛际两旁的气冲部。另有一条支脉，起始于胃的下口处，再沿着腹部的内侧下行，到达气街的部位，而与前面所讲的那条直行的经脉相会合，再由此上行，沿着大腿外侧的前缘到达髀关穴处，而后直达伏兔穴，再下行至膝盖，并沿小腿胫部外侧的前缘下行至足背部，最后进入足次趾的外侧间（足中趾的内侧部）。再有一条支脉，自膝下三寸处别出，向下行入足中趾外侧。又有一条支脉，从足背面（冲阳穴）别行而出，向外斜走至足厥阴肝经的外侧，进入足大趾，并直行到大趾的末端，而与足太阴脾经相接。

足阳明胃经的病变

由于外邪侵犯本经而发生的主要病变有发寒颤抖、好呻吟、频频打哈欠、额部暗黑等。病发时厌恶见人和火光，听到击木的声音就会惊怕，心跳不安，喜欢关闭门窗独居室内等，甚至会登高唱歌，脱掉衣服乱跑，且有肠鸣腹胀，也叫"骭厥"。

足阳明胃经上的腧穴主治与血相关的疾病，如高热神昏的疟疾、温热之邪淫胜所致的出大汗、鼻塞或鼻出血、口角斜、口唇生疮、颈部肿大、喉部闭塞、腹部因水停而肿胀、膝部肿痛等，足阳明胃经沿着胸膺、乳部、大腿前缘、胫部外缘、足背等循行的部位都发生疼痛，足中趾不能屈伸等。

本经气盛、胸腹部发热、胃热盛则容易饥饿、小便色黄。本经经气不足时，就会出现胸腹部发冷而战栗；若胃中阳虚有寒，以致运化无力、水谷停滞中焦，就会出现脘腹胀满的病象。

辨证施治

这些病证，属实的就用泻法，属虚的就用补法；属热的就用速刺法，属寒的就用留针法；脉虚陷的就用灸法，不实不虚的从本经取治。属于本经经气亢盛的，其人迎脉的脉象要比寸口脉的脉象大3倍；气虚，人迎脉反小于寸口脉。

美容养颜找胃经

胃经循于面部，在为身体各处提供充足气血的同时，也可能为面部提供补养。当气血充足时，人就面色红润、皮肤有弹性；当气血不足时，人就面色发黄、头发枯槁。因此，爱美的女性可通过经常按摩面部来防止面部衰老，多敲敲胃经有助于气血通畅。

现实生活中，很多人无论酷暑严寒都爱喝冷饮，觉得当时特别解渴、爽快，却不知形成习惯就极易引起胃寒。当身体感受到这些外来的寒气时，来自胃部的燥火就会不断外攻，抵达皮肤时就会导致痤疮的出现。调理胃经对那些时常为长痘痘而苦恼的人们来说，是一个不错的美肤诀窍。

▶ 养胃五原则

快节奏的城市生活让很多白领都有胃部的"老毛病"，保养脾胃须遵循以下五个原则：①作息规律，饮食清淡，远离辛辣、冷热刺激类食物，不暴饮暴食。②注意饮食卫生，讲究膳食搭配、营养均衡。③注意胃部保暖，少喝冷饮，适当多饮营养丰富的热汤。④饮酒无度会损伤脾胃，须改变嗜酒的习惯。⑤挤出时间多运动，促进脾胃运化，保持愉悦、平和的心境。

➕ 足阳明胃经穴位图

    足阳明胃经分布于人体头面、胸腹、下肢外侧前缘及第二趾和大趾，循行45个穴位，首穴为承泣，末穴为厉兑。其中有11个穴位在头面颈部，19个穴位在胸腹部，其余15个穴位则分布在下肢前外侧和足部。

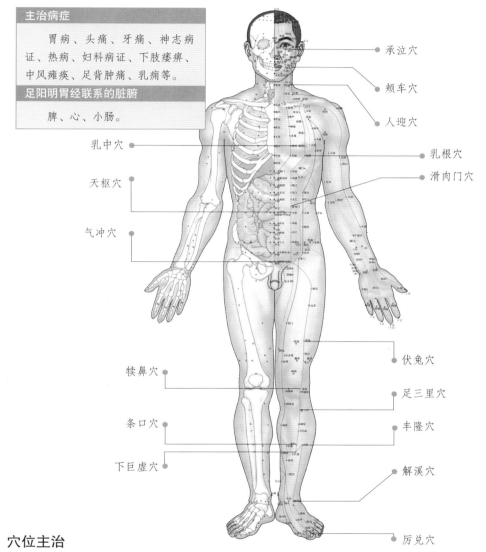

主治病症
胃病、头痛、牙痛、神志病证、热病、妇科病证、下肢痿痹、中风瘫痪、足背肿痛、乳痈等。
足阳明胃经联系的脏腑
脾、心、小肠。

承泣穴
颊车穴
人迎穴
乳中穴
乳根穴
天枢穴
滑肉门穴
气冲穴
伏兔穴
犊鼻穴
足三里穴
条口穴
丰隆穴
下巨虚穴
解溪穴
厉兑穴

穴位主治

穴位	主治	穴位	主治
承泣	主治目赤肿痛、近视、夜盲及面肌痉挛	足三里	主治腹胀、消化不良、失眠、膝盖疼痛
人迎	主治头痛、眩晕、咽喉肿痛及胸满喘息	解溪	主治头痛、眩晕、腹胀、便秘及踝部肿痛
天枢	主治腹痛、腹胀、肠鸣、痢疾、便秘、痛经	内庭	主治齿痛、腹胀、腹痛、痢疾及足背肿痛

➕ 简单穴位按摩

当种种不适症状出现在我们身上时，准确地找到足阳明胃经上的穴位，并施予正确的按摩方法，能达成我们按摩的目的。结合一些人体标志物或小窍门，可以帮助我们快速找到穴位，让穴位按摩变得简单。

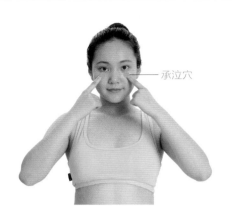

承泣穴

循经取穴： 位于面部瞳孔直下，眼球与眼眶下缘之间。

主治病症： 近视、眼睛疲劳、面肌痉挛、目赤肿痛等。

按摩方法： 双手食指伸直，以指腹分别揉按左右两侧的承泣穴，每次1~3分钟。

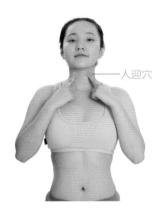

人迎穴

循经取穴： 位于颈部结喉旁，胸锁乳突肌前缘，颈总动脉搏动处。

主治病症： 头痛、眩晕、咽喉肿痛、气喘、胸满喘息等。

按摩方法： 以食指指腹轻轻上下按压两侧人迎穴，左右各1~3分钟。

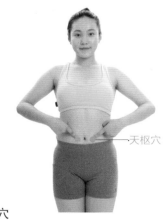

天枢穴

循经取穴： 位于腹中部，脐中旁开2寸处。

主治病症： 腹胀、腹痛、便秘、肠鸣、月经不调等。

按摩方法： 双手食指伸直，以食指指腹垂直揉压天枢穴，每次揉按1~3分钟。

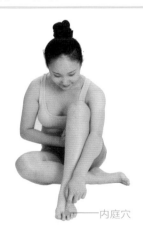

内庭穴

循经取穴： 位于足背，第二、第三趾间，趾蹼缘后方赤白肉际处。

主治病症： 咽喉肿痛、牙痛、腹胀、便秘、足背肿痛等。

按摩方法： 以食指指尖下压揉按内庭穴，早晚各1次，每次左右两侧各揉按1~3分钟。

巳时 脾胃运化思五忌

巳时，也叫"隅中"，即9~11时这个时间段。"隅"，即斜角；"中"，即接近中午，说明此时已经快到中午。胃里的早餐食物已经被研磨成食糜，下面就要轮到脾来履行它的职责了。中医认为，脾主吸收五谷的精华。

巳时是足太阴脾经当令，脾开始运化，是脾脏的排毒时间。此时最重要的便是不要影响脾的运化功能，如果此时做剧烈运动，情绪过于激动，过于忧伤，过度劳累，吃过于冰冷的食物等，都会成为脾正常运化的阻碍。同时，应该保持愉悦的心情，静思养脾，以保证脾胃功能的正常发挥。

❧ 脾与胃，阴与阳

《黄帝内经》云："脾胃者，仓廪之官，五味出焉。"脾脏位于人体中焦，与五脏六腑都有着密切的联系，《黄帝内经》中说："饮入于胃，游溢精气，上输于脾，脾气散精，上归于肺。"五脏六腑都需要来自脾胃中焦的水谷精微的滋养，可见脾经养生对于人体的重要性。脾经属阴，胃经属阳，循行的线路不同，或虚或实，或顺或逆，其病或从内生，或从外来。因为有这些不同，所以产生的疾病也就各不相同。阳气相当于天气，主护卫于外；阴气相当于地气，主营养于内。阳气性刚强多实，主外；阴气性柔弱多虚，主内。所以外界邪气伤人，首先会侵袭阳分；饮食不节制，起居作息无常，首先会伤及阴分。

❧ 保养脾胃的禁忌

自古以来，历代医家便将脾、胃归于一处研究，讲脾不离胃，讲胃不离脾。脾喜燥恶湿，胃喜润恶燥；脾主升，胃主降。胃为水谷之海，主消化；脾为胃行其津液，主运化。二者燥湿相济，升降协调，胃纳脾化，互相为用，共同完成水谷的消化、吸收和传输任务。在日常饮食上须注意忌食生冷、燥热或辛辣刺激性食物，忌饮食无规律，忌饮食不节、暴饮暴食，忌郁怒忧思，以免伤及脾胃。

➕ 调理脾胃保健穴

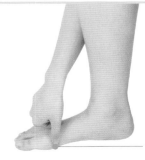

太白穴出自《灵枢·本输》，属于足太阴脾经。"太白"是中国古代星宿的名称，传说这颗星具有平定战乱、利国安邦的作用。在人体穴位上，它是土经之土穴，也是脾经的原穴，是健脾的重要穴位，能够辅助治疗由各种原因引起的脾虚证。

太白穴
位于足内侧缘，足大趾本节后下方赤白肉际凹陷处。

⊕ 足太阴脾经穴位图

足太阴脾经一共有21个穴位，分别是：隐白穴、大都穴、太白穴、公孙穴、商丘穴、三阴交穴、漏谷穴、地机穴、阴陵泉穴、血海穴、箕门穴、冲门穴、府舍穴、腹结穴、大横穴、腹哀穴、食窦穴、天溪穴、胸乡穴、周荣穴和大包穴。

主治病症

易失眠、疲劳、食欲不振、大便异常、脾胃不和、疲倦乏力、头疼等。

足太阴脾经联系的脏腑

脾、胃、心。

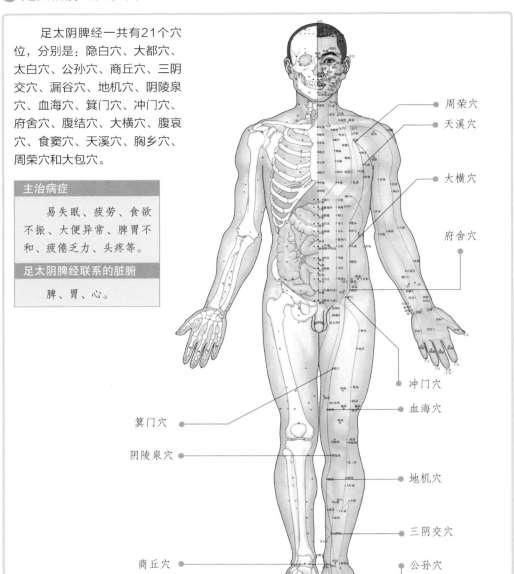

周荣穴
天溪穴
大横穴
府舍穴
冲门穴
血海穴
地机穴
三阴交穴
公孙穴
隐白穴
箕门穴
阴陵泉穴
商丘穴
太白穴

穴位主治

穴位	主治	穴位	主治
隐白	主治癫狂、多梦、月经过多、崩漏、便血、尿血	三阴交	主治月经不调、崩漏、带下、阴挺、闭经、不孕、滞产、产后血晕
商丘	主治腹胀、肠鸣、泄泻、便秘、痔疾	公孙	主治胃痛、胃酸过多、腹痛、腹胀、泄泻、痢疾
太白	主治胃痛、腹胀、腹痛、肠鸣、泄泻、痢疾、便秘、纳呆	阴陵泉	主治腹胀、泄泻、水肿、黄疸、小便不利或失禁

> 巳时正值上午9～11时，此时天色临近正午，由足太阴脾经当令。

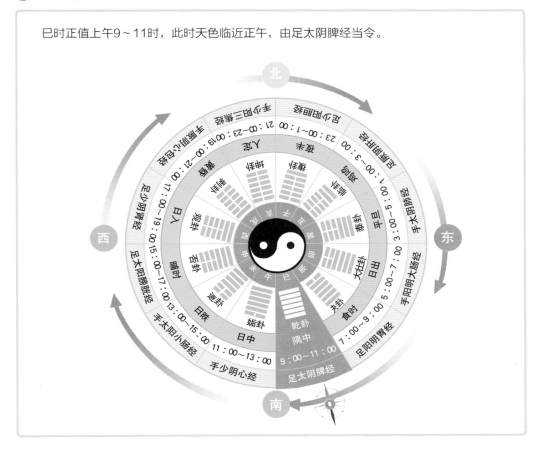

➕ 脾与形、窍、志、液、时的关系

与脾相关的表象	评述	病态表现
脾在体合肉，主四肢	脾胃运化的水谷精微，为四肢、肌肉提供营养和滋润，以维持正常生理活动	人体消瘦、肌肉软弱无力
脾在窍为口，其华在唇	脾气运化的旺衰会体现在人的食欲、口味、唇色上	食欲不振、口味异常，口唇淡白、无光泽
脾在志为思	思虑过度而妨碍脾气的运化功能，以致脾胃之气结滞	心神忧虑而不思饮食、脘腹胀闷、头晕目眩
脾在液为涎	唾液会在人进食时分泌旺盛，以助润泽口腔和消化	唾液化生异常，或分泌较少而口干舌燥
脾与长夏之气相通应	脾主长夏，易受湿邪困扰，以致脾运不展	身热不扬、肢体困重、脘闷不舒、纳呆泄泻等

脾是人体的免疫器官之一，有免疫、调节血容量、吞噬衰老细胞、储存血液的作用。

口唇是脾经健康的"晴雨表"

中医认为，脾开窍于口。《素问·五脏生成论》说："脾之合肉也，其荣唇也。"脾之华在唇，所以脾的病变会在口部反映出来。足阳明胃经环绕口唇，所以诊口唇可知脾胃病变。平时注意观察口唇部的变化，等于掌握住了脾经健康的晴雨表。

口以开阖为用，为心之外候，饮食均从口入，四通八达，为脏腑之要冲。大肠之经脉挟口交人中；肝络之脉络环唇内；冲脉络唇口；任脉至承浆；督脉上颐环唇。所以，唇诊之形与色的变化、肌肉之荣枯、皮之薄厚等都可测知其有关脏腑的功能状态。

唇上的八卦图

如果从脏腑在唇部的分布来看，唇其实是一个翻转了（由上翻下）的八卦图，脏腑与唇为对应关系，脏腑在八卦方位上所占的区域就是唇相对应的部位。具体的对应关系如下。

将口微闭，自两口角画一横线，再自鼻中沟经上下唇中央画一垂直于两口角的竖线，将口唇分成四等份，再画两条过直角中点的斜线，将口唇分成了八等份，每份为一个八卦方位，每个脏或腑分配在一个方位上，然后根据每个方位上的形态、色泽等来分析生理、病理变化。

乾一：属肺、大肠。肺热发烧病人，多在口唇下方起疱疹。

坎二：属肾、膀胱。急性肾炎的病人此处红紫，慢性肾炎的病人此处暗黑。

艮三：属上焦、膈以上，胸背部、胸腔内脏器官、颈项、头颅、五官。凡上焦火旺的患者此处易起疱疹、口角溃烂。

震四：肝胆区。凡肝胆有湿热、瘀热、肝胆火旺者，均有疱疹或肿胀、痛、痒等情况。

巽五：属中焦。凡中焦疾患（包括膈肌以下、肚脐以上，上肢部、腰背部及其内脏器官）均在此处有胀肿、疱疹等。

离六：属心、小肠。凡心经有热、小肠经有热，鼻唇沟右侧起疱疹。

坤七：属脾和胃。凡脾、胃有病的，均在此处有疱疹或红肿。

兑八：属下焦。凡下焦（包括脐水平以下小腹部、腰部、盆腔、泌尿生殖系统）有湿热、瘀血者，均易在此处起疱疹、肿胀、口角溃疡等。

唇八卦全息图

如果从脏腑在唇部的分布来看，唇其实是一个翻转了（由上翻下）的八卦图，脏腑与唇为对应关系，脏腑在八卦方位上所占的区域就是唇相对应的部位。具体的对应关系如下：

离 六 心、小肠　　上　　巽 五 中焦

坤 七 脾、胃　　　　　　震 四 肝、胆

右　　　　　　　　　　左

兑 八 下焦　　　　　　艮 三 上焦

乾 一 肺、大肠　　下　　坎 二 肾、膀胱

➕ 唇的色泽

中医认为，口唇的色泽与人体内气血的充盈程度相关。脾胃既是气血生化之源，那么人们就可以通过观察口唇的色泽来判断脾胃运化的功能。

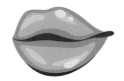

健康的唇应为淡红色，圆润饱满而不干燥，无溃疡、开裂等。

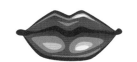

青黑（紫）色的唇，预示体内有较明显的血瘀气滞状况。

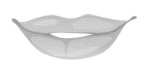

淡白色的唇，预示体内气血相对匮乏。

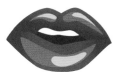

红色、深红色或紫红色的唇，预示体内火气较大。

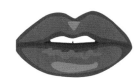

唇周围皮肤泛起黑圈，预示体内有湿气，有肾虚、脾虚或胃虚。

➕ 口唇色泽辨识表

当身体发生病变时，口唇会第一时间将其暴露出来。把握口唇的颜色变化，也就把握了自己的健康。

口唇颜色	征象	防治方法
嘴唇为红色、深红色或紫红色	预示体内火比较大，颜色越深，火越大。常见不适有牙痛、头痛、头晕、便秘、尿黄等	减少辛辣食物、糖类、鸡肉、羊肉等物质的摄入。取玄参30克、生地黄30克、麦冬30克、肉桂2克，用水煎服
嘴唇为青黑（紫）色	预示体内有比较明显的血瘀气滞状况。常见不适有胸闷、爱叹气、胸部偶有刺痛、做噩梦等	每天半小时慢跑，适当喝点醋，能起到活血化瘀和改善心情的作用
嘴唇为淡白色	预示身体里的气血处于相对匮乏的状态。常见不适有乏力、困倦、背痛、性欲低下等	加强鱼肉、鸡肉、牛肉、羊肉、鸡蛋等高营养物质的摄入，不过度熬夜
嘴唇周围的皮肤泛起一圈黑色	预示身体内有湿气，也意味着肾和脾胃都开始亏虚了。常见不适有食欲下降、消化较差、下肢沉重感、小便频多等	尽量避免食用各种甜食、油腻、生冷食品。饭后一定不要急于躺下或睡觉，每天用热水泡脚

循行路线

脾的经脉叫足太阴脾经，起始于足大趾的末端，沿大趾内侧赤白肉分界处，通过足大趾本节后方的核骨，上行至足内踝的前面，再上行入小腿肚内侧，沿胫骨后方，穿过足厥阴经，复出足厥阴之前，此后再上行经过膝部、大腿内侧的前缘，进入腹内，属脾络胃，再上穿过横膈膜，挟行咽喉，连舌根，散于舌下。它的支脉，在胃腑处分出，上行穿过膈膜，注入心中，而与手少阴心经相接。

足太阴脾经的病变

由于外邪侵犯脾经而发生的病变为咽喉疼痛、颔部肿、头项难以转侧回顾、肩痛如被扯拔、臂痛如被折断。表现为舌根僵硬、疼痛，饮食不下，强食则呕，胃脘痛、腹胀、呕吐、嗳气、黄疸；身体感觉沉重无力，心烦，不能安卧，四肢关节活动不灵活，勉强站立时，就会出现膝股内侧经脉所过之处肿胀而厥冷的病象。

辨证施治

足太阴脾经上的腧穴主治脾脏所发生的病症，针灸治疗时属实的就用泻法，属虚的就用补法；属热的就用速刺法，属寒的就用留针法；脉虚陷的就用灸法，既不属于经气亢盛也不属于经气虚弱，而仅仅只是经气运行失调的就要用本经所属的腧穴来调治。本经气盛，寸口脉比人迎脉大3倍；而属于本经经气虚弱的，其寸口脉的脉象反而会比人迎脉的脉象小。

➕ 腹胀腹痛找公孙

《史记·五帝本纪》说："黄帝者，少典之子，姓公孙，名曰轩辕。"公孙就是黄帝，黄帝位居中央，统治四方，就犹如人体上的公孙穴，总督脾经和冲脉，从而统领全身。出现在人体胸腹部的所有问题，如腹胀、腹痛、心痛、胃痛、胸痛等不适症状，都可以通过按压公孙穴得到缓解，有健脾益胃、消除痞疾的功效。此外，日常生活中经常按摩公孙穴，也是养生保健的核心。

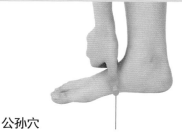

公孙穴
在足内侧缘，第一跖骨基底的前下方。

➕ 补养精血三阴交

"三阴交"这个穴位的名称最早出现于《黄帝明堂经》。从唐代开始，"三阴"被理解为太阴、少阴、厥阴，并被视为三阴经交会穴，沿袭至今。它是肝、脾、肾三条阴经的交会穴，肝藏血、脾统血、肾藏精。肾为先天之本，脾为后天之本，先天依赖于后天的滋养，后天来自先天的促动，所以，经常按揉三阴交穴，可以调补肝、脾、肾三经的气血，达到健康长寿的目的。

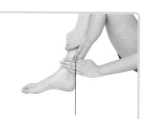

三阴交穴
在小腿内侧，足内踝尖上3寸，胫骨内侧缘后方。

午时 午间得闲须养神

午时（11～13时），又叫日中、日正、中午。这时候太阳最猛烈，阳气达到极限，阴气将会产生。古人多选择在这个时辰到集市去交易，《易·系辞下》中记载："日中为市，致天下之民，聚天下之货，交易而退，各得其所。"

古人的生活规律与现代人大相径庭，现代人应根据自身的作息时间找到适合自己的养生方式。午时是手少阴心经当令，阴气开始生起，与子时刚好相对应，是心经的排毒时间，此时不要做剧烈的运动，最好静卧、闭目养神或睡子午觉，这是因为子时与午时是天地气机的转换点，要想顺天应地、天人合一，最适合做的事情便是午睡休息。

短暂休息强心经

《黄帝内经》中说："阳气尽则卧，阴气尽则磨。"阴阳交替之时是养生的关键时期，此时最好的养生方法就是安静地休息一会儿，让身体进行自我调整，协调脏腑关系，恢复元气。

强健心脏的极泉穴

《黄帝内经》认为，心经是君主之官，君主之官有个特性，就是君主不受邪。如果一个人经常郁闷，他的腋窝下，即极泉穴上，就会长出一个包，这是心气被郁滞的现象。如果把极泉穴弹拨开了，就能把包块化解掉，从而缓解心经郁滞的疾病。有时你还会发现，别人突然的一个小动作，或者一件突发性的事件，就有可能让你心跳加速，并且感到胸闷、头晕、头痛、出汗、浑身无力，甚至不想吃饭。出现这种情况就是心悸，是过度疲劳及情绪不稳定的一种表现。此时，弹拨腋窝下面的极泉穴，能够让心情得到放松。

明朝太医刘纯说："饭后小憩，以养精神。"午睡对缓解疲劳、增进健康非常有益，是一项自我保健措施。

养心的学问

心主血，血行于脉中，脉是血液运行的通道，心可推动血液在脉管中运行，心与脉关系密切。这种功能是由心气的作用来实现的。心气的盛衰，可以通过血脉的盈虚表现出来，《黄帝内经》中说："心之合脉也，其荣色也。"如果心气不足，则血脉节律不整或细弱；如果心气旺盛，则血脉节律整齐而有力。中医学认为，人的思维活动与脏腑关系密切，联系最密切的要数"心"，心可藏神，心主神明。

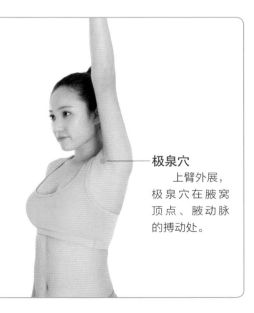

极泉穴
上臂外展，极泉穴在腋窝顶点、腋动脉的搏动处。

　　心的经脉叫手少阴心经，手少阴心经属于心，因此和心脏有密切的关系，它是主宰人体的重要经脉。共有9个穴位联通心经，它们分别是：极泉穴、青灵穴、少海穴、灵道穴、通里穴、阴郄穴、神门穴、少府穴和少冲穴。

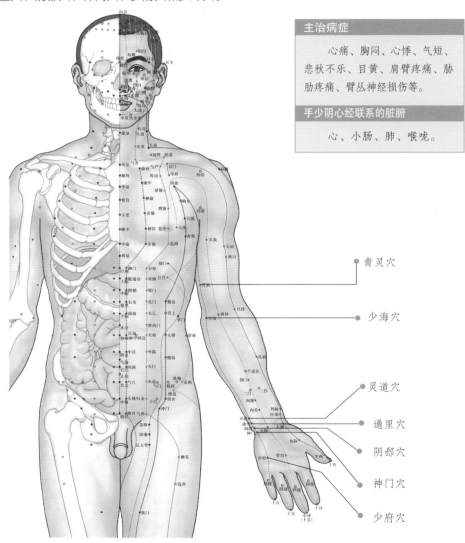

主治病症

　　心痛、胸闷、心悸、气短、悲秋不乐、目黄、肩臂疼痛、胁肋疼痛、臂丛神经损伤等。

手少阴心经联系的脏腑

　　心、小肠、肺、喉咙。

青灵穴
少海穴
灵道穴
通里穴
阴郄穴
神门穴
少府穴

穴位主治

穴位	主治	穴位	主治
极泉	主治心痛、心悸、胸闷	少府	主治心悸、胸痛、烦闷、小便不利、遗尿、阴痛
青灵	主治头痛、胁痛、肩臂疼痛	通里	主治心悸、怔忡、暴喑、舌强不语
少海	主治腋下胁痛、肘臂挛痛麻木、手颤	阴郄	主治吐血、衄血、骨蒸盗汗

⏱ 午时心经当令

午时正值11～13时，此时阳光最强烈，阳气至极，由手少阴心经当令。

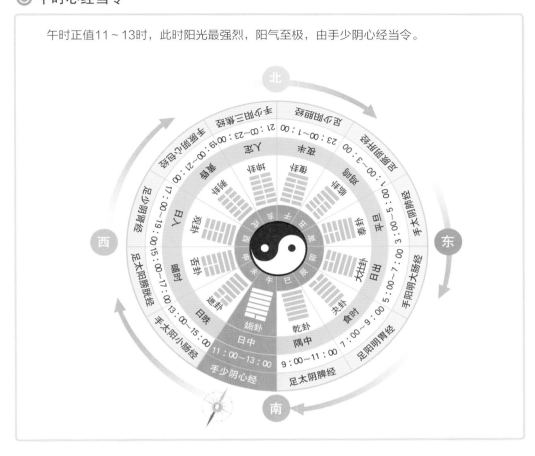

➕ 心的结构和功能

心主血脉，指的是心气推动血液在脉中运行，这样五脏六腑、形体官窍才能得到血液的濡养，以维持生命活动。心主神志，指的是心主宰脏腑形体官窍的生理活动和人体的心理活动。无论生理活动还是心理活动，都是由五脏六腑，尤其是五脏共同完成的，都是人体的生命活动。在这些生命活动中，心起着主宰作用，这种主宰作用皆心神之所为。

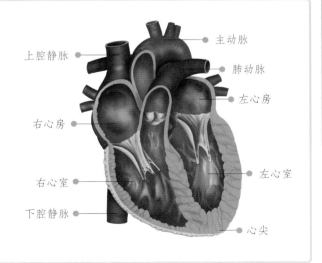

主动脉
上腔静脉
肺动脉
左心房
右心房
右心室
左心室
下腔静脉
心尖

舌为心之窍

中医认为，舌为心之窍。舌通过经脉、经别或经筋，与心、肝、脾、胃、肾等脏腑有着密切的联系，其中又以与心的关联最为密切。通过舌面颜色及局部变化，人们可以及时地辨别自身的健康状况。

《灵枢·营卫生会》中说："上焦出于胃上口……上至舌，下足阳明。"《灵枢·经筋》中指出："足太阳之筋，其支者，别入结于舌本。"说明舌通过经脉、经别或经筋，与心、肝、脾、肾、胃、膀胱、三焦诸脏腑有着直接的联系，因为心主舌，心气通于舌，所以舌与心关联紧密，至于肺、胆、小肠、大肠等，与舌虽无直接联系，但手太阴肺经起于中焦、络于脾胃，足少阳胆经络于肝，手太阳小肠经与心互为表里，手阳明大肠经又连络于肺，故肺、胆、小肠、大肠等脏腑之经气，亦可间接联系于舌。由于舌与脏腑的这种千丝万缕的联系，才使舌能客观地反映出体内各种生理、病理变化，显示机体的外在表现和功能状态。可以说，舌蕴涵了生命活动的内在信息，是反映机体信息的一个窗口，所以舌被认为是机体系统中包含它在内的整个信息贮存库的一个全息元。舌分为舌尖、舌中、舌根、舌边四部分，中医舌诊中又把舌体划分为上、中、下三焦，其尖部为上焦，中部为中焦，根部为下焦。其脏腑分属，因心肺居上，故舌尖候心和肺；脾胃居中，舌中则候脾胃；肝胆之脉布胁肋，故舌之两边候肝胆；肾居下焦，则舌根候肾。

国外有学者通过针刺测量仪测量得出：躯体在舌的投影中，其上部相当于舌体前部，其下部相当于舌体的后部。这与中医将舌体的前、中、后部分别对应上、中、下三焦的理论是基本一致的，舌尖主心肺、舌中主脾胃、舌边主肝胆、舌根主肾。通过以舌的部位候脏腑的理论，以观察其部位的变化情况，测得五脏六腑、四肢九窍的病理变化，反映气血、津液的输布状况，观测疾病的性质及病位所在，对临床具有重要的指导意义。由久病体虚、饮食失节而导致脾胃虚弱时，人们往往会觉得口淡，同时有不思饮食、神疲气短、脘痞腹胀、便溏的情况，这是因为脾胃之气的虚弱会引发脾胃运化无力，因此有口淡无味的情况出现。此外，脾胃实热、湿热郁阻时，人体内的消化系统功能紊乱也会致使唾液中的酶分泌异常，从而让人觉得口味发甜。

➕ 舌部脏腑分区图

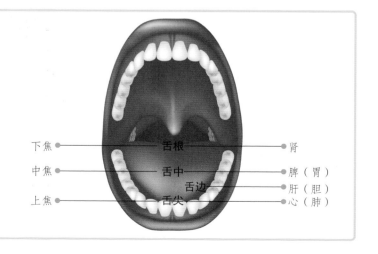

中医认为，舌为心之窍，脾胃之外候。人体的五脏六腑通过经络和经筋的循行，与心、肝、脾、肾、胃、膀胱、三焦诸脏腑有着直接的联系，因为心主舌，心气通于舌，所以心与舌的联系最为密切。

下焦 — 舌根 — 肾
中焦 — 舌中 — 脾（胃）
舌边 — 肝（胆）
上焦 — 舌尖 — 心（肺）

➕ 舌色的辨识

舌色即舌质的颜色，一般可分为淡红、淡白、红、绛、紫、青几种。其中淡红色的为正常、健康的舌色，而其他几种都是主病之色。辨别舌色及其透露出的征象，可以帮助人们了解自身的健康状况。

舌色白里透红，不深不浅，淡红适中。征象：乃气血上荣之表现，说明心气充足，阳气布化，为正常舌色。

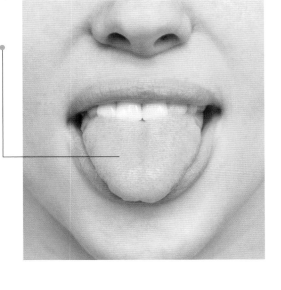

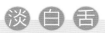

舌色较淡红舌浅淡，甚至全无血色，是阳虚生化阴血的功能减退，以致血液不能营运于舌中而致，主虚寒或气血双亏。

舌色鲜红，较淡红舌为深，是热盛致气血沸涌、舌体脉络充盈而致，故主热证。可见于实证，或虚热证。

舌色深红，较红舌颜色更深浓之舌，主病有外感与内伤之分。在外感病，为热入营血；在内伤杂病，为阴虚火旺。

紫舌是由血液运行不畅、瘀滞所致，主寒或热。热盛伤津，气血壅滞，多表现为绛紫而干枯少津；寒凝血瘀或阳虚生寒，舌淡紫或青紫湿润。

舌色如皮肤暴露之"青筋"，全无红色，是由阴寒邪盛、阳气郁而不宣、血液凝而瘀滞而致，故舌色发青。主寒凝阳郁，或阳虚寒凝，或内有瘀血。

循行路线

手少阴心经起于心中，由心的络脉而出，向下通过膈膜，联络小肠。它的支脉从心的脉络向上走行，并夹行于咽喉的两旁，此后再向上行而与眼球联络，与脑的脉络相联系。直行的脉，从心与他脏相联系的脉络上行至肺，横出胁下，沿上臂内侧后缘，行手太阴经和手厥阴经的后面，下行肘内，沿臂内侧后缘，到掌内小指侧高骨尖端，入手掌内侧，沿小指内侧至尖端，与手太阳小肠经相接。

手少阴心经的病变

手少阴心经支脉从心系上夹于咽部，心经有热则咽干；阴液耗伤则渴而欲饮；心之经脉出于腋下，故胁痛；心经循臂臑内侧入掌内后廉，心经有邪，经气不利，故手臂内侧疼痛，掌中热痛。

因此，当手少阴心经发生异常的变动时，人们多会出现头痛，喉咙干痒、口渴而想要喝水等症状，这叫作"臂厥病"。心脉痹阻则心痛；心失所养、心神不宁，则心悸、失眠；心主神明、心神被扰，则神志失常。

辨证施治

针灸治疗上面这些病症时，属于经气亢盛的就用泻法，属虚的就用补法；属热的就用速刺法，属寒的就用留针法；脉虚陷的就用灸法，不实不虚的从本经取治。属于本经经气亢盛的，其寸口脉的脉象要比人迎脉的脉象大2倍；气虚，寸口脉反小于人迎脉。

➕ 提神解乏的神门穴

神，神魂、魂魄、精神的意思；门，指出入之处为门。此处穴位属于心经，心藏神，因此能够治疗神志方面的疾病。按摩此处穴位，能够打开心气的郁结，使抑郁的神志得以舒畅，使心神能够有所依附。在现代社会中，现代人经常通宵熬夜，睡眠不足、精神疲累。对他们来说，经常按压神门穴，能够提神解乏，有助于改善精神状态。

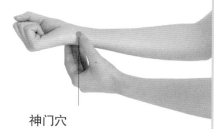

神门穴

在腕部，腕掌侧横纹尺侧端，尺侧腕屈肌腱的桡侧凹陷处。

➕ 急救卒中的少冲穴

少，阴也；冲，突也。此穴为心经体表经脉与体内经脉的交接之处，体内经脉的高温水气以冲射之状外出体表，故名"少冲"。如果有人突然卒中倒下、牙关紧闭、不省人事，或者突然心脏病发作，在这种紧急状况下，一边要将患者迅速送往医院急救，一边可以掐按患者的少冲穴，该穴具有促进气血流通、起死回生的作用。

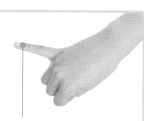

少冲穴

在手小指末节桡侧，距指甲角0.1寸处。

未时 过午不食利小肠

未时（13～15时），也叫作日昳，日昳最早见于《史记·天官书》："且至食，为麦；食至日，为稷。"这时太阳开始偏西了，古人会在这个时间段从事农业劳动和商业贸易活动，而对现代人来说，此时要开始紧张的下午工作了。

过午不食

从养生意义上来说，未时是手太阳小肠经当令，是小肠经的排毒时间，小肠开始吸收养分，这时也是保养小肠的最佳时段。《素问·灵兰秘典论》中说："小肠居胃之下，胃之运化者，赖以受盛，而凡物之所化者，从是出焉。"说明胃初步消化的食物要让小肠来做进一步的消化和吸收，然后将这些营养物质分配给各个脏器。所以，午餐最好要在午时吃完，这样才能在小肠精力最旺盛的未时把营养物质都吸收进人体。中医认为"过午不食"，这段时间应尽量避免再进食，让小肠充分吸收午饭的营养。

受盛之官

小肠为人体的六腑之一，它的主要生理功能是受盛化物和泌别清浊。受，接受，就是说小肠是接受经过胃加工消化过的食物，然后进一步将食物精微细化转化为人体各脏器所需要的营养物质。所以，小肠有"受盛之官"的美名。另外，小肠还具有泌别清浊的作用，指的是小肠把食物中的精华吸收，再通过脾的运化滋养脏腑，其中的水液则通过其他脏腑的作用渗入膀胱，最后将消化后的垃圾废物传送到大肠，可见小肠有分清精华和糟粕，即泌别清浊的作用。

小肠在食物的消化过程中扮演着极为重要的角色，当小肠受盛功能发生紊乱时，人体就会出现消化功能失常，体内气机因失于通调而转为痛，即会出现腹胀、腹痛等情况。人们可通过简单地按揉腹部来调和气血，促进胃肠的分泌功能，改善大肠、小肠的蠕动功能。若小肠泌别清浊功能失常，不但会影响大便，也会影响小便，表现为小便短少。所以，泄泻初期常用"利小便即所以实大便"的方法治疗。

🍹 健康饮品推荐

木瓜柠檬汁

材料：木瓜1个，柠檬1个，矿泉水1杯，蜂蜜适量，冰块适量。

做法：将木瓜和柠檬洗净后切成小块放入榨汁机，倒入矿泉水；加入适量的蜂蜜，开机搅拌20～30秒，最后加入冰块即可。

功效：此饮具有助消化、防止便秘的功效，还有助于美白、减肥。

木瓜的营养成分（每100克）：

能量：29kcal
脂肪：0.14g
维生素C：43mg

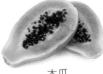

木瓜

加工：去除果皮和籽，以纯果肉榨汁，便于榨出更多果汁。

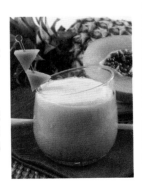

➕ 手太阳小肠经穴位图

　　手太阳小肠经是具有宁心安神、舒筋活络功效的经脉，按摩小肠经上的穴位可以疏通经气、缓解疲劳。小肠经起于手小指尺侧端，最后经由其支脉到达颧部，与足太阳膀胱经相接，主要循行于上肢、肩膀及头部。

　　手太阳小肠经一共有19个穴位，它们分别是：少泽穴、前谷穴、后溪穴、腕骨穴、阳谷穴、养老穴、支正穴、小海穴、肩贞穴、臑俞穴、天宗穴、秉风穴、曲垣穴、肩外俞穴、肩中俞穴、天窗穴、天容穴、颧髎穴和听宫穴。

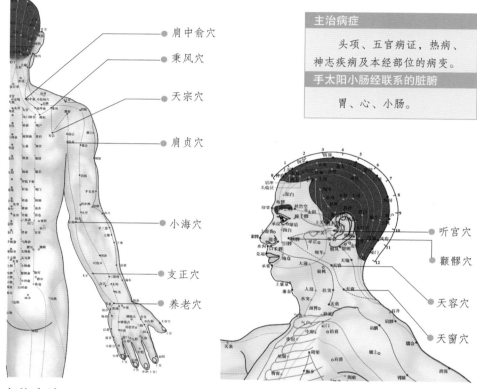

主治病症

　　头项、五官病证、热病、神志疾病及本经部位的病变。

手太阳小肠经联系的脏腑

　　胃、心、小肠。

穴位主治

穴位	主治	穴位	主治
少泽	主治头痛、目翳、口干、咽喉肿痛等头面五官科病症	肩贞	主治肩背疼痛、手臂麻痛、瘰疬
前谷	主治热病、头痛、目痛、鼻出血、耳鸣、咽喉肿痛	天宗	主治肩胛疼痛、咳喘、乳痈
腕骨	主治指挛腕痛、头项强痛、耳鸣、目翳	肩中俞	主治目视不明、咳嗽、气喘、咳血、肩背疼痛
阳谷	主治头痛、目眩、龋齿痛、耳鸣、耳聋	天窗	主治耳鸣、耳聋、咽喉肿痛、暴喑、颈项强痛、颈瘿
小海	主治肘臂疼痛、上肢麻木、头痛、癫痫、耳鸣、耳聋	听宫	主治耳鸣、耳聋、聤耳、牙痛、癫狂病

◐ 未时小肠经当令

未时正值13~15时，此时太阳开始偏西，由手太阳小肠经当令。

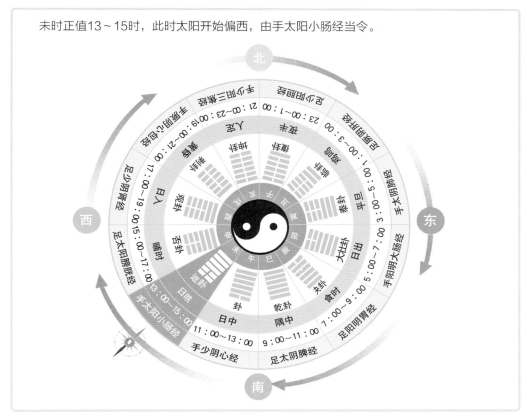

➕ 小肠的结构和功能

小肠位于腹中，上端接幽门与胃相通，下端通过阑门与大肠相连。小肠与心互为表里，是食物消化吸收的主要场所，盘曲于腹腔内，上连胃幽门，下接盲肠，全长3~5米，张开有半个篮球大，包括十二指肠、空肠和回肠三部分。

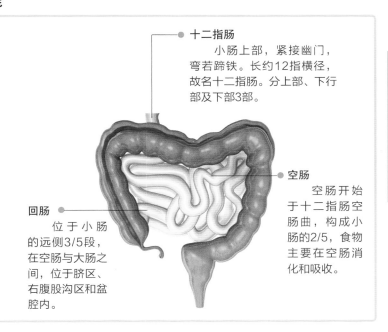

十二指肠

小肠上部，紧接幽门，弯若蹄铁。长约12指横径，故名十二指肠。分上部、下行部及下部3部。

空肠

空肠开始于十二指肠空肠曲，构成小肠的2/5，食物主要在空肠消化和吸收。

回肠

位于小肠的远侧3/5段，在空肠与大肠之间，位于脐区、右腹股沟区和盆腔内。

🕸 循行路线

手太阳小肠经起于小指外侧的尖端，沿着手外侧的后缘循行而向上，到达腕部，过腕后小指侧高骨，直向上沿前臂后骨的下缘，出于肘后内侧两筋的中间，再向上沿上臂外侧后缘，出肩后骨缝，绕行肩胛，再前行而相交于肩上，继而进入缺盆，深入体内而联络于与本经相表里的脏腑——心脏，沿咽喉下行，穿过膈膜至胃，再向下联属于本腑小肠。它的支脉，从缺盆沿颈上颊，至眼外角，转入耳内。它的另一条支脉，从颊部别行而出，走入眼眶下方，并从眼眶下方到达鼻部，然后再至内眼角，最后再从内眼角向外斜行并络于颧骨，而与足太阳膀胱经相接。

🕸 手太阳小肠经的病变

由于外邪侵犯本经所发生的病变，为咽喉疼痛、颌部肿、头项难以转侧回顾、肩痛如被扯拔、臂痛如被折断。手太阳小肠经所属腧穴主治耳聋、眼睛昏黄、面颊肿，颈部、颌下、肩胛、上臂、前臂的外侧后边痛等病症。《灵枢·经脉》中记载："小肠手太阳之脉是主'液'所生病者：耳聋，目黄，颊肿，颈、颌、肩、肘臂外后廉痛。"

🕸 辨证施治

手太阳小肠经是具有宁心安神、舒经活络功效的经脉，按摩本经上的穴位可以疏通经气、缓解疲劳。在用针灸具体施治与"液"相关的病症时，属于经气亢盛的就要用泻法，属虚的就用补法；属热的就用速刺法，属寒就用留针法；脉虚陷的就用灸法，不实不虚的从本经取治。属于本经经气亢盛的，其人迎的脉象要比寸口脉的脉象大2倍；气虚，人迎脉反小于寸口脉。

➕ 颈椎、腰椎病患找后溪穴

后溪穴位于小肠经上，是人体奇经八脉的交汇穴，与督脉相通，能泻心火、壮阳气、调颈椎、利眼目、正脊柱。对于长期伏案工作、在电脑前长时间久坐者、平时缺乏运动者、在走路或者搬抬重物时闪到腰者，按摩后溪穴都具有止痛的作用。

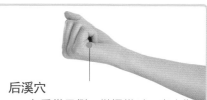

后溪穴

在手掌尺侧，微握拳时，当小指本节后的远侧掌横纹头赤白肉际处。

➕ 常按听宫改善听力穴

听宫，听，闻声。本穴物质为颧髎穴传来的冷降水、湿云气，在到达本穴后，水湿云气化雨降地，雨降强度比颧髎穴大，犹可闻声，经水如同流入水液所处的地部宫殿，故而得名。当人因衰老致使耳朵产生耳鸣或听力障碍时，长期按压听宫穴有很好的调理效果。

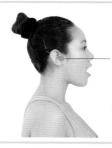

听宫穴

在面部，耳屏前，下颌骨髁状突的后方，张口时呈凹陷处。

申时 饮水排毒利脏腑

申时（15～17时），也叫作晡时。在古代，"晡"就是吃饭的意思。申时是足太阳膀胱经当令，是膀胱的排毒时间。我们要遵循人体经络在申时的走向规律来安排养生的方法，从养护膀胱经开始我们的养生之旅。

《说文段注》中说："晡，申时食也。"意思是古人在申时要吃第二顿饭了，对古人来说，两餐相隔六七个小时是合理的。但根据现代人的生活规律来看，一日三餐才是更符合我们人类消化道的消化吸收规律。

❧ 最佳排毒、学习时间

《黄帝内经》用"州都之官"来比喻膀胱经，认为膀胱经主管蒸化水津，贮尿排尿，相当于我们今天所说的"下水管道"。申时是膀胱经最活跃的时候，工作效率最高。因此，如能在申时多喝点水，更有助于将体内的垃圾从膀胱经这一"下水管道"排出体外。由此可见，只要"下水管道"畅通无阻，人体的新陈代谢就会非常顺畅，不仅可以治疗很多疾患，而且具有很好的预防功能。

申时堪称一天中的黄金时期。此时，气血流注膀胱经，人往往头脑清醒、精力旺盛、效率极高。所以，从养生理论来看，如要进行重大决断，最好选择申时。古时候有"朝而受业，夕而习复"的说法，也就是在申时安排对学业的复习。在申时，人的记忆力普遍较强，复习功课的效果事半功倍。如有记忆方面的任务，很适合在申时进行。

❧ 人体中的"净府"

中医称膀胱为净府、水府。《素问·汤液醪醴论》中说："开鬼门，洁净府。"张志聪注："洁净府，泻膀胱也。"膀胱是水液汇聚之所和排泄尿液的脏器，所以膀胱有"津液之府、州都之官"的称号。在现代医学的解剖上，膀胱就像个罐子，一般可以储存300～600毫升的尿液，在膀胱外侧有一条括约肌，括约肌一松弛，储存的尿液就会自动地排出体外。

▶ 影响排尿的因素

人体中的尿液在由肾脏生成后经输尿管储存在膀胱中，当存量达到一定程度，会在中枢神经系统控制下产生复杂的反射活动，将尿液通过尿道一次性排出体外。

影响排尿的因素有：

1. 年龄因素。幼儿的排尿意识尚未形成，老年人的膀胱张力会渐渐下降。
2. 排尿习惯。日常作息习惯，如睡眠、起床时间，以及排尿环境、姿势等。
3. 气温因素。当气温较高时，人体内水分以汗液形式排出体外，尿量减少。
4. 饮食因素。当大量饮水或食物中富含水分时，尿量会增多，饮茶也可利尿。
5. 病理因素。神经系统受损，或肾脏疾病、泌尿系统结石会导致排尿障碍。

✿ 膀胱经养护的好办法

膀胱是储藏尿液和排泄尿液的器官。中医认为，膀胱与肾相表里，主一身水气之通调，水分不足或过剩会导致尿频、尿急、尿潴留、遗尿等病症。又因为"肾主骨，肝主筋，肾水滋养肝木，水少则木枯，水亏则筋病"。所以如果我们的身体出现像筋骨酸痛、坐骨神经痛、颈椎病、腰椎病、腿痛等病症，这些都与膀胱经有着密不可分的联系。

《素问·咳论》中说："肾咳之状，咳则腰背引而痛，甚则吐涎……肾咳不已，则膀胱受之，膀胱咳状，咳而遗尿。"这说明"小便不通和遗尿"是膀胱经功能失常最易出现的两种表现。如果膀胱排泄尿液功能失调，就会出现小便不尽，甚至小便癃闭不通；如果膀胱储藏尿液的功能出现问题，就会出现遗尿、尿频、尿失禁等问题。所以，人的一生中，每时每刻都离不开膀胱的气化，人每天都离不开排尿，膀胱气化失职也会导致很多疾病。因此，调养膀胱在养生保健中也是一个不可忽视的问题。

治疗尿潴留

"癃闭"，也就是常说的尿潴留，就是排尿不通。《素问·宣明五气篇》说："膀胱不利为癃，不约为遗溺。"排尿不痛快，点滴而短少，病势较缓者为"癃"；小便不利，点滴全无，病势较急者为"闭"。一旦发生"癃闭"的情况，我们应该及时采取治疗措施。例如，经常按摩三阴交穴、足三里穴、中极穴和阳陵泉穴，对小便不通也有不错的疗效；还可以采取假装打喷嚏的方法来开肺气、举中气，通利下焦之气，使小便通利、顺畅。

摆脱尿失禁

因咳嗽或大笑时无法控制排尿，以致尿液自动流出的情形，称之为尿失禁。这是因为肾气不足导致的，治疗时应该以提升中气为主。我们可以试试经常艾灸神阙穴、中极穴和涌泉穴的方法。用点燃的艾条在这3个穴位上方1厘米左右的地方轮流熏灸，每个穴位处感到灼热难忍时换穴再灸，坚持一周，效果自现。

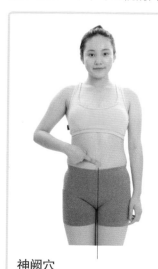

神阙穴
在身体前侧，腹中部，肚脐的正中处。

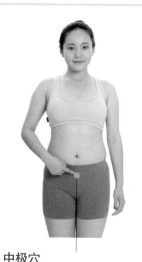

中极穴
在下腹部，前正中线上，当脐中下4寸处。

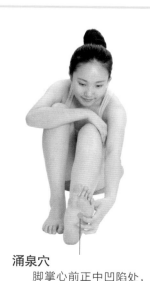

涌泉穴
脚掌心前正中凹陷处，约当足底前中1/3交界。

申时正值15~17时，人们开始准备吃晚饭，由足太阳膀胱经当令。

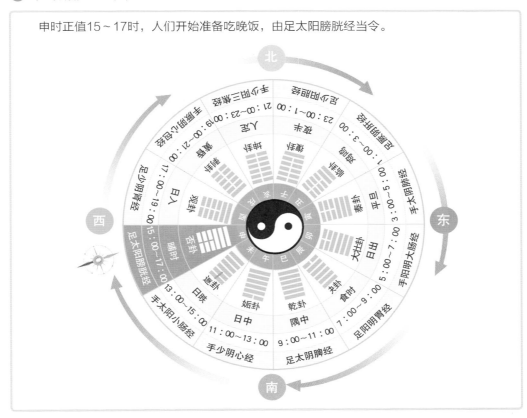

➕ 膀胱的结构和功能

膀胱为锥体形囊状肌性器官，位于小骨盆腔的前部。膀胱底的内面有三角形区，称为膀胱三角，位于两输尿管口和尿道内口三者连线之间。膀胱的下部有尿道内口，膀胱三角的两后上角是输尿管开口的地方。

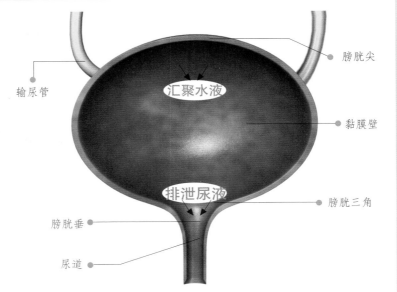

循行路线

足太阳膀胱经是十四经络中最长的一条经脉，几乎贯穿整个身体。它运行着人体中宝贵的体液，因此关系到全身的健康。此经脉起于内眼角睛明穴，止于足小趾端至阴穴，循行经过头部、颈部、背部、腿足部。

膀胱的经脉叫足太阳膀胱经，起于眼内角的睛明穴，上行额部，交会于头顶。它的一条支脉，从头顶下行至耳的上角。它直行的经脉，从头顶向内深入而联络于脑髓，然后返还出来，再下行到达颈项的后部，此后就沿着肩胛的内侧，挟行于脊柱的两旁，抵达腰部，再沿着脊柱旁的肌肉深入腹内，联络于与本经相表里的脏腑——肾脏，并联属于本经所属的脏腑——膀胱腑。又一支脉，从腰部下行挟脊通过臀部，直入窝中。还有一条支脉，从左右的肩胛骨处分出，向下贯穿肩胛骨，再挟着脊柱的两侧，在体内下行，通过髀枢，然后再沿着大腿外侧的后缘下行，而与先前进入窝的那条支脉在窝中相会合，由此再向下行，通过小腿肚的内部，出于外踝骨的后方，再沿着足小趾本节后的圆骨，到达足小趾外侧的末端，而与足少阴肾经相接。

足太阳膀胱经的病变

足太阳膀胱经的病症有头颈、目、腰背、下肢、神志等疾病，呼吸系统、循环系统、消化系统、泌尿生殖系统及经脉循行部位的其他病症。多与"筋"方面相关，当本经发生异常时，多会出现头痛、脊背疼痛、腰骶疼痛、腿脚疼痛等症状。为气上冲而头痛，眼球疼痛像脱出似的，项部疼痛像被扯拔，脊背疼痛，腰痛像被折断，大腿不能屈伸，窝部像被捆绑而不能随意运动，小腿肚疼痛如裂，这叫作"踝厥病"。

足太阳膀胱经上的腧穴主治筋所发生的疾病，如痔疮、疟疾、狂病、癫病、囟门部与颈部疼痛，眼睛发黄、流泪、鼻塞或鼻出血。项、背、腰、尻、腘、小腿肚、脚等部位都发生疼痛，足小趾不能活动。

辨证施治

以上病证属实的就用泻法，属虚的就用补法；属热的就用速刺法，属寒的就用留针法；脉虚陷的就用灸法，不实不虚的从本经取治。属于本经经气亢盛的，其人迎脉的脉象要比寸口脉的脉象大2倍；气虚，人迎脉反小于寸口脉。

▶ 健康下午茶

英国人喜欢在下午四五点钟喝下午茶，并非仅仅是简单地喝喝茶，同时也会吃一点甜点。这种习惯能够较好地减轻白天持续的工作压力，缓冲身体和精神上的疲劳。此外，在这一时段补充一些食物，能改善人体轻微的饥饿状态，使人能保持精力充沛直到黄昏，而少食多餐的饮食安排也让接下来晚餐的食量不会因过于饥饿而吃得过多，有助于保持身材、避免肥胖。

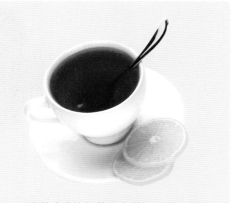

香甜味醇的红茶具有养胃利尿、提神解疲、抗衰老的功效，深受大众的喜爱。

    足太阳膀胱经分布于人体头面、腰背、下肢外侧后缘及足小趾，循行67个穴位，首穴为睛明，末穴为至阴。其中有10个穴位在头项部，39个穴位在腰背部，其余18个穴位则分布在下肢后外侧部。

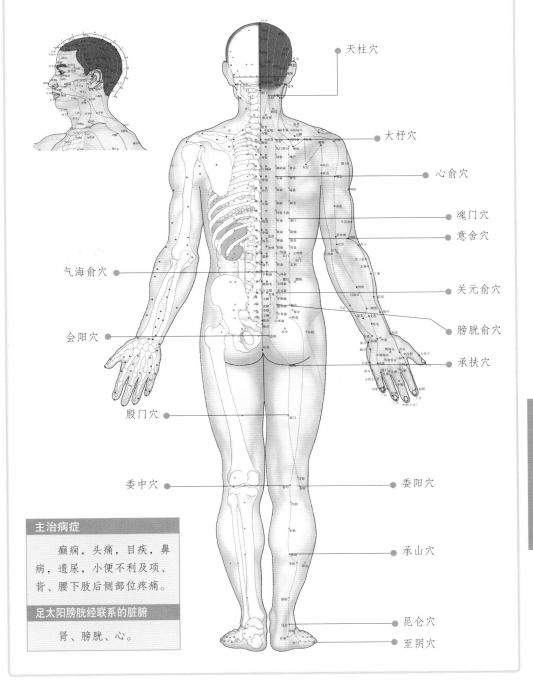

天柱穴

大杼穴

心俞穴

魂门穴

意舍穴

气海俞穴

关元俞穴

膀胱俞穴

会阳穴

承扶穴

殷门穴

委中穴

委阳穴

承山穴

昆仑穴

至阴穴

主治病症

    癫痫，头痛，目疾，鼻病，遗尿，小便不利及项、背、腰下肢后侧部位疼痛。

足太阳膀胱经联系的脏腑

    肾、膀胱、心。

「生物钟」时段养生

➕ 足少阴膀胱经的特效穴按摩

膀胱经上的穴位众多，但有3个特效穴是我们必须了解的，它们分别是：治疗各种眼病的睛明穴，治疗风寒感冒、肩背酸痛的风门穴，活血通络、宁神止痛的申脉穴。下面我们就来重点介绍一下膀胱经上的这3个特效穴位。

眼部疾病找睛明穴

据文献考证，睛明穴最早见于《素问·气府论》，在《腧穴学》中，记载这个穴位可以主治11种病症，其中10种为眼病。经常按摩睛明穴不但对老年人的老花眼有疗效，而且还能治疗轻度近视，对中高度近视也有缓解作用。当你发现自己的眼睛有视力不佳、眼前如有薄雾、双眼畏光、迎风流泪、眼睛酸涩、双眼红肿等不适症状时，经常按摩这处穴位，可以有所改善。

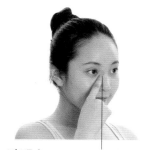

睛明穴

在面部，目内眦稍上方的凹陷处。

风寒感冒揉风门穴

风门穴，出自《针灸甲乙经》："风眩头痛，鼻不利，时嚏，清涕自出，风门主之。"《会元针灸学》中说"风门者，风所出入之门也""风门穴在第二椎下两旁，为风邪出入之门户，主治风疾，故名风门"。这个穴位是中医临床祛风最常用的穴位之一。比如，天冷的时候，总是很容易受风感冒、咳嗽不断、颈项僵硬、肩背酸痛。遇到这种情况时，如果每天能够按摩风门穴，会有宣通肺气、调理气机、疏散风邪的保健作用，可以作为预防或治疗感冒的常用特效穴位。

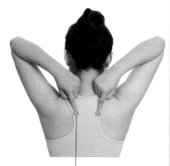

风门穴

在背部，第二胸椎棘突下，旁开1.5寸。

止痛安神点申脉穴

申，指这个穴位在八卦中属金，穴内物质为肺金特性的凉湿之气；脉，即是脉气的意思。"申脉"的意思是指膀胱经的气血在此变为凉湿之性。《医宗金鉴》在谈到其作用和功效时说："腰背脊强足踝风，恶风自汗或头痛，手足麻挛臂间冷，雷头赤目眉棱痛，吹乳耳聋鼻出血，癫口肢节苦烦疼，遍身肿满汗淋漓，申脉先针有奇功。"这是一个非常有用的穴位，能补阳益气、疏导水湿。它对头痛、足踝红肿、手足麻木、乳房红肿、头汗淋漓等病症都具有良好的疗效。

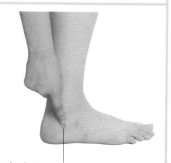

申脉穴

在足外侧部，脚外踝直下方凹陷中。

酉时 养肾藏精防过劳

酉时（17~19时），又叫作日入，即夕阳西下。太阳落山的时候，由于没有了阳光的照射，温度开始下降，天地生成阴凉之气，如果此时肾不封藏阳气，很容易被阴气侵袭。所以，酉时要爱护我们的肾脏，养肾着眼于"藏"。

肾藏精、主水、纳气

肾藏先天之精，主生殖，主掌人生命的本原，有"先天之本"之称。其中，封藏之精由源于父母生命遗传物质的先天之精及由饮食收取营养物质的后天之精两部分构成，前者为主体部分，后者仅为前者的补充。肾主水，是指肾气有主掌和调节全身水液代谢的功能。肾气及其分化的肾阴、肾阳通过对各脏腑之气及其阴阳的资助和促进，掌控并调节人体内的水液代谢全过程，其中，尿液的生成和排泄是一个重要的环节。而肾主纳气，则是指肾气摄纳肺所吸入的空气，保持吸气的深度，以利清浊气体的内外交换。

由此可见，肾脏对人体的健康极为重要，必须认真调养。补肾也讲究时辰，在一天十二时辰中，酉时补肾的效果最佳。道理很简单，酉时属于肾经当令，肾经此时的气血异常充足，收纳精气的能力也最强。

慎防过劳

酉时是足少阴肾经当令，是肾经的排毒时间。肾经是人体协调阴能量的经脉，也是维持体内水液代谢平衡的主要经络，由于酉时是工作结束的时间，所以不宜过劳。肾是人体的小金库，里面既存着先天的元气，又存着后天五脏六腑的精气，还存着人体生殖的精气，所以，养护好肾至关重要。生活中应注意清心寡欲；学习、工作慎防过劳。

▶ 养肾小运动

将两手手掌相抵缓缓搓至发热，再按在后腰上，做上下往复的按摩运动，直至腰部有热感时为止。每日早晚各1次，每次5分钟，可有助于舒筋活血、补肾纳气。

🔍 健康饮品推荐

香瓜蔬菜蜜汁

材料：香瓜1个，胡萝卜1个，芹菜200克，蜂蜜适量。

做法：将香瓜去皮、切块，胡萝卜洗净、切块，芹菜洗净、切段；将香瓜块、胡萝卜块、芹菜段放入榨汁机中搅拌；倒出果汁，加入适量的蜂蜜即可饮用。

功效：香瓜可以消暑解烦，胡萝卜可以健脾益胃、促消化，芹菜有助于减肥。本品可润肠通便、滋养肝肾、美容瘦身。

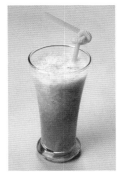

芹菜的营养成分（每100克）：

能量：17kcal
碳水化合物：3.9g
膳食纤维：1.4g
钠：73.8mg

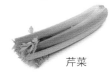

芹菜

➕ 足少阴肾经穴位图

　　足少阴肾经是人体的先天之本，是与人体脏腑器官有着最多联系的一条经脉，它起于足底涌泉穴，止于胸前的俞府穴，主要循行于下肢的内侧和躯干的前面，沿前正中线的两侧。本经主要治疗妇科、前阴、肾、肺、咽喉病症。

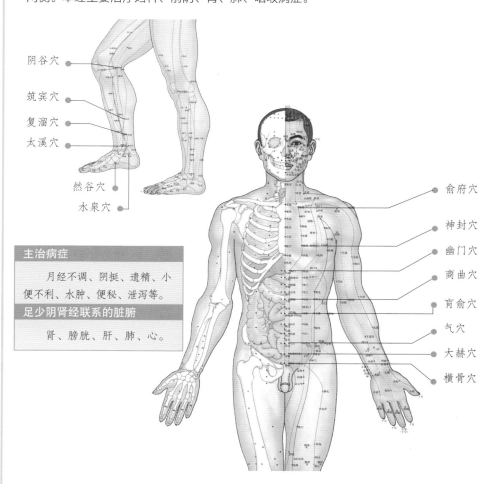

阴谷穴
筑宾穴
复溜穴
太溪穴
然谷穴
水泉穴

俞府穴
神封穴
幽门穴
商曲穴
肓俞穴
气穴
大赫穴
横骨穴

主治病症
月经不调、阴挺、遗精、小便不利、水肿、便秘、泄泻等。

足少阴肾经联系的脏腑
肾、膀胱、肝、肺、心。

穴位主治

穴位	主治	穴位	主治
涌泉	主治头项痛、眩晕、癫狂、小儿惊风、咽喉肿痛	照海	主治月经不调、痛经、咽喉干痛、目赤肿痛、失眠
然谷	主治月经不调、阴挺、阴痒、遗精、喉痹、咽喉肿痛	复溜	主治水肿、腹胀、肠鸣、泄泻、癃闭、盗汗
太溪	主治月经不调、遗精、阳痿、头痛、目眩、耳聋耳鸣	阴谷	主治阳痿、疝气、崩漏、月经不调、小便难、阴中痛、癫狂
水泉	主治月经不调、痛经、阴挺、小便不利、腹痛	气穴	主治月经不调、带下异常、闭经、崩漏、小便不利、泄泻、腹痛、水肿

酉时正值17～19时，此时太阳刚刚由西方落下，由足少阴肾经当令。

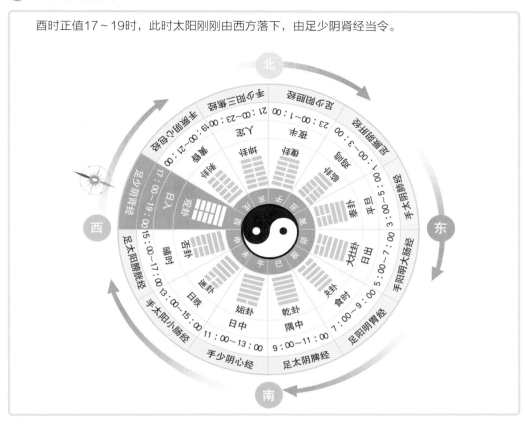

➕ 肾脏的结构和功能

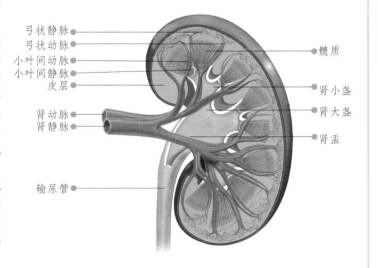

肾位于人体腰部脊柱两侧，左右各一，主藏精、主水、主纳气，其中尤以闭藏为要职。肾气封藏则肾精盈满，人体生机就会保持旺盛；若肾气封藏失职，就会出现遗精、早泄等失精的情况。肾气和肾精与人体的生殖、生长、发育、衰老变化息息相关。因此，人们在保健养生、延缓衰老时，首先考虑的就是补养肾气、肾精。

生物钟 时段养生

🐾 循行路线

肾的经脉叫足少阴肾经，它起于足小趾下，斜走足心，出内踝前大骨的然谷穴下方，沿内侧踝骨的后面转入足跟，由此上行经小腿肚内侧，出窝内侧，再沿大腿内侧后缘，贯穿脊柱，联属肾脏，联络与本脏相表里的膀胱。其直行的经脉，从肾脏向上行，贯穿肝脏和横膈膜，而进入肺脏，再从肺脏沿着喉咙上行并最终挟于舌的根部。另有一条支脉，从肺脏发出，联络于心脏，并贯注于胸内，而与手厥阴心包经相接。

🐾 足少阴肾经的病变

由于外邪侵犯本经所发生的病变，虽自觉饥饿却不想进食，面色黑而无华，咳吐带血，喘息有声，刚坐下就想站起来，两目视物模糊不清，心似悬吊半空而不安。气虚不足，即常常会有恐惧感，发作时，患者心中怦怦直跳，称为骨厥病。本经脉所主的肾脏发生病变，则出现口热，舌干，咽部肿，气上逆，喉咙发干而痛，心内烦扰且痛，黄疸，痢疾，脊背、大腿内侧后缘疼痛，足部痿软而厥冷，好睡，或足心发热而痛。

🐾 辨证施治

针灸治疗以上病症时，属于经气亢盛的要用泻法，属于经气不足的就要用补法；属热的就用速刺法，属寒的用留针法；脉虚陷的用灸法，不实不虚的从本经取治。要使用灸法的患者，应当增加饮食以促进肌肉生长，同时还要进行适当的调养，放松身上束着的带子，披散头发而不必扎紧，从而使全身气血得以舒畅。本经气盛，寸口脉比人迎脉大2倍；而属于本经经气虚弱的，其寸口脉的脉象反而会比人迎脉的脉象小。

➕ 脚心涌泉有特效

涌泉穴是肾经的首要穴位，据《黄帝内经》记载："肾出于涌泉，涌泉者足心也。"《内经图说》中把按摩涌泉穴称为"足功"，可以起到强身健体、延年益寿的作用。涌泉穴可散热生气，以双手拇指或手掌由足跟向足尖方向前后反复推搓涌泉穴，或者以双手掌轻轻拍打涌泉穴，至足底有热感为宜，都对人体健康大有补益。这些方法可用于防治头晕、头痛、高血压、失眠多梦、神经衰弱等疾病。

涌泉穴

在足底部第二、三趾趾缝纹头端与足跟连线的前1/3交界处。

➕ 清热除燥横骨穴

《中诰孔穴图经》中称"腰俞穴"为"髓空"；《素问·水热穴论》张志聪注："髓空即横骨穴，所谓股际骨空，属足少阴肾经。"王冰说："按今中诰孔穴图经云，腰俞穴一名髓空，在脊中第二十一椎节下，主汗不出，足清不仁，督脉气所发也。"由此可见，中国古代医家们都将此穴视为肾经主穴之一。经常按摩这个穴位，能够治疗阳痿、遗精、遗尿、疝气、少腹痛、尿潴留等疾病。

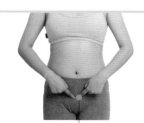

横骨穴

在下腹部，脐中下5寸，前正中线旁开0.5寸处。

戌时 减压护心少烦忧

戌时（19~21时），又叫作黄昏，《说文解字》中说："黄，地之色也；昏，日冥也。"此时，太阳已经下山，天色昏暗将要进入黑夜，万物朦朦胧胧，天地昏黄。"黄昏"一词形象地反映出了这一时段的自然特点。

戌时是手厥阴心包经当令，是心包经的排毒时间。心包是心脏的外膜组织，如同保护君主的内臣，保护心肌正常工作。此时人体的血液循环十分旺盛，心跳加速，血压升高，不要做剧烈的运动。只要有外邪侵犯，心包就如同内臣护卫一样，替心脏来受邪，所以说其劳苦功高。如果你感觉心跳得厉害，或者中指指尖发麻，说明心包经太累了，这个时候要让忙了一天的心包经好好休养一下，看看电视、听听音乐。因为心包经也是一条让人快乐的经脉，养好心包经会让你烦恼尽散、快乐无忧。

✦ 臣使之官

《素问·灵兰秘典论》中说："膻中者，臣使之官，喜乐出焉。""膻中"指的就是心包，心包包裹并保护着心脏，就好像君主的贴身侍卫，能够传达君主的旨意。所以说，心包能代心行事，又称为"心主"，心脏产生的喜乐情绪便是从这里发出来的。

心包是包在心脏外面的一层薄膜，心包和心脏壁的中间有浆液，能润滑心肌，使心脏活动时不至与胸腔摩擦而受伤。心包分为浆膜心包和纤维心包。

浆膜心包可分为脏层和壁层。脏层覆于心肌的外面，又称为心外膜；壁层在脏层的外围。脏层与壁层在出入心的大血管根部相移行，两层之间的腔隙称为心包腔，内含有少量浆液，起润滑作用，可减少心在搏动时的摩擦。

纤维心包又称心包纤维层，是一纤维结缔组织囊，贴于浆膜心包壁层的外面，向上与出入心的大血管外膜相移行，向下与膈的中心腱紧密相连。纤维心包伸缩性小，较坚韧。

🥛 健康饮品推荐

胡萝卜苹果汁

材料：胡萝卜1根，苹果1个，蜂蜜适量。
做法：胡萝卜洗净、切块，苹果去皮、籽后切块；锅中加纯净水烧开，放入胡萝卜，盖好盖，中火煮至食材熟软；连汤水一起盛碗，放凉后倒入榨汁机，并放入苹果块；盖好盖，榨出蔬果汁，倒入干净的杯中加蜂蜜调味即可。
功效：苹果中的维生素C和果胶可以缓解压力，本品可缓解人体疲劳、提神醒脑、明目护肝。

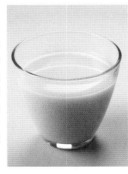

胡萝卜的营养成分（每100克）：
能量：39kcal
碳水化合物：8.8g
膳食纤维：1.1g
胡萝卜素：4130μg

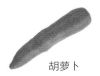
胡萝卜

代心行事与受邪的心包

心包也叫作膻中，它位于两乳之间的正中位置，这里是汇聚由水谷精微和自然界的清气生化而成宗气的地方。心包因其部位最接近于心，而且又是人体宗气的汇聚地，还能协助心肺传输气血、协调阴阳，使精神愉快，因此称它为"臣使之官"。

宗气的强弱决定声音的大小、言语流利度、嗅觉的灵敏度和呼吸的强弱；宗气和脾胃消化吸收的水谷精微上输于肺，可以推动肺的呼吸；宗气最重要的作用是协助心气推动心脉搏动、调节心律。如果宗气不足，就会出现喘促、气短、气息微弱、呼吸急促、四肢不举、心脏搏动无力或心律失常等病症。

心包能代心行事和代心受邪，所以心脏要是出现了问题会第一时间体现在心包上。心包可以保护心脏，使其不受外邪侵入，如有外邪侵入，心包则会冲在最前方保护心脏。另外，如果心包受风邪、湿邪干扰，可能会得风湿性心脏病；心包受水湿之邪入侵，则会诱发心包积水；心包受寒邪侵入，则会阻塞血管，引发心绞痛。

养护心包常喜乐

在每天的戌时，也就是19～21时，是心包经的排毒时间。此时心包经的运行最为旺盛，养护心包经就要清除心脏周围的外邪，让心脏保持健康良好的状态。这段时间也是吃过晚饭应该促进消化的时候，但是不要在晚饭后立刻按揉心包经，因为那样会影响气血的运行，所以最好在饭后半小时后开始按揉。心包主血脉、通神智、驱热度，通过按压中指末端的中冲穴，可以直接化解发热和狂躁，不仅如此，经常稍重地敲打心包经还可以缓解胸闷气短、乳房胀痛等问题。

此外，下一个时辰，我们就要进入梦乡了，所以一定要在这个时辰为自己营造一个安然入眠的心境。晚餐不要过于肥腻，否则易生亢热而致胸中烦闷、恶心。此时最好不要进行剧烈运动，否则容易失眠，可以选择和家人一起看电视、谈心，卸下一天工作的疲惫，享受天伦之乐，这些都是对心包最好的养护。

心包经上有一个叫劳宫穴的重要穴位，手自然握拳，中指所停留的那个地方就是劳宫穴。劳宫穴是人体气机最敏感的穴位，通过劳宫穴补养心脏的速度非常快。如果在一些场合觉得紧张，手心出汗、心跳加速、呼吸困难，这时按按左手的劳宫穴，可以帮你迅速找回自信。

膻中穴是心包经经气及一身宗气聚集之处，为治疗胸闷气急的要穴，它位于人体胸口两乳中间的位置。当人们烦恼、发怒时，轻轻地按摩膻中穴，就会有平心顺气的感觉。具体方法：用左手拇指指腹，先轻后重按揉，用力以自己感觉舒服为准，按揉此穴3分钟，然后休息10分钟左右，再按揉3分钟。每小时1次，一般按照这个方法按揉2~3次，气就消得差。

心包经沿着人体胳膊的前臂一直到中指，在戌时敲打、弹拨心包经的效果最好，每天坚持敲打手臂内侧，对心脏大有益处。

▶ 晚餐不宜过晚

人体会通过新陈代谢将饮食中所摄入的部分钙质由小肠吸收和利用，再将另一部分钙质由肾小球滤过后，从泌尿系统排出体外。通常用餐后的4～5小时正值人体内钙质排出的高峰时段。如果人们忙于加班或应酬，将晚饭时间安排得过晚，晚饭后未经多久便进入睡眠，会致使过多钙质伴随尿液潴留在体内。这些钙质沉积后结成的小晶体极易形成结石。

⏰ 戌时心包经当令

戌时正值19～21时，此时天色将晚，由手厥阴心包经当令。

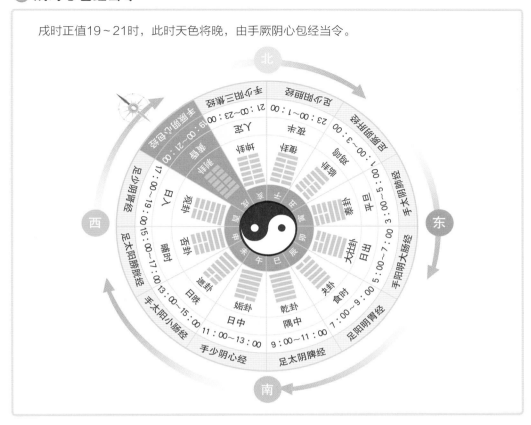

➕ 心包的构造和功能

心包为脏腑外的一个特殊脏器，因其附属于人体最重要的脏器——心脏，而显得尤其重要。

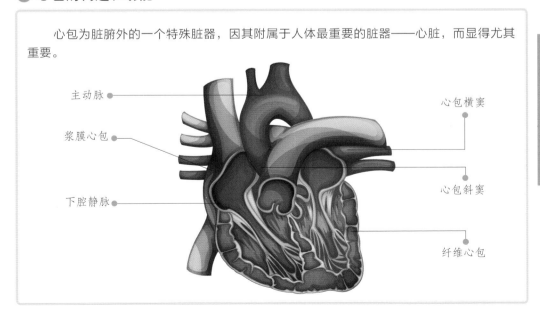

主动脉

浆膜心包

下腔静脉

心包横窦

心包斜窦

纤维心包

循行路线

心主的经脉叫手厥阴心包经，起于胸中，出属心包络，下膈膜，依次联络上、中、下三焦。手厥阴心包经的经筋，起始于手中指端，沿指上行，通过掌后与手太阴经相并行，积聚于肘的内侧，上行臂的内侧而结于腋下，从腋下前后布散挟于胁肋；其支筋，入于腋下，散布胸中，结于贲门。它的一条支脉从胸中横出至胁部，再走行到腋下3寸处，此后再向上循行，抵达腋窝部，然后再沿着上臂的内侧，在手太阴肺经与手少阴心经这两条经脉的中间向下循行，进入肘中，再沿着前臂内侧两筋的中间下行，入于掌中，再沿着中指直达其末端。又一支脉从掌内沿环指直达指尖，与手少阳三焦经相接。

手阙阴心包经的病变

手厥阴心包经是心脏的保护神，能够代心受过，替心承受侵袭。它起始于胸腔，浅出属于心包，通过膈肌，经胸部、上腹和下腹，散络上、中、下三焦。此经穴可主治胸部、心血管系统、神经系统和本经经脉所经过部位的病症。

在《灵枢·经脉》中有关于手厥阴心包经的病候记载："手心热，臂、肘挛急，腋肿；甚则胸胁支满，心中澹澹大动，面赤，目黄，喜笑不休。"

手厥阴心包络经的经气发生异常的变动，就会出现掌心发热、臂肘关节拘挛、腋下肿胀等症状，甚至胸胁胀满、心悸不宁、面赤、眼黄、嬉笑不止等症状。手厥阴心包络经上的腧穴主治脉所发生的疾病，其症状是心中烦躁、心痛、掌心发热。

辨证施治

手厥阴心包经的经筋发病，可见本经筋所循行和积聚的部位掣引、转筋以及胸痛，或成息贲病，出现呼吸迫促、上逆喘息的病状。治疗本病应采用火针疾刺疾出，针刺的次数以病愈为度，以病部的痛点为腧穴。

针灸治疗手厥阴心包经上的腧穴主治脉所发生的疾病。属实的用泻法，属虚的用补法；属热的用速刺法，属寒的用留针法；脉虚陷的用灸法，不实不虚的从本经取治。属于本经经气亢盛的，其寸口脉的脉象要比人迎脉的脉象大1倍；而属于本经经气虚弱的，其寸口脉的脉象反而会比人迎脉的脉象小。

在现实生活中，如果人们觉得精神压力过大，可以通过点拨心包经来帮助减压。具体做法是：找到腋下手臂内侧的一根大筋，用手轻轻拨动它，会感到小指和无名指发麻。这个大筋底下有一个重要的穴位，叫天泉穴。用手掐住它，并且感到手指发麻，就证明拨对位置了。每天晚上临睡觉前拨10遍左右，如此可以排解自己的郁闷，对身体健康非常有益。

内经名言

悲则心系急，肺布叶举，而上焦不通，营卫不散，热气在中，故气消矣。

释文：过度悲哀会使心脉痉挛拘急，肺叶张大抬高，呼吸异常，以至胸腔胀满，气的运行不通畅，营卫之气停留在胸中而不能布散全身，时间长了会转化成热，而损耗气，所以说悲则气消。

　　手厥阴心包经分布于人体胸胁、上肢内侧中部、手掌及中指，循行天池、天泉、曲泽、郄门、间使、内关、大陵、劳宫、中冲共9个穴位。其中有1个穴位在胸前，其余8个穴位则分布在上肢内侧中部及手部。

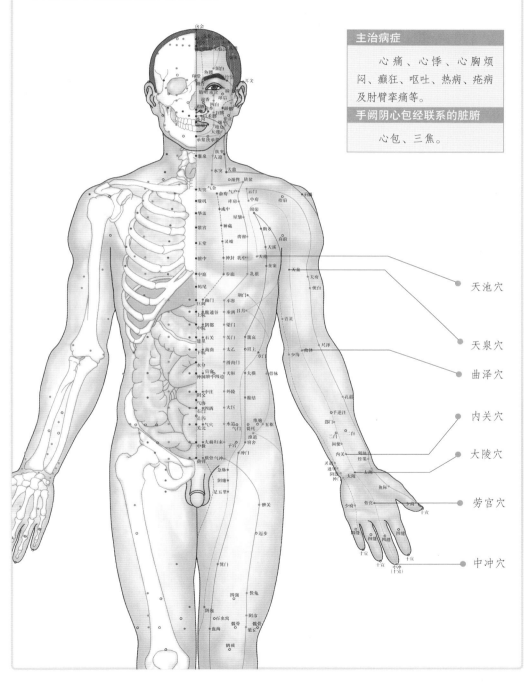

主治病症

　　心痛、心悸、心胸烦闷、癫狂、呕吐、热病、疮病及肘臂挛痛等。

手厥阴心包经联系的脏腑

　　心包、三焦。

● 天池穴

● 天泉穴

● 曲泽穴

● 内关穴

● 大陵穴

● 劳宫穴

● 中冲穴

「生物钟」时段养生

➕ 常敲心包经快乐多

　　手厥阴心包经是人体十二经脉中十分重要的一条经脉，其中有3个特效穴是我们必须了解的，它们分别是：让你全身重新焕发活力的天池穴，能止吐和治疗心痛的内关穴，以及可以清除口臭的大陵穴。

让你全身重新焕发活力的天池穴

　　如果你发现自己很容易疲倦，就要提防心脏问题，这时不妨试着按压天池穴，它能让你重新找到活力。天池穴是心包经上的重要穴位之一，"天池"的意思是指心包外输的高温水气在此处穴位冷凝为地部经水。这个穴位在乳头外侧，乳头为人体体表的高地势处，穴内物质又是心包经的募穴——膻中穴传来的高温水气，到达本穴后散热冷降为地部经水，本穴气血既处高位又为经水。据中国古典医籍《针灸铜人》中记载，此处穴位能够治疗胸膈烦满、头痛、四肢不举、腋下肿、上气、胸中有声、喉中鸣等疾病。

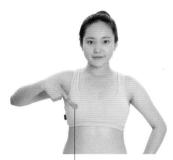

天池穴

　　在人体胸部，第四肋间隙，前正中线旁开5寸，乳头外1寸处。

能止吐和治疗心痛的内关穴

　　《针灸甲乙经》中说，"心澹澹而善惊恐，心悲，内关主之""实则心暴痛，虚则心烦，心惕惕不能动，失智，内关主之"。《针灸大成》中也记载："主手中风热，矢志，心痛，目赤，支满肘挛。实则心暴痛泻之，虚则头强补之。"内关穴对于由于饮食不洁、饮酒过度、呕吐不止，或者想吐又吐不出来等各种原因导致的身体不适，具有良好的疗效。所以，在中医古籍中，还有"吐，可不吐；不吐，可吐"的记载。

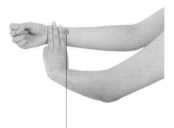

内关穴

　　在前臂掌侧，腕横纹上2寸，掌长肌腱与桡侧腕屈肌腱之间。

可以清除口臭的大陵穴

　　《针灸甲乙经》中记载："热病烦心而汗不止，肘挛腋肿，善笑不止，心中痛，目赤黄，小便如血，欲呕，胸中热，苦不乐，太息，喉痹嗌干，喘逆，身热如火，头痛如破，短气胸痛，大陵主之。"从古典医书对大陵穴的这些详细记述，我们可以知道这个穴位的具体作用。这个穴位甚至还能够治疗口臭。当你被口臭困扰时，不妨每天坚持按一按大陵穴。也许不久之后，口臭的症状就能得到有效改善。

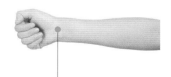

大陵穴

　　在腕掌横纹的中点处，掌长肌腱与桡侧腕屈肌腱之间。

亥时 静心宁神入梦乡

亥时（21～23时），又叫作人定，这是一天十二时辰中的最后一个时辰。亥时手少阳三焦经当令，是三焦的排毒时间。此时，夜已深，人们经过一天的辛勤劳作，应该停止一切活动，适度地行房事，然后进入梦乡。

三焦也称玉海，是中清之腑。它的形状、厚薄、大小，都与膀胱的情况对应。三焦分为上焦、中焦和下焦，上中下三焦同称为孤腑，而经脉的气道卫、络脉的气道荣分别从上、中焦生出。三焦与膀胱共同起作用，是五脏六腑来回的交通要道。

三焦的藏相一直有所争议，一般认为是连接五脏六腑的网膜区域。三焦是五脏六腑的整体，不通则痛，三焦不通则生病。

这段时间最重要的是让自己的情绪平复下来，准备上床就寝。根据个人放松习惯的不同，每个人可以选择最适合自己的方式，如看书、听舒缓的音乐、洗热水澡等。

❧ "焦"字之意

关于"焦"字的含义，历代医家认识不一。有认为"焦"当作"膲"者，为体内脏器，是有形之物；有的认为"焦"字从火，为无形之气，能腐熟水谷之变化；有的认为"焦"字当作"樵"字，樵，槌也，节也，谓人体上、中、下三节段或三个区域。《黄帝内经》首先提出三焦的名称，作为六腑之一，并叙述了三焦的部位和功能。由于《黄帝内经》对三焦某些具体概念的论述不够明确，而且《难经》的二十五难和三十八难又提出了三焦"有名无形"之说，遂导致后世医家争论纷纭。争论的焦点是关于有无实质形态的问题。近年来，有人根据三焦概念应用的广泛性提出"脏腑三焦""部位三焦""经脉三焦""辨证三焦"之说。不论如何，三焦都是关系到人体健康的重要部分。

❧ 亥时通三焦

亥在五行中对应的是"水"，此时手少阳三焦经当令。

中医认为，三焦有运行水谷、通行元气、通调水液的作用。三焦是人体的"大总管"，三焦经是人体健康的"总指挥"，所以保持三焦经的通畅具有极其重要的战略意义。

百病从气生，《黄帝内经》和《难经》中都说三焦主气，它既是人体元气运行的通道，也是体内废气的出口。三焦经打通了，三焦的功能强大了，元气运行顺畅、废气排泄及时，身体哪还有那么多的毛病呢？不管是内分泌失调、消渴、脾胃病、咳喘，还是头痛、头晕、失眠、抑郁症，只要把三焦经打通了，以上很多病症的发病会大大减少。

❧ 内经名言

上焦如雾，中焦如沤，下焦如渎。

释文：上焦的作用是宣化蒸腾，像雾露一样弥漫并灌溉全身；中焦的作用是腐熟运化水谷，像沤渍食物一样使之发生变化；下焦的作用是分别清浊，排泄糟粕，像沟渠排水一样。

手少阳三焦经统属于上、中、下三焦。分布于人体无名指、上肢外侧中部、肩颈及头面部，共循行23个穴位，首穴为关冲，末穴为丝竹空。其中有13个穴位在上肢的外侧，其余10个穴位则分布在侧头、颈和肩部。

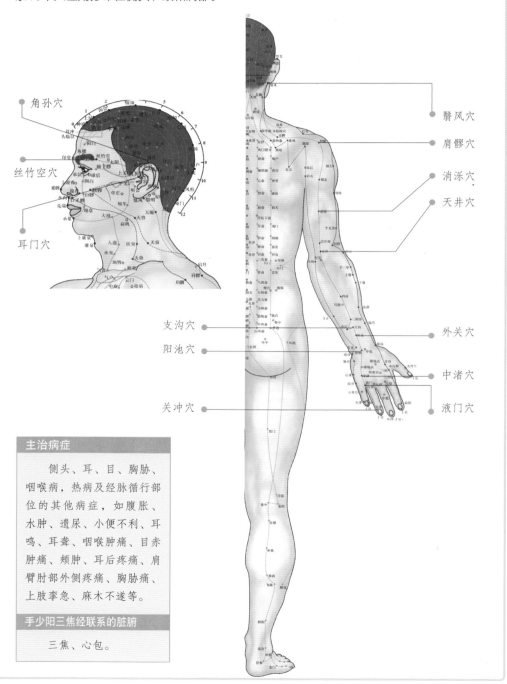

主治病症

侧头、耳、目、胸胁咽喉病，热病及经脉循行部位的其他病症，如腹胀、水肿、遗尿、小便不利、耳鸣、耳聋、咽喉肿痛、目赤肿痛、颊肿、耳后疼痛、肩臂肘部外侧疼痛、胸胁痛、上肢挛急、麻木不遂等。

手少阳三焦经联系的脏腑

三焦、心包。

亥时正值21~23时，此时夜深人静，由手少阳三焦经当令。

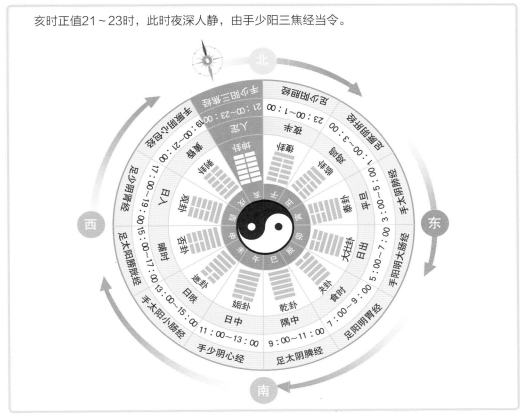

➕ 三焦之争

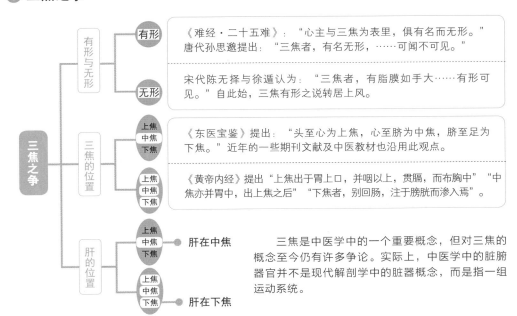

有形与无形	有形	《难经·二十五难》："心主与三焦为表里，俱有名而无形。"唐代孙思邈提出："三焦者，有名无形，……可闻不可见。"	
	无形	宋代陈无择与徐遁认为："三焦者，有脂膜如手大……有形可见。"自此始，三焦有形之说转居上风。	
三焦的位置	上焦 中焦 下焦	《东医宝鉴》提出："头至心为上焦，心至脐为中焦，脐至足为下焦。"近年的一些期刊文献及中医教材也沿用此观点。	
	上焦 中焦 下焦	《黄帝内经》提出"上焦出于胃上口，并咽以上，贯膈，而布胸中""中焦亦并胃中，出上焦之后""下焦者，别回肠，注于膀胱而渗入焉"。	
肝的位置	上焦 中焦 下焦	肝在中焦	三焦是中医学中的一个重要概念，但对三焦的概念至今仍有许多争论。实际上，中医学中的脏腑器官并不是现代解剖学中的脏器概念，而是指一组运动系统。
	上焦 中焦 下焦	肝在下焦	

🕉 循行路线

手少阳三焦经又可称为"耳脉"，是耳朵的忠实守护者。它分布于人体体侧，就像一扇门的门轴，起始于无名指末端的关冲穴，上行小指与无名指中间，沿手背上行腕部，出前臂外侧两骨中间，穿过肘，沿上臂外侧上肩，交出足少阳经的后面，入缺盆，行于两乳之间的膻中，与心包联络，下膈膜，依次联属于上、中、下三焦。它的一条支脉，从胸部的膻中处上行，出于缺盆，并向上走行到颈项，挟耳后，再直上而出于耳上角，并由此环曲下行，绕颊部，而到达眼眶的下方。又一支脉，从耳后进入耳中，复出耳前，过足少阳胆经上关穴的前方，与前一条支脉交会于颊部，由此再上行至外眼角，而与足少阳胆经相接。

🕉 手少阳三焦经的病变

由于外邪侵犯本经的病变有耳聋、喉咙肿、喉痹。手少阳三焦经上的腧穴主治气所发生的疾病，其症状是自汗出，外眼角、面颊、耳后、肩部、上臂、肘部、前臂等部位的外缘处都发生疼痛，无名指不能活动。

🕉 辨证施治

以上病证，属实的就用泻法，属虚的就用补法；属热的就用速刺法，属寒的就用留针法；脉虚陷的就用灸法，不实不虚的从本经取治。属于本经经气亢盛的，其人迎脉的脉象要比寸口脉的脉象大1倍；而属于本经经气虚弱的，其人迎脉的脉象反而会比寸口脉的脉象小。

🕉 坚持足浴睡眠好

古代人对热水洗脚与健康的关系，以及催眠作用亦早有认识。中医认为，"阴气盛则寐，阳气盛则寤"。失眠或睡眠质量不佳的人睡前进行足浴，可促进心肾相交。心肾相交意味着水火相济，对阴阳相合有促进作用。阴阳合抱，睡眠当然就会达到最佳境界。陆游在他82岁时，还坚持睡前用热水泡脚："老人不复事农桑，点数鸡啄亦未忘，洗脚上床真一快，稚孙渐长解烧汤。"

➕ 足浴常识

人体的足部距离心脏相对较远，因此也最容易出现血液循环不畅。通过足浴能促进局部血液循环，获得防病治病的保健功效。实践也证明，"足浴"是一种简便易行、效果可靠的自我保健良方。泡脚时，水温以脚部感到舒适暖和为宜；水量最好淹没脚踝部位；双脚浸泡时间为5～10分钟，为保持水温，可边洗边加热水。同时，用手缓慢而有节奏地按摩双脚，先脚背后脚心，直至发热为止。这样能使局部血管扩张、末梢神经兴奋、血液循环加快、新陈代谢增强。

泡脚时间不宜过长，最多以30分钟为准。

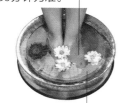

水温以40℃左右最为适宜。

▶ 足浴注意事项

饭后半小时不宜进行足浴，金属类的足浴盆不适宜进行中药泡脚。此外，有严重心脏病、血栓的患者，脑出血未治愈者，有出血性疾病、皮肤病、足部炎症、外伤者，对温度感应迟钝者，以及孕妇和小孩，均不宜足浴。

➕ 足底反射区

脚底不同部位与脏腑有一定的对应关系，了解这些对应关系并经常按摩脚底，对脏腑的保健有很好的效果。

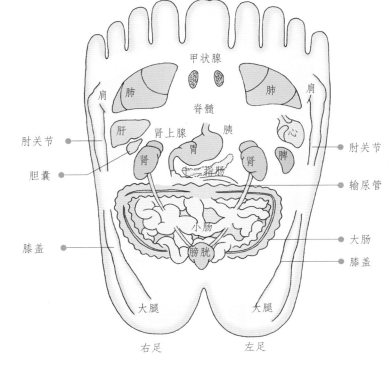

➕ 足内侧反射区

人体各器官和部位在足部都有相对应的区域，可以反映出相应脏腑器官的生理病理信息，这就是所谓的"足部反射区"。运用按摩手法刺激这些反射区，可以调节人体各部分的机能，获得防病治病、自我保健的效果。

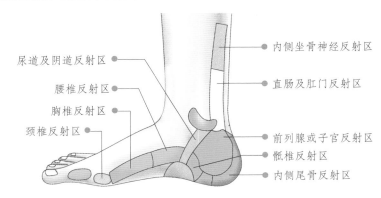

➕ 手少阳三焦经的特效穴按摩

手少阳三焦经上常用的穴位共有23个，主要可用来治疗与"气"方面相关的病症，其中有3个特效穴位是我们应该有所了解的。它们分别是：对女性更年期症状具有调节作用的关冲穴，可以摆脱便秘痛苦的支沟穴，以及可以治疗耳部疾病的耳门穴。

调整身体内分泌的关冲穴

《针灸大辞典》中云："手少阳经承接手厥阴之经气，失会于无名指外侧端，即本穴所居处，故本穴可谓手少阳经之关界、要冲，故名。"关冲穴不仅能治疗各种头面部疾病，而且对中年女性的更年期症状还具有调节作用。女性平均从40岁左右开始，就会逐渐开始生理性退化，体内雌激素分泌逐渐减少，并出现多种更年期症状，如胸闷不适、烦躁不安、抑郁、失眠等。每天坚持按按关冲穴，能够帮助缓解这些更年期症状。此外，关冲穴也可用于治疗头痛、咽喉肿痛、热病等。

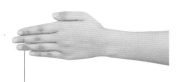

关冲穴

在手无名指末节尺侧，距指甲角0.1寸处。

摆脱便秘痛苦找支沟穴

便秘是生活在城市中大多数人的烦恼，其根本原因多数是由个人生活习惯不好而导致的，如有的人爱吃大鱼大肉，却又缺乏锻炼等，于是体态变得越发臃肿，并导致大便秘结。便秘让人痛苦不堪，而老年人排便更加困难，拼命用力排便时还容易诱发心肌梗死和脑卒中。要解除便秘的烦恼，除了要养成良好的生活习惯、注意调整饮食，也可以经常按摩支沟穴，这样可以帮助刺激肠胃蠕动，消除便秘。抬臂翻掌，掌心向下，另一侧手四指并拢按于前臂腕部，小指贴住腕背横纹，则食指外侧与阳池穴、肘尖之间连线的交点处即是支沟穴。

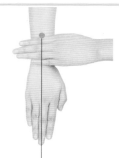

支沟穴

在前臂背侧，阳池和肘尖的连线上，腕背横纹上3寸，尺骨与桡骨之间。

治疗耳疾的耳门穴

俗话说"穴当耳前，犹如门户"，此穴位名出自《针灸甲乙经》。作为耳部要穴，这个穴位能够治疗诸多的耳部疾患。据中国古典医书记载，此穴位可以医治耳鸣、耳聋、眩晕、牙痛、口噤、唇吻强急、头颌痛、腰痛。现代中医临床还利用这个穴位医治中耳炎、颞颌关节功能紊乱症、梅里埃病等。如果出现耳鸣、重听、无所听闻等状况，按摩这个穴位，能够使症状得到缓解。在头部侧面，耳朵的前侧，耳珠上方稍前的缺口陷中，张口时有凹陷处即是耳门穴。

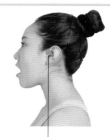

耳门穴

在面部，耳屏上切迹的前方，下颌骨髁状突后缘，张口有凹陷处。

子时 早睡利胆勿熬夜

子时（23时～凌晨1时），是十二时辰的第一个时辰，又叫作夜半，是指天黑到天亮这一自然现象变化的中间时段。而这一中间时段，恰好是一天中最黑暗的时候，同时也是一天中阳气开始生发的时候。子时是足少阳胆经当令，是胆经的排毒时间。

子时气血流注于胆经，胆经最旺。《内经》"凡十一藏取决于胆"即脏腑功能都取决于胆气能否生发。子时阳气初生，阳气开始升发的时候，也是发动万物滋生之时，强调的是通过收藏来孕育生机，这种阳气是维持人体健康不可缺少的力量。此时，通过睡眠保养这点生机才可达到收藏的效果，补充身体的能量，有养阴培元之效。"子"在月份中又代表十一月，强调的是用冬天的收藏来养生机。

❧ 养胆经的方法

如何养胆经呢？最重要的有两点：一是忌夜宵，你要想一夜不舒服，就在这个时候吃夜宵；二是忌熬夜，23时前务必入睡，养生讲求睡子午觉，此时便是"子觉"时间。如果这段时间不能入睡，那么第二天胆汁分泌就少，消化代谢就容易出问题。就算难以保证23时前睡觉，至少一周要有3天能够做到早睡。这段时间不睡觉，皮肤就会暗沉粗糙、缺少光泽，头脑发沉，没有精神。时间一长，身体肯定要出毛病。

❧ 中精之府

胆，原作瞻，《说文·肉部》说："瞻，连肝之腑，从肉詹声。"胆在右胁之内，附于肝之短叶间，其形若悬瓠，呈囊状，现代称之为"胆囊"。胆内贮藏胆汁，是一种味苦而呈黄绿色的"精汁"，亦称"清汁"。

胆的生理功能是贮藏并排泄胆汁和主决断。胆贮藏、排泄胆汁，其与小肠的消化吸收功能有关，参与六腑的"传化物"，故胆为六腑之一。但胆不容纳水谷、传化浊物，与其他腑又不同；胆贮藏胆汁为精汁，故胆又属奇恒之腑。《灵枢·本输》说："胆者，中精之府。"《难经·四十二难》说："胆内'盛精汁三合'。"是言胆有贮存胆汁的功能；胆主决断，《素问·灵兰秘典论》说："胆者，中正之官，决断出焉。"所谓中正，即处事不偏不倚，刚正果断之意。胆主决断，是指胆有判断事物、做出决定措施的功能。当人遭遇某些精神刺激（如惊恐）时，胆有助于防御和消除不良影响，确保气血的正常运行，使脏器之间彼此协调。

▶ 脏腑之论

除了"五脏六腑"，中医还有"奇恒之腑"与"传化之腑"的说法，其中脑、髓、骨、脉、胆、胞宫以蓄藏阴精为特性，如同大地承载万物一样，宜蓄藏而不妄泻，名为"奇恒之腑"；胃、大肠、小肠、三焦、膀胱像天体一样运转不息，所以泻而不藏，以传导排泄为特性，故名为"传化之腑"。

提高睡眠质量

中医名著《养生三要》里说："安寝乃人生最乐。古人有言，不觅仙方觅睡方……睡足而起，神清气爽，真不啻无际真人。"可见，优质的睡眠对人体来说有着十分重要的特殊意义。

子时阳气开始生发，这种初生的阳气是维持整个人体生命活动不断进行并欣欣向荣不可缺少的力量，此时胆经当令，入睡是对胆经最好的照顾。子时是一天最黑暗的时候。《灵枢·营卫生会》中说："人体的精气是由水谷产生的，水谷进入胃中，经过脾的消化吸收，化生为水谷精气并向上传至肺，再借肺气的输布功能传送到全身百脉，从而五脏六腑都可接受水谷精气。其水谷精气中，轻清而富于营养作用的是营气，重浊而剽悍的是卫气。"

营气在经脉之中循行，卫气则在经脉之外运行，营卫二气无休止地在全身循行运转，一昼夜在人体内各运行50周次，然后汇合1次。由此，阴经阳经互相贯通，交替循环运转，没有终止。

卫气在夜间循行于内脏25周次，在白天循行于阳经也是25周次，以此划分出昼夜。因而气循行到阳经时，人便醒来开始活动；夜间气循行于内脏时，人体就进入睡眠状态。所以，白天的时候，卫气都从内脏运转到了阳经；到了中午，阳经的卫气最盛，称为"重阳"；夜晚时，卫气都从阳经转运到了内脏；夜半时内脏的卫气最盛，而称为"重阴"。

营气周流十二经，昼夜各25周次，卫气在白天循行于阳经，在夜间循行于阴经，也是各25周次，营卫二气各循行50周次，划分昼夜各为一半。夜半阴气最盛为"阴陇"，夜半过后则阴气渐渐衰退，等到黎明的时候阴气已衰尽，而阳气渐盛。中午阳气最盛为"阳陇"，夕阳西下之时则阳气渐渐衰退，到黄昏的时候阳气已衰尽，而阴气渐盛。半夜的时候，营气和卫气都在阴分运行，是二者相互汇合的时候，这时人们都已经入睡了，营卫二气在半夜会合。就是这样循环不息，如同天地日月运转一样有规律。因此，子时睡眠效果最好，可以起到事半功倍的作用。

🥛 健康饮品推荐

木瓜香蕉鲜奶

材料：木瓜300克，香蕉2个，鲜奶1杯。
做法：木瓜去皮、去瓤后洗净，切块；香蕉剥皮后切块；然后把木瓜块、香蕉块和鲜奶放入搅拌机中搅拌即可。
功效：木瓜润肺止咳、消暑解热，香蕉止烦渴、填精髓、解酒毒，此饮具有一定的镇静作用，有助于改善睡眠。

香蕉的营养成分：
能量：93kcal
碳水化合物：22g
膳食纤维：1.2g
钾：256mg

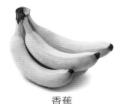
香蕉

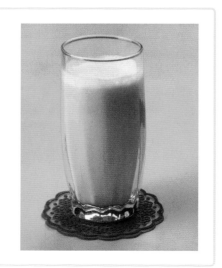

⏰ 子时胆经当令

子时正值23时~凌晨1时，为一天中最阴暗的时段，由足少阳胆经当令。

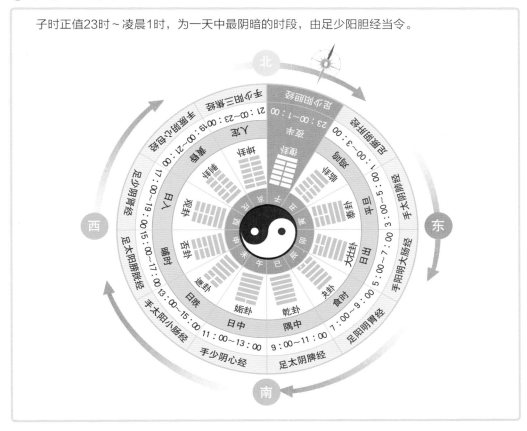

➕ 营卫气血循行对睡眠质量的影响

营卫二气在体内不断循环，白天循行于阳经，夜晚循行于阴经，人才能正常作息。如果营卫二气失常，人的睡眠就会受到影响。

中午

阳陇

营卫二气在体内不断循环，一昼夜循行50个周次，划分昼夜各半。

卫气在夜间循行于阴经25周次。

阴陇

中午

卫气在白天循行于阳经25周次。

年轻人气血旺盛，气道通畅，营卫之气运行通畅，所以白天精力充沛，夜晚能呼呼大睡。

老人气血衰弱，气道不通畅，营气衰少，卫气内扰，所以白天的精力不充沛，夜晚也难以熟睡。

循行路线

胆的经脉叫足少阳胆经，起于外眼角，上行到额角，再折向下转至耳后，沿着颈部，行于手少阳经的前面，到达肩上，再交叉行至手少阳经的后面，入于缺盆。它的一条支脉，从耳后进入耳中，再出行至耳的前方，到达外眼角的后方。又一支脉，从外眼角处分出，下走大迎穴，会合手少阳经至眼眶下方，再下行经颊车，于颈部与本经前入缺盆之脉相合，然后向下进入胸中，穿过膈膜，与本经互为表里的肝脏相联络，联属于胆腑，再沿胁内下行，经小腹两侧的气街，绕阴毛处，横行进入环跳穴。其直行的经脉，从缺盆部下行至腋部，再沿着胸部经过季胁，与前一支脉会合于环跳穴所在的部位，再向下沿着大腿的外侧到达膝外侧后，下行经腓骨前方，直至外踝上方之腓骨末端的凹陷处，再向下出于外踝的前方，沿着足背进入足第四趾的外侧端。又一支脉，从足背分出，沿第一、第二跖骨之间，行至足大趾末端，又返回穿过爪甲，出爪甲后的三毛（大敦）与足厥阴肝经相接。

足少阳胆经的病变

足少阳胆经主治的病症多与"骨"方面相关，当本经发生异常时，多会出现口苦、面颊灰暗、常叹气、关节酸痛。本经腧穴可主治头面五官病、神志病、热病，肝胆病及本经脉所经过部位的病症。

辨证施治

以上病证，属实的就用泻法，属虚的就用补法；属热的就用速刺法，属寒的就用留针法；脉虚陷的就用灸法，不实不虚的从本经取治。属于本经经气亢盛的，其人迎脉的脉象要比寸口脉的脉象大1倍；而属于本经经气虚弱的，其人迎脉的脉象反而会比寸口脉的脉象小。

熬夜补养总动员

在现实生活中，很多人自觉或不自觉都有熬夜的现象，如工作加班、复习功课、失眠、看电视等。虽然人们也都很清楚这种熬夜习惯不利于身体的健康，但总是在不经意间跨过睡眠时间的红线，那么就应尽量去降低熬夜可能给身体带来的损害。

因为熬夜会消耗掉人体内大量的元气，所以需及时加以补充。人们可在熬夜之前吃一点温热的、易于消化的食物，同时注意随时喝水，以热饮为宜。有些人习惯在熬夜时喝大量的咖啡或茶类饮品，以提神醒脑，却不知这样也会消耗掉体内大量的B族维生素，因此有上述习惯的人平日里应格外注意对B族维生素的补充。

夜晚光线昏暗，长时间熬夜也会导致眼部疲劳。维生素A和B族维生素都对缓解视疲劳、预防视力减弱有一定的效果。

▶ 熬夜补养须知

饮食上可适当多吃新鲜、清淡的蔬果类食物，特别是一些鲜榨的果汁，富含多种维生素，可作为熬夜时身体的最佳补充。如胡萝卜、苹果、香蕉、橙子、猕猴桃、葡萄、柚子、柠檬等，可以根据个人的喜好、口味来具体选择。

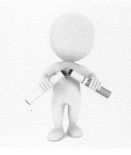

烟草中含有尼古丁、焦油等有害物质，易引发动脉硬化和癌症，应尽力戒除。

足少阳胆经分布于人体头侧面、胸腹侧面、下肢外侧中部及第四趾，循行44个穴位，首穴为瞳子髎，末穴为足窍阴。其中有15个穴位在外侧面，8个穴位在髋部、胸腹侧部，其余21个穴位则分布在头面、项及肩部。

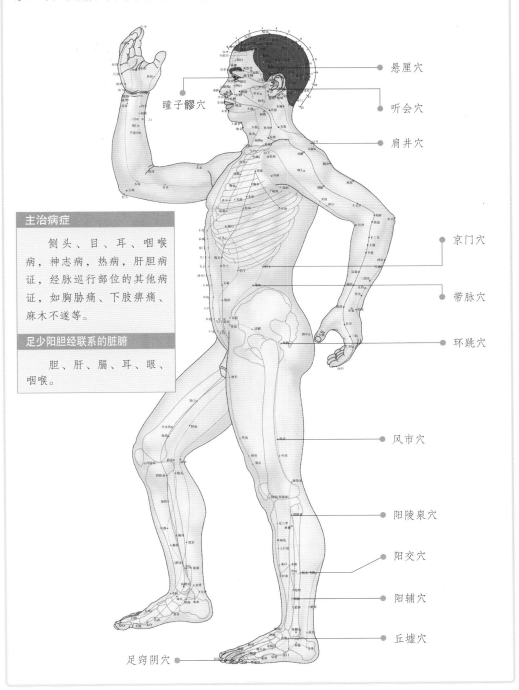

瞳子髎穴

悬厘穴

听会穴

肩井穴

京门穴

带脉穴

环跳穴

风市穴

阳陵泉穴

阳交穴

阳辅穴

丘墟穴

足窍阴穴

主治病症

侧头、目、耳、咽喉病，神志病，热病，肝胆病证，经脉巡行部位的其他病证，如胸胁痛、下肢痹痛、麻木不遂等。

足少阳胆经联系的脏腑

胆、肝、膈、耳、眼、咽喉。

生物钟「时段养生

➕ 足少阳胆经的特效穴按摩

足少阳胆经是现在很热门的一条经脉，它的循行路线最长，沿着经络循行刺激能够改善气血的运行。其中，有3个特效穴值得我们着重了解，它们分别是：清热醒脑的风池穴，疏肝利胆、舒筋健膝的阳陵泉穴，以及止痛、定咳、顺气的足窍阴穴。

清热醒脑的风池穴

风池穴最早见于《灵枢·热病》篇，"风为阳邪，其性轻扬，头顶之上，唯风可到，风池穴在颞颥后发际陷者中，手少阳、阳维之会，主中风偏枯，少阳头痛，乃风邪蓄积之所，故名风池"；《素问·气府论》王冰注："在耳后陷者中，按之引于耳中。"据古代医典记述，这个穴位能够治疗头痛、眩晕、热病汗不出、卒中不语、瘿气、颈项强痛、目不明、目赤痛、耳病、四肢痉挛不收等疾病。每天坚持按揉风池穴，可用于预防感冒；在有流鼻涕、打喷嚏等感冒症状时，按揉此穴也有助于缓解症状。

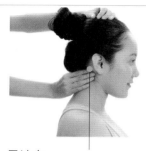

风池穴

在项部，当枕骨之下，胸锁乳突肌与斜方肌上端之间的凹陷处。

舒筋健膝的阳陵泉穴

阳陵泉穴是传统中医针灸经络的八大会穴之一，有"筋会阳陵"之说。由于胆属阳经，膝外侧属阳，腓骨小头似陵，陵前下方凹陷处经气象流水入合深似泉，故而得名。长期筋骨僵硬、酸痛，容易抽筋的人，只要平时多多按压这个穴位，就能得到改善。这个穴位对胁下痛胀、吐逆、喉鸣、诸风、头痛、眩晕、遗尿、筋脉挛急、筋痛、膝伸不得屈、半身不遂、膝肿麻木等病症都有良好的医治效果。

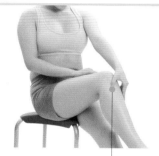

阳陵泉穴

在小腿外侧，当腓骨头前下方的凹陷处。

止痛、定咳、顺气的足窍阴穴

在古代医书中，据记载此穴能够治疗胁痛不得息、咳而汗出、手足厥冷、烦热、头痛、喉痹、耳聋、耳鸣、痛疽、梦魇、肘臂不举等病症。关于这个穴位的位置，据《灵枢·本输》云："足小指次指之端也。"在生气或疲累时，乳房下肋部位会感到疼痛，且咳嗽不断，严重时，甚至有气都接不上的感觉。此时，手足烦热，却又出不了汗，同时还有头痛、心烦等症状。在这种情况下，可以按摩足窍阴穴，能帮助止痛、定喘、顺气。

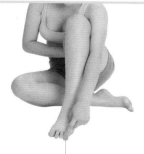

足窍阴穴

在第四趾末节外侧，距趾甲角0.1寸。

丑时 熟睡养肝气血畅

丑时（凌晨1~3时），又叫作鸡鸣，是十二时辰中的第二个时辰，以地支来命名为丑时，与四更、四鼓和丁夜相对应。丑时是足厥阴肝经当令，阳气已经生发起来，为足厥阴肝经的排毒时间。此时最重要的养生方法便是"熟睡"。

✎ 熟睡的好处

肝具有解毒功能，如何给肝创造一个良好的工作环境呢？我们需要做的只有一点，那就是在丑时一定要熟睡。只要熟睡即可，不需要花费一分钱，就可以养肝护胆、健康排毒。中医认为"人卧则血归于肝"，所以，在睡眠状态下，最利于肝进行解毒和新陈代谢的工作。而很多人属于"夜猫子"，午夜一过就开始兴奋，这种人一般免疫力差，情绪容易激动，性情抑郁沉闷，而且失眠多梦，面色青灰，脾气急躁，脸色晦暗长斑，甚至胸胁隐痛。丑时睡不好觉，错过了机体造血的最佳时段，也容易造成贫血。

✎ 肝主藏血

肝有贮藏血液和调节血量的功能。当人体在休息或情绪稳定时，机体的需血量减少，大量血液贮藏于肝；当劳动或情绪激动时，机体的需血量增加，肝就排出其所储藏的血液，以供应机体活动的需要。如肝藏血的功能出现异常，则会引起血虚的病变；若肝血不足，不能濡养于目，则两目干涩昏花，或转为夜盲。

✎ 肝主疏泄

肝主疏泄，指肝气具有升发、疏通、畅泄的功能。古人在五行中将其归属于木，故《素问·灵兰秘典论》说"肝者，将军之官，谋虑出焉"；《素问·六节脏象论》说："肝者，罢极之本，魂之居也。"气是血液运行的动力，气行则血行，气滞则血瘀。若肝失疏泄，气滞血瘀，则可见胸胁刺痛，甚至症积、肿块，女子还可出现经行不畅、痛经等。而养肝护肝的最好方式就是保证睡眠，成年人以在晚上11时之前入睡为宜，这样就能在凌晨1~3时顺利进入熟睡状态。

🍹 **健康饮品推荐**

苹莓果菜汁

材料：苹果80克，草莓20克，番茄50克，生菜50克。

做法：苹果、番茄洗净后切块，草莓洗干净后去蒂，生菜洗净之后撕成小块；然后将所有食材放入榨汁机中榨成汁即可。

功效：生菜嫩茎中的白色乳汁有安神功效，本品可促进消化、润肺止咳、养颜排毒和保证睡眠。

草莓的营养成分（每100克）：

能量：32kcal	维生素C：47mg
碳水化合物：7.1g	铁：1.8mg

草莓

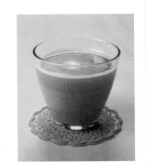

足厥阴肝经循行路线不长，穴位不多，但是它的作用一点也不小，可以说是护身卫体的大将军。在《灵枢·经脉》中有关此经的病症记载："腰痛不可以俯仰，丈夫㿉疝，妇人少腹肿，甚则嗌干，面尘脱色。"主治胸胁痛、遗精、月经不调等病症。

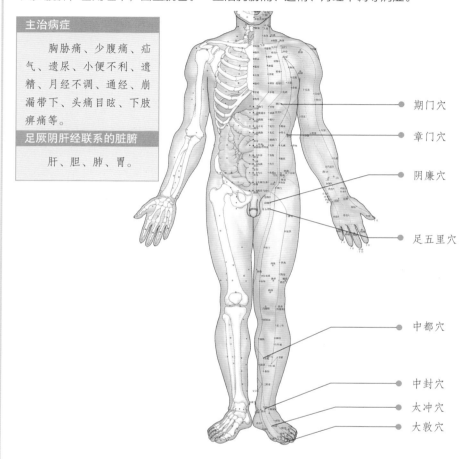

主治病症

胸胁痛、少腹痛、疝气、遗尿、小便不利、遗精、月经不调、通经、崩漏带下、头痛目眩、下肢痹痛等。

足厥阴肝经联系的脏腑

肝、胆、肺、胃。

期门穴
章门穴
阴廉穴
足五里穴
中都穴
中封穴
太冲穴
大敦穴

穴位主治

穴位	主治	穴位	主治
大敦	主治疝气、遗尿、癃闭、月经不调、崩漏、阴挺、癫狂痫	中都	主治胁痛、下肢痿痹、疝气、痛经、崩漏、恶露不尽
行间	主治中风、癫痫、头痛、目眩、胸胁满痛、月经不调	曲泉	主治膝股肿痛、下肢痿痹、小腹痛、痛经、带下、阴痒、遗精、阳痿
太冲	主治胁痛、下肢痿痹、头痛、眩晕、癫狂痫、月经不调、遗尿	阴廉	主治股内侧痛、下肢挛急、月经不调、赤白带下、小腹痛
中封	主治下肢痿痹、足踝肿痛、腹痛、疝气、遗精	足五里	主治小腹胀痛、小便不通、带下异常、阴挺、睾丸肿痛、遗尿

◑ 丑时肝经当令

丑时正值凌晨1～3时，鸡刚啼叫过头遍，由足厥阴肝经当令。

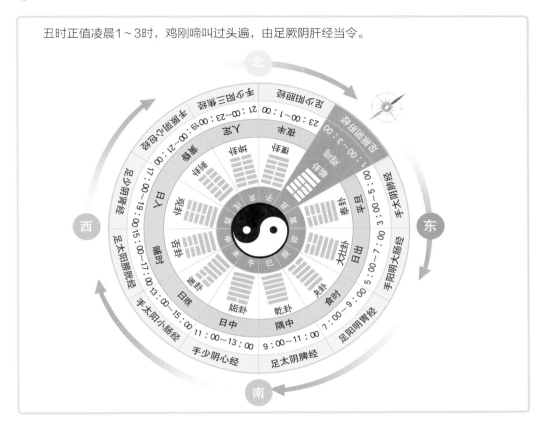

➕ 肝的构造和功能

肝脏位于人体上腹部，横膈之下，是人体中最大的腺体，也是最大的实质性脏器。肝的左右径约25.8厘米，前后径约15.2厘米，上下径约5.8厘米。肝脏的主要功能是贮藏血液和疏泄气机。肝与胆本身直接相连，又互为表里。

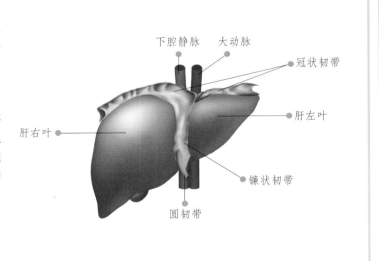

循行路线

肝的经脉叫足厥阴肝经，起于足大趾爪甲后丛毛处，沿足背上缘行至内踝前一寸，再至踝上八寸，交出于足太阴脾经的后面，上走腘内缘，沿大腿内侧入阴毛中，左右交叉，环绕阴器，向上抵小腹，挟行于胃的两旁，联属肝脏，络于与本经相表里的胆腑，向上穿过膈膜，散布于胁肋，再沿喉咙后面，绕到面部至喉咙的上窍，连目系，出额部，与督脉相会于头顶的百会穴。它的一条支脉，从眼球联络于脑的脉络处别行而出，向下行至颊部的里面，再环绕口唇的内侧。又一支脉，从肝别出穿膈膜，注于肺中，与手太阴肺经相接。

足阙阴肝经的病变

足厥阴肝经之经气发生异常的变动，就会出现腰部作痛以致不能前后俯仰，男子患疝病，女子小腹肿胀。病情严重时，还会出现喉咙干燥、面部暗无光泽等症状。

辨证施治

这些病证，属实的就用泻法，属虚的就用补法；属热的就用速刺法，属寒的就用留针法；脉虚陷的就用灸法，不实不虚的从本经取治。属于本经经气亢盛的，其寸口脉的脉象要比人迎脉的脉象大1倍；而属于本经经气虚弱的，其寸口脉的脉象反而会比人迎脉的脉象小。

梦境与身体健康的关系

邪气由外界侵入人体，有时没有固定的侵犯部位，而淫溢于内脏，与营气、卫气一起流动运行，使人睡卧不宁而多梦。如果邪气侵犯六腑，就会使在外的阳气过盛而在内的阴气不足；如果邪气侵犯五脏，就会使在内的阴气过盛，而在外的阳气不足。

如果阴气偏盛，就会梦见渡涉大水而感到恐惧不安；如果阳气偏盛，就会梦见大火而感到灼热难忍；如果阴气和阳气都亢盛，就会梦见相互杀戮；人体上部邪气偏盛，就会梦见身体向上飞腾；下部邪气偏盛，就会梦见身体向下坠堕；饥饿的时候，就会梦见向别人索取东西；饱食的时候，就会梦见给予别人东西；肝气偏盛，就会有发怒的梦境；肺气偏盛，就会有恐惧、哭泣和飞扬腾越的梦境；心气偏盛，就会有嬉笑、恐惧和畏怯的梦境；脾气偏盛，就会有歌唱、娱乐或身体沉重难举的梦境；肾气偏盛，就会有腰脊分离而不相连接的梦境。

➕ 梦境暗示健康状况速查

梦境	健康状况	梦境	健康状况
发大水	阴气偏盛	大火焚烧	阳气偏盛
飞行	上部邪气旺盛	坠落	下部邪气旺盛
给别人东西吃	过食	拿别人的东西吃	饥饿
斗殴杀戮	阴阳俱盛	发怒	肝火旺盛
哭泣	肺气旺盛	嬉笑	心气偏盛
歌唱	脾气偏盛	腰脊分离而不相连接	肾气偏盛
很多人聚集在一起	腹部多短虫	相互斗殴致伤	腹部多长虫

眼睛中的健康提示

《灵枢·大惑论》曰："五脏六腑之精气，皆上注于目而为之精。"目与五脏六腑、经络筋骨、精神气血有着密切的联系，脏腑的变化和疾病的发生也会在眼睛上表现出来，人们可以通过观察眼睛的变化来了解自身的健康状况。

左眼

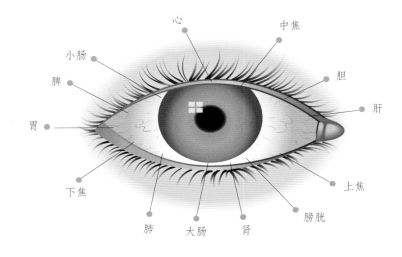

右眼

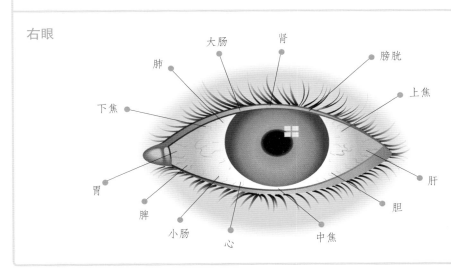

▶ 眼为五脏六腑之部

据《黄帝内经》所述，肝属风主筋，所以黑睛称为"风轮"，属肝与胆。心主血脉，所以内外眦的血络称为"血轮"，属心与小肠。脾主肌肉，所以眼睑称为"肉轮"，属脾与胃。肺主气，其色白，所以白睛称为"气轮"，属肺与大肠。肾属水，主骨生髓，所以瞳子称为"水轮"，属肾与膀胱。

⊕ 足厥阴肝经的特效穴按摩

足厥阴肝经循行路线上的常用穴位不多，其中有3个特效穴是我们需要了解的，它们分别是：具有疏肝、理血和清神作用的大敦穴，具有行气提神、通利水道作用的足五里穴，以及具有泻热疏肝作用的中封穴。

治疗小腹疼痛的大敦穴

据中医古籍记载，大敦穴对治疗昏厥、腹胀、小便难、遗尿、遗精、癫狂、小儿惊风、手足拘急、足肿等疾患有着良好的效果。《灵枢·本输》中说这个穴位在"足大趾之端及三毛之中也"；《针灸甲乙经》云"去爪甲如韭叶及三毛中"；《针经摘英集》云"在足大趾外侧端"。如果女性遇到由于疝气引起的阴挺肿痛，或者男子出现阴囊小腹疼痛，此时，只要按压这个穴位，就有很好的止痛、调理和医治效果。此外，大敦穴也常被视为镇静及恢复神智的要穴。

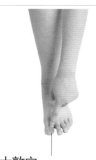

大敦穴

在足大趾末节的外侧，距趾甲角0.1寸处。

通利水道的足五里穴

此穴位名出自《针灸甲乙经》，原名"五里"，《针灸甲乙经》云："在阴廉下，去气冲三寸，阴股中动脉。"这个穴位也是人体的重要穴位，它既能够治疗阴囊湿疹、睾丸肿痛等生殖系统疾病，也能够治疗尿潴留、遗尿等泌尿系统疾病；还能治疗股内侧疼痛、少腹胀满疼痛、倦怠、胸闷气短等症状。如有小便不通畅、阴部湿痒、浑身倦怠无力的情况，按摩这个穴位，能够使病情得到缓解，具有固化脾土、除湿降浊的功效。此外，足五里也可用于治疗胸胁痛、遗精、月经不调。

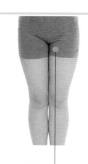

足五里穴

在大腿内侧，气冲直下3寸，耻骨结节下方，长收肌外缘处。

男科疾病找中封穴

据《针灸甲乙经》记载："身黄时有微热，不嗜食，膝内踝前痛，少气，身体重，中封主之。"《医宗金鉴》云："主治梦泄遗精，阴缩、五淋、不得尿、鼓胀、瘿气。"《圣济总录》中说："中封二穴，金也，在足内踝前一寸，仰足取之陷中，伸足乃得之，足厥阴脉之所行也，为经，治疝，色苍苍振寒，少腹肿，食快快绕脐痛，足逆冷不嗜食，身体不仁，寒疝引腰中痛，或身微热，针入四分，留七呼，可灸三壮。"可见，这个穴位能够有效医治各种男科疾病。临床上多用来治疗疝气、阴茎痛、遗精、腰痛、足冷、内踝肿痛。

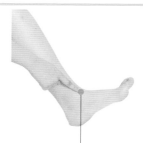

中封穴

在足背侧，足内踝前，胫骨前肌腱的内侧凹陷处。

寅时 深度睡眠精力足

寅时（凌晨3~5时），又叫作平旦，即太阳露出地平线之前，天刚蒙蒙亮的这段时间，也就是我们常说的黎明。寅时是手太阴肺经当令，气血由静而动开始转化，是肺经的排毒时间，最好的保养方式就是保持深度睡眠，以促进精力、体力的恢复。

寅时，肺经会把经过肝脏新陈代谢后的血液运送到全身，让人精力充沛，因此这时最重要的便是深度睡眠。此时肺经运行，所以患有哮喘、气喘的人，在这段时间咳得最厉害，很难睡好。咳嗽属于肺系统的正常排毒反映，很多人出现咳嗽，便赶忙服用止咳药，表面上看，似乎咳嗽有所缓解，实际上不利于痰液的排出。

❧ 相搏之官

手太阴肺经与手阳明大肠经相互络属于肺与大肠，故肺与大肠互为表里。《素问·五脏生成》曰："诸气者，皆属于肺。"说明肺可以辅佐心脏调节气血的运行。《素问·灵兰秘典论》曰："肺者，相搏之官，治节出焉。"肺主宣发肃降，通调水道，外合皮毛。《素问·经脉别论》曰："脾气散精，上归于肺，通调水道，下输膀胱。经气归于肺，肺朝百脉，输精于皮毛。"

❧ 手太阴肺经的病变

肺气过盛，面色枯槁，胸背和四肢都会感到疼痛，而引发上呼吸道感染，严重时引发慢性哮喘和肺气肿。如果肺阴气重、阳气弱，人的身体就会变得黝黑、虚弱、怕冷、易感劳累、情绪忧伤等。

➕ 鼻为肺之窍

《素问·金匮真言论》中说："开窍于鼻，藏精于肺。"肺主鼻，鼻为肺之窍；肺接气道通于鼻，肺气充满则能与鼻共司呼吸，助发音，知香臭。

中医学认为，鼻是体表的一个器官，与人体五脏六腑有着密切的生理和病理关系。主要表现在它与肺、脾、胆、肾、心等脏腑关系特别密切。所以，诊断疾病时常通过观察鼻部周围颜色的变化来辅助判断人体的健康状况。

鼻部肺区：分布在两眉内侧端连线的中点。

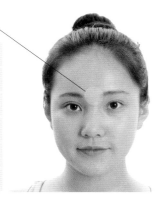

	色泽	征象
鼻色与征象	青	鼻色青黄，多为肝病；鼻头色青，主腹痛
	黄	黄黑枯槁，主脾火津涸；鼻头黄，内有湿热
	赤	鼻头色赤，主肺脾二经有热，或主风病
	白	色淡白，主肺病；色皎白，为气虚、血虚
	黑	色灰黑，为血虚、血瘀；黑而枯燥，为房劳

⊕ 手太阴肺经穴位图

　　手太阴肺经分布于人体胸前、上肢内侧前缘及拇指桡侧，循行11个穴位，首穴为中府，末穴为少商。其中有2个穴位在胸前外上部，其余9个穴位则分布在上肢掌面桡侧。这是一条与呼吸系统密切相关的经络，它也关系到胃和大肠的健康。

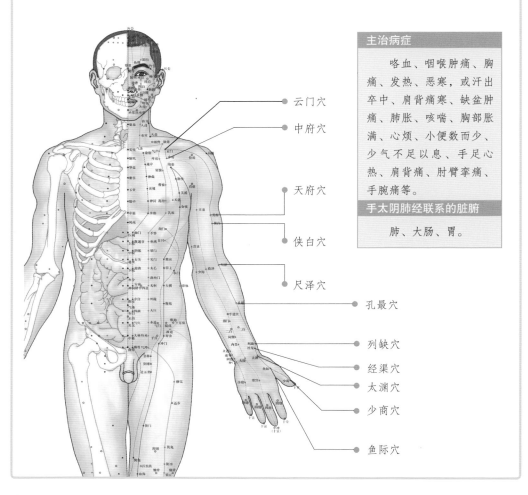

云门穴
中府穴
天府穴
侠白穴
尺泽穴
孔最穴
列缺穴
经渠穴
太渊穴
少商穴
鱼际穴

主治病症

　　咯血、咽喉肿痛、胸痛、发热、恶寒，或汗出卒中、肩背痛寒、缺盆肿痛、肺胀、咳喘、胸部胀满、心烦、小便数而少、少气不足以息、手足心热、肩背痛、肘臂挛痛、手腕痛等。

手太阴肺经联系的脏腑

　　肺、大肠、胃。

⊕ 循行路线

　　肺的经脉叫作手太阴肺经，起始于中焦胃脘部，向下行，联属于与本经相表里的脏腑——大肠腑，然后自大肠返回，循行环绕胃的上口，向上穿过横膈膜，联属于本经所属的脏腑——肺脏，再从气管横走并由腋窝部出于体表，沿着上臂的内侧，在手少阴心经与手厥阴心包经的前面下行，至肘部内侧，再沿着前臂的内侧、桡骨的下缘，入寸口动脉处，前行至鱼部，沿手鱼部边缘，出大拇指尖端。另有一条支脉，从手腕后方分出，沿着食指桡侧直行至食指的前端，与手阳明大肠经相接。

🕐 寅时肺经当令

寅时正值凌晨3～5时，晨光初现，昼夜交替之际，由手太阴肺经当令。

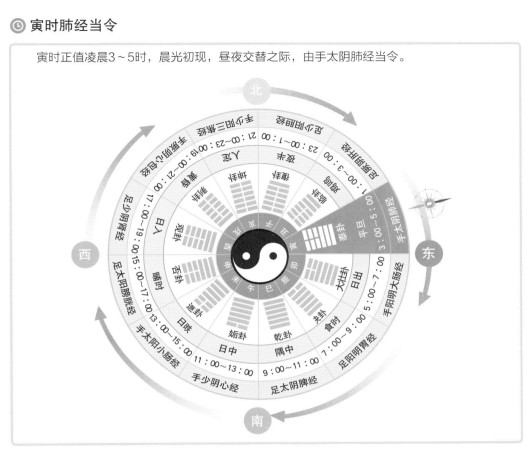

➕ 肺的结构和功能

肺位于胸中，上通喉咙，左右各一，在人体脏腑中位置最高。肺为魄之处、气之主，是人体气体交换的地方，又因肺叶娇嫩，不耐寒热，易被邪气侵，故又称"娇脏"。

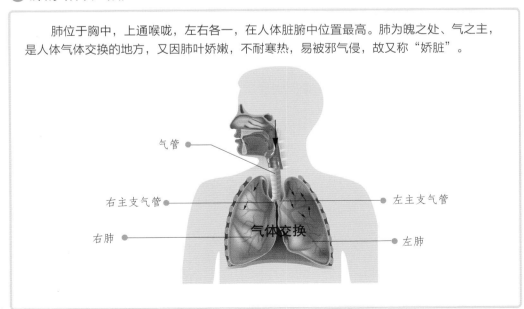

➕ 手太阴肺经的特效穴按摩

手太阴肺经上常用的穴位共有11个，主要可用来治疗喉、胸、肺及经脉循行部位的其他病症，此处，我们重点介绍其中的3个穴位。它们分别是：咳嗽气喘首选的尺泽穴，治疗感冒、咳嗽的太渊穴，以及预防流行性感冒的少商穴。

咳嗽气喘首选尺泽穴

尺泽穴为肺经合穴，既具有合穴的共性，又有自己的特性。古代针灸医籍，治疗半身不遂多取阳经穴，如合谷、手三里、百会、足三里、阳陵泉等穴。现代医学一般会配合内关、尺泽等阴经穴，弥补了古代针灸医籍的不足。尺泽穴位于手臂肘部，取穴时，可伸臂向前，仰掌，掌心朝上。微微弯曲约35°。以另一手掌由上而下轻托肘部。弯曲大拇指，指腹所在的肘窝中一大凹陷处即是。找到穴位后，弯曲拇指，以指腹按压尺泽穴，每次左右手各按压1~3分钟。按揉此穴，对调理肺气，治疗感冒、喉咙痛颇有效果。

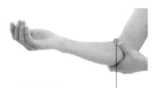

尺泽穴
位于肘横纹中，肱二头肌腱桡侧凹陷处。

感冒、咳嗽找太渊穴

肺朝百脉，脉会太渊；肺主气、主呼吸，气为血之统帅，此处穴位开于寅，得气最先，所以在人体的穴位中占有非常重要的地位。按摩太渊穴对于身体虚弱、气不足、讲话有气无力、面色苍白、脉搏微弱等症有很好的改善效果。取穴时，以一手手掌轻握另一手手背，弯曲大拇指，用大拇指指腹及甲尖垂直下按就是。然后用大拇指的指腹和指甲尖垂直方向轻轻掐按穴位，会有酸胀的感觉。分别掐按左右两手，每次掐按穴位1~3分钟。

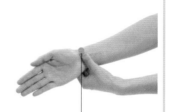

太渊穴
位于腕掌侧横纹桡侧，桡动脉搏动处。

预防感冒少商穴

每年冬春季节是流行性感冒的高发期，不管老人、儿童还是成人，只要因为冷热不均、痛感风来就有可能会喷嚏连天，严重的还会不断地流眼泪、流鼻涕，既有碍于外在形象，也影响了学习和工作，此时经常拍按少商穴就可以了。取穴时，将大拇指伸出，以另一手食指、中指两指轻握，再将另一手大拇指弯曲，以指甲甲尖垂直压按大拇指甲角边缘即是。用拇指指甲甲尖垂直掐按穴位，有刺痛感。依次掐按左右两手，每次各1~3分钟。

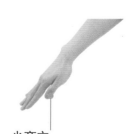

少商穴
位于大拇指桡侧指甲角旁0.1寸处。